Knochenmark-Insuffizienz

Knochenmark-Insuffizienz

Hämatologie und Bluttransfusion

Herausgegeben von W. Stich und G. Ruhenstroth-Bauer

Band 16

Sonderbände zu Blut · Zeitschrift für die gesamte Blutforschung
Organ der Deutschen Gesellschaft für Hämatologie
Organ der Deutschen Gesellschaft für Bluttransfusion

J. F. LEHMANNS VERLAG MÜNCHEN

Knochenmark-Insuffizienz

Berichtsband des Deutsch-Österreichischen
Kongresses für Hämatologie
21. - 23. März 1974 in Wien

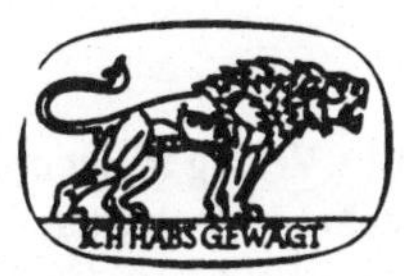

J. F. LEHMANNS VERLAG MÜNCHEN

ISBN-13: 978-3-540-79776-0   e-ISBN-13: 978-3-642-95871-7
DOI: 10.1007/978-3-642-95871-7

INHALT

TEILNEHMERVERZEICHNIS

Prof. Dr. R. Burkhardt
Lehrstuhl f. Innere Medizin
der Universität München
8000 München 2
Ziemssenstraße 1

Prof. Dr. K. A. Dicke
Radiobiologisches Institut
Rijswijk Z. H.
Lange Kleiweg 151
Niederlande

Doz. Dr. M. Dietrich
Zentrum f. Innere Medizin
und Kinderheilkunde der
Universität Ulm
7900 Ulm
Steinhövelstraße 9

Prof. Dr. L. J. van Dooren
Universitätsklinik
Abteilung für Kinderheilkunde
Leiden, Niederlande

Doz. Dr. P. Dörmer
Institut für Hämatologie
der Ges. f. Strahlen- und
Umweltforschung
8000 München 15
Landwehrstraße 61

Prof. Dr. T. M. Fliedner
Abteilung d. Klinischen
Physiologie d. Universität Ulm
7900 Ulm
Parkstraße 10/11

Prof. Dr. C. Gasser
CH 8032 Zürich
Freiestraße 121

Prof. Dr. G. Gehrmann
Med. Klinik des Klinikums
Barmen, Städt. Krankenantstalten
5600 Wuppertal, Hausnerstr. 40

Prof. Dr. R. Gross
Medizinische Universitätsklinik
5000 Köln 41
Joseph-Stelzemann-Str. 9

Doz. Dr. R. J. Haas
Abteilung für Pädiatrie der
Universität Ulm
7900 Ulm
Prittwitzstraße 43

Prof. Dr. H. Huber
Medizinische Universitätsklinik
6020 Innsbruck
Anichstraße 32

Prof. Dr. W. Hunstein
Medizinische Univ.-Poliklinik
6900 Heidelberg
Hospitalstraße 3

Doz. Dr. B. Kubanek
Zentrum für Innere Medizin und
Kinderheilkunde d. Universität
7900 Ulm
Steinhövelstraße 9

Dr. O. D. Laerum
Institut für Pathologie der
Universität Oslo
Rikshospitalet
Oslo 1

Prof. Dr. H. Löffler
Zentrum für Innere Medizin
am Klinikum der JLU
63 Gießen
Klinikstraße 32 b

Prof. Dr. H. Pietschmann
2. Medizinische Univ. Klinik
Garnisongasse 13
1090 Wien

Doz. Dr. B. Speck
Kantonsspital Basel
Hämatologische Laboratorien
4004 Basel

Prof. Dr. K. Wagner
3. Medizinische Abteilung des
Landeskrankenhauses
Auenbruggerplatz 15
8036 Graz

Prof. Dr. H. D. Waller
Medizinische Universitätsklinik
74 Tübingen
Otfried-Müller-Straße

Prof. Dr. W. Wilmanns
Zentrum für Innere Medizin
des Robert Bosch Krankenhaus
7 Stuttgart 50
Auerbachstraße 110

BEGRÜSSUNGSANSPRACHE DES TAGUNGSPRÄSIDENTEN

Ich begrüße den Bundesminister für Gesundheit und Umweltschutz
Frau Prim. Dr. Leodolter, Frau Vize-Bürgermeister Sandtner,
den Herrn Stadtrat für das Gesundheitswesen Doz. Dr. Stacher,
vor allem aber unsere Gäste, die Mitglieder der Deutschen hämatologischen Gesellschaft, sowie die Mitglieder unserer eigenen hämatologischen Gesellschaft. Wir freuen uns besonders,
daß Österreich wieder die Rolle des Mittlers zwischen Ost und
West übernehmen kann und wir zahlreiche Hämatologen aus Staa-
ten des Ostens unter uns begrüßen dürfen. Um so mehr muß ich
meinem besonderen Bedauern Ausdruck verleihen, daß unsere Bit-
te an die Behörden der Deutschen Demokratischen Republik um
Entsendung einer Delegation nicht stattgegeben wurde. Die gemeinsame Tagung beider deutschsprachigen Gesellschaften gibt
die Möglichkeit zu einem intensiven Meinungsaustausch auf wesentlich breiterer Basis. Innerhalb einer Gesellschaft eines
engen Fachgebietes in einem so kleinen Land, wie es Österreich
ist, fehlen den Mitgliedern oft die adäquaten Gesprächspartner
für eine erfolgreiche Diskussion.

Als Thema für diesen Kongress wurde die Knochenmarksinsuffizienz gewählt, da dieses Thema schon lange nicht auf einem
Fachkongress der beiden Gesellschaften besprochen worden ist
und da gerade bei diesem Krankheitsbild so viele Probleme der
Ätiologie, Pathogenese und Therapie ungeklärt sind und einer
Lösung harren. Es wird daher versucht, in den Hauptsitzungen
ein möglichst vollständiges Bild dieser Erkrankung zu entwickeln, in der Hoffnung, daß vielleicht doch irgendwelche
neuen Hinweise gegeben werden können, um einen therapeutischen
Fortschritt zu erzielen.

In etwa 100 freien Vorträgen wird nicht nur zum Hauptthema
Stellung genommen, sondern auf aktuelle Fragen aus verschiedenen Gebieten der Hämatologie eingegangen, wobei ich besonders auf die Themen Präleukämie und akute Leukämie, sowie Blutgerinnung hinweisen möchte.

Gestatten Sie mir, daß ich noch auf einige brennende Tagesfragen unseres Fachgebietes eingehe. Die Entwicklung der Medizin scheint in eine kritische Phase eingetreten zu sein. Divergierende Kräfte sind am Werk; die einen sind bestrebt, die alt bewährten Fachgebiete auseinanderzureißen und in mehr oder minder bedeutende Teilgebiete aufzulösen, die anderen glauben, die Einheit der inneren Medizin zum Wohl der Patienten erhalten zu sollen.

Die Hämatologie ist in den letzten beiden Jahrzehnten zu einem ganz besonders wichtigen Teilgebiet der inneren Medizin geworden. Durch Aufgreifen neuer Methoden sind wesentliche Fortschritte in Diagnostik und Therapie der Blutkrankheiten erzielt worden, aber auch das Verständnis der Pathophysiologie ist wesentlich gewachsen. Noch ist die Morphologie der Kern der klassischen Hämatologie und ihrer Diagnostik. Durch Einführen der Cytochemie hat diese Betrachtungsweise eine wesentliche Bereicherung erfahren. Die biochemische Forschung hat auf dem Sektor der Erkrankungen des erythrozytären Apparates bereits für die Praxis wesentliche Ergebnisse gebracht, wie z.B. in der Diagnostik der Hämoglobinopathien oder der enzymopenischen hämolytischen Anämien, um nur wenige Beispiele zu nennen. Dasselbe gilt für die Aufklärung der Blutgerinnungsfaktoren und die hämorrhagischen Diathesen. Die immunologischen und serologischen Methoden haben zur Entwicklung der Immunhämatologie geführt. Die Blutgerinnung mit Betrachtung der hämorrhagischen Diathesen, der Fibrinolyse und der Thrombose hat sich schon weit von der klassischen Hämatologie entfernt. So gliedert sich auch dieses Spezialgebiet der inneren Medizin bereits in zahlreiche Teilgebiete auf. Dies ist sicherlich für eine erfolgreiche Forschung von allergrößter Bedeutung.

Im Bereich der praktischen Medizin sollte jedoch die Hämatologie zum Wohle des Patienten in das Gesamtgebiet der inneren Medizin integriert bleiben. Zum gegebenen Zeitpunkt würde ich es für höchst bedauerlich halten, wenn der praktisch tätige Hämatologe sich vom Gesamtgebiet der inneren Medizin distanzieren würde. So viele Erkrankungen des Blutes sind nicht primäre Blutkrankheiten, sondern Symptom einer Allgemeinerkrankung. Andererseits erscheint es mir bei der zunehmenden Subtilität und Aufwendigkeit der Therapie primär hämatologischer Erkrankungen wünschenswert, daß in Schwerpunktkrankenhäusern, in denen mehrere intern-medizinische Abteilungen nebeneinander bestehen, eine Abteilung mit einem Internisten hämatologischer Prägung besetzt würde. Trotz der gewaltigen Zunahme der Anforderung hinsichtlich des Wissens von Einzelfakten und der Ausweitung der einzelnen Teildisziplinen sollten wir doch in der Praxis noch möglichst an der Einheit der inneren Medizin festhalten, so lange dies zweckmäßig und möglich ist.

Prof. Dr. E. Deutsch

PAPPENHEIM PREIS 1974

Kleeberg U.R., Kleeberg V., Bolling R. und Seidel H.J.

METABOLISCHE UND FUNKTIONELLE DEFEKTE
PERIPHERER BLUTZELLEN BEI DER LEUKÄMIE

Die Verfasser haben Leukozyten und Erythrozyten von Patienten
mit akuter Leukämie in vielfältiger Weise untersucht. Aus
Vergleichsgründen wurden entsprechende Untersuchungen auch
an den Zellen von Leukämie-Mäusen vorgenommen. Das Ziel der
Arbeit war es, metabolische Alterationen der Zellen aufzu-
decken und ihre eventuelle Bedeutung für die Funktion dieser
Zellen zu erfassen. So sollte ein Beitrag zur Charakterisierung der Target-Zelle maligner Transformation im hämatologischen Zellerneuerungssystem versucht werden. Alle Zellen
wurden zunächst funktionell getestet und dann biochemisch
untersucht. Dabei konnten dann nicht nur an den Leukozyten,
sondern in eindrucksvoller Weise auch an den Erythrozyten
zahlreiche Änderungen der Enzymaktivitäten und des funktionellen Verhaltens gefunden werden. Die hier erstmals simultan
durchgeführten Untersuchungen von Stoffwechsel und Funktion
der gleichen Erythrozyten- und Leukozytenpopulation bei der
akuten Leukämie sprechen für einen kausalen Zusammenhang
zwischen den gefundenen metabolischen Defekten und der gestörten Zellfunktion. Alle Defekte verschwinden in der Remission. Die Analyse ihrer zahlreichen Ergebnisse führt die
Verfasser zu der Ansicht, daß die gefundenen Defekte als direkte Folge der malignen Transformation im Sinne einer endogenen Synthesestörung zu deuten sind. Sie vertreten außerdem
die Auffassung, daß es letzten Endes die hämatologische Stammzelle ist, deren Genapparat nach der malignen Transformation
durch das "onkogene Agens" neben der normalen Blutzellent-
wicklung die Entstehung einer leukämischen Zell-Linie ermöglicht, die alle drei hämatopoetischen Kompartments des Rei-
fungs- und Funktionsspeichers umfaßt. Die dabei auftretende

funktionelle Minderwertigkeit der Blutzellen ist für den
Patienten deshalb wichtig, weil dadurch die Erythrozyten-
Lebensdauer verkürzt sein kann und die durch die Granulozytopenie ohnehin schon verminderte Infektabwehr weiter reduziert
wird. – Die Untersuchungen sind methodisch hervorragend geplant und konsequent durchgeführt worden. Die disziplinierte,
straffe Darstellung und die kritische Diskussion verdienen
eine besondere Erwähnung. Die Ergebnisse sind geeignet, unsere
Vorstellungen von der Leukämie in wesentlicher Weise zu ver-
tiefen; darüberhinaus haben sie ein unmittelbare Beziehung zu
klinischen Problemen.

Pribilla Berlin

FUNKTIONELLE STRUKTUR DER HÄMOPOETISCHEN STAMMZELLEN-SPEICHER:
IHRE RELEVANZ FÜR DAS PROBLEM DER KNOCHENMARKINSUFFIZIENZ.*

T. M. Fliedner

Abteilung für Klinische Physiologie, Universität Ulm/Donau

1. Einleitung

Die Physiologie der Blutzellbildung ist gekennzeichnet durch
ein dynamisches Gleichgewicht zwischen Zellproduktion und
Zellreifung auf der einen und Zellfunktion und Zellabbau auf
der anderen Seite. Die Homöostase in den hämopoetischen Zell-
erneuerungssystemen ist dadurch gewährleistet, daß Zellbildung und Zellabbau in Regelkreisen durch negative Rückkoppelung miteinander verbunden sind (1,2). Ihre Steuerung erfolgt
durch externe und interne Regulationsmechanismen nervaler,
humoraler und zellulärer Art. Die funktionelle Struktur solcher Systeme mit einem Stammzellen-Speicher,· Kompartiment,
dem Proliferations- und Reifungsspeicher mit einer obligaten
"time-delay"-Funktion und dem Zellreservespeicher als "varia-
ble time-delay"-Funktion sowie dem Blutzellspeicher, lassen
schon aus regelkreistechnischen Gründen erwarten, daß diese
Zellsysteme unter Umständen in charakteristischer und spezifischer Weise oszillieren, wie dieses tatsächlich beispielsweise durch Morley für die Retikulozyten beim Hund nachgewiesen
wurde (3). Eine Insuffizienz des Knochenmarkes läßt sich aus
der Sicht der Zellsystemphysiologie auffassen als ein Verlust
seiner Fähigkeit, das homöostatische Gleichgewicht zwischen

---

*Die experimentellen Studien wurden von der Deutschen For-
schungsgemeinschaft, der Europäischen Atomgemeinschaft, der
Fraunhofer-Gesellschaft und dem Bundesministerium für Forschung und Technologie gefördert.

Blutzellproduktion und Blutzelluntergang aufrecht zu erhalten.
Aus dieser Perspektive kommt dem Stammzellenspeicher der Blutzellbildung eine zentrale Bedeutung für die Aufrechterhaltung
der Blutzellproduktion zu. Er ist für das Granulozytensystem
der Angriffspunkt letztlich aller Regulationsfaktoren. In
einem anderen Referat dieses Kongresses soll auf die Regulationsmechanismen speziell eingegangen werden (4). Eine Markinsuffizienz führt also zu der Frage, ob und in welcher Weise
der Stammzellenspeicher bzw. die ihn regulierenden Faktoren
gestört sind. Es wird zu zeigen sein, daß einerseits Größe und
Umsatz, andererseits die Qualität des Stammzellenspeichers für
die Aufrechterhaltung einer hinreichenden Konzentration von
Blutzellen eine große Bedeutung haben. Schließlich lassen die
Forschungsergebnisse gerade der letzten Jahre erkennen, daß
es zur Insuffizienz des Knochenmarkes auch dann kommen kann,
wenn das physiologische Milieu des Stammzellenspeichers einschließlich Stimulations- und Hemmfaktoren gestört ist (5 - 7).
 Es ist die Aufgabe dieses Referates, zunächst bestimmte Aspekte der funktionellen Organisation und Reaktionsfähigkeit
hämopoetischer Zellsysteme unter besonderer Berücksichtigung
des Stammzellenspeichers zu beleuchten. Danach soll auf die
Verteilung des Stammzellspeichers im Körper und die Dynamik
des Gleichgewichtes zwischen den Elementen dieses Speichers
eingegangen werden. Es wird weiterhin hinzuweisen sein auf
die funktionelle Struktur des Stammzellenspeichers unter besonderer Berücksichtigung seiner Anpassungsfähigkeit an Anforderungen und ihre Grenzen. Auf dieser zellsystemphysiolo-
gischen Basis soll schließlich der Versuch unternommen werden,
ein pathophysiologisches Konzept der Knochenmarkinsuffizienz
zu umreißen.

2. Funktionelle Struktur hämopoetischer Zellsysteme

Zunächst erscheint es von großer Bedeutung, sich über die Organisation hämopoetischer Zellsysteme und ihre Beziehungen zu
einander klar zu sein. Schon die Väter der modernen Hämatolo-

gie wie MAXIMOW und BLOOM (8) haben klar erkannt, daß das Herz-
stück der Hämopoese sein Stammzellenspeicher ist. Ihm obliegt
die Funktion, das hämöostatische Gleichgewicht zwischen Blutzellproduktion und -abbau dadurch aufrecht zu erhalten, daß
er die verschiedenen Zellsysteme (Erythropoese, Myelopoese,
Mega-Karyozytopoese und Lymphozytopoese) mit spezifisch differenzierungsfähigen Zellen füttert, ohne sich dabei zu er-
schöpfen. Im statistischen Mittel wird bei Zellteilungen im
Stammzellenspeicher eine Zelle auf spezifische humorale Dif-
ferenzierungsreize reagieren und den Speicher der undeterminierten Zellen damit verlassen. Die andere Tochterzelle wird
als undeterminierte Zelle im Speicher verbleiben und damit
dessen Größe konstant erhalten.

Gegenüber dieser funktionellen Charakterisierung von Stammzellen tritt die Frage nach der Morphologie von pluripotenten
Stammzellen ganz in den Hintergrund. Es ist aufgrund der heutigen Kenntnisse, zu denen wir in unserer Gruppe unter Verwendung spezieller ^{3}H-Thymidin-Markierung- und Anreicherungs-
verfahren beitragen konnten (9 + 10), klar, daß derartige
Stammzellen zur großen und von der Funktion her stark hete-
rogenen Gruppe der "Lymphozyten" gehören (11 - 13). Dieses
war bekanntlich schon von Maximov 1909 postuliert worden (14).
Elektronenoptisch erscheint es möglich, derartige Stammzellen
von gewöhnlichen Lymphozyten durch morphologische Kriterien,
z.B. Fehlen eines Golgi-Apparates sowie von endoplasmatischem
Retikulum, abgrenzen zu können (15, 16).

METCALF und MORRE (7) haben den Stand des Wissens über die
Struktur der Hämopoese wie folgt zusammengefaßt: Durch spezifische humorale Stimulatoren wie Erythropoetin, Thrombopoetin,
"Colony Stimulating Factor" (CSF) oder auch durch Antigene
entwickelt sich eine pluripotente Stammzelle - die aufgrund
ihres tierexperimentellen Nachweises in der Mäusemilz als
"colony forming unit" (CFU) bezeichnet wird - in eine determinierte Stammzelle oder einer "progenitor cell". Aus derartig erythropoetisch, myelopoetisch, megakaryozytär oder lym-
phopoetisch determinierten Zellspeichern mit der Fähigkeit

zur Selbsterneuerung treten Zellen in den Proliferations- und
Reifungsspeicher ein: sie differenzieren sich zunehmend und
werden schließlich als funktionstüchtige Endzellen in den
Blutstrom entlassen.

3. Über die Verteilung des Stammzellenspeichers im Organismus

Die zentrale Rolle des bzw. der Stammzellenspeicher für das
pathophysiologische Verständnis auch von Insuffizienzzustän-
den des Knochenmarkes rechtfertigt nunmehr, den Stammzellenspeicher besonders zu betrachten. Dabei ist festzustellen,
daß die Stammzellforschung beim Menschen noch am Anfang steht
und es an vielen Punkten notwendig ist, von tierexperimentellen Befunden auf die Verhältnisse beim Menschen im Sinne von
Hypothesenbildung zu extrapolieren.

Zunächst soll ein Wort gesagt werden zur Verteilung von
Stammzellenspeichern im Organismus und ihre Verbindung der
einzelnen Abschnitte untereinander. Eine der erstaunlichsten
Tatsachen ist, daß das Knochenmark auf externe Reize (z.B.
Änderung des Sauerstoffpartialdruckes) wie ein einheitliches
Organ reagiert. Durch humorale Substanzen, z.B. Erythropoetin,
wird das Knochenmarkorgan als ganzes zur Mehrproduktion von
Zellen angeregt oder es mag durch Hemmfaktoren gebremst werden. Diese Einheitlichkeit der Reaktionsweise ist vorhanden,
obwohl das Organ im ganzen Körper in den Skelettabschnitten
verteilt ist. Insgesamt sind es mehr als 200 Knochen, in deren
Spongiosa aktives oder inaktives Knochenmark zu finden ist.
Die Dissemination des Markorgans im ganzen Körper verleiht
diesem ein großes Maß an Unverletzlichkeit und Adaptations-
fähigkeit. Die Knochenmanschette bietet Schutz vor mechanischer Schädigung und garantiert den leichten Übertritt von
reifen Zellen ins Blut (17). Wird ein Abschnitt geschädigt,
so kann dieser SChaden durch Mehrproduktion in einem anderen
Abschnitt ausgeglichen werden (18, 19).

Eine derartige Reaktions- und Kompensationsfähigkeit des
Markorgans setzt einen hinreichend großen und quantitativ in-

takten Stammzellenspeicher voraus. Es ist heute noch weitgehend ungeklärt, wie der Organismus die Größe von funktionell intakten Stammzellenspeichern in den einzelnen, im Skelett verteilten Markabschnitten reguliert. Es wurde von uns die Hypothese formuliert, daß die im Blut vorhandenen hämopoetischen Stammzellen für die Aufrechterhaltung des Gleichgewichtes der Stammzellenspeicher untereinander verantwortlich sind.

Bei der erwachsenen Maus sind – wie Metcalf und Moore hier zeigen – etwa 44.000 pluripotente Stammzellen im Knochenmark vorhanden (7). Im Blut sind 20. Dennoch ist es sehr wohl möglich, daß diese geringe Konzentration ihre Mittlerfunktion voll erfüllen kann. Bei Verminderung der lokalen Stammzellkonzentration in einem Markabschnitt kommt es aus dem Blut zu einem Einstrom in diesen Abschnitt. Dadurch entsteht eine Rückkoppelung zu anderen Abschnitten höherer Konzentration, die vermindert wird und dann eine Mehrproduktion von Stammzellen hier wie dort einleitet (20).

In unserer Gruppe konnten wir bei Versuchen am Hund mit Hilfe einer Zellseparationszentrifuge nachweisen, daß während einer 5-stündigen Leukozytapherese viel mehr Stammzellen aus dem Blut abzutrennen, als normalerweise in ihm vorhanden sind. Bei einer solchen Zellseparation werden ca. $10^4 - 10^6$ CFUc, also Stammzellen, gesammelt, also ca. 4 mal soviel wie normalerweise im Blut des Hundes vorhanden sind (21).

Daraus ergibt sich, daß derartige Stammzellen sehr leicht aus extravaskulären Speichern, wohl vorzugsweise aus dem Knochenmark, mobilisierbar sind und aus dem Blut pluripotente Stammzellen gewonnen werden können, zeigen Versuche, die belegen, daß das Knochenmark und die lymphatischen Organe von supraletal bestrahlten Hunden in Abhängigkeit von der Zahl der transfundierter Stammzellen verschieden stark regenerieren kann.

Als Beispiel sei das Knochenmark eines Hundes, 10 Tage nach 1200 rad Ganzkörperbestrahlung, erwähnt, das zu diesem Zeitpunkt ohne Therapie eine Markinsuffizienz mit aplastischem Mark zeigt. 10 Tage nach Bestrahlung und Transfusion von ca.

7×10^9 mononuklaren Blutzellen ist das Mark "kolonieartig"
zur Hälfte regeneriert, 10 Tage nach 40×10^9 sind die Zellen
jedoch von der Zellzahl her komplett.

Die Erforschung der Physiologie der Stammzellmigration zwischen den Markabschnitten unter Verwendung des Blutkreislaufes als Transportsystem steht noch am Anfang. In den klassischen Versuchen dieses Bereiches kann gezeigt werden, daß die Bestrahlung eines Markabschnittes mit Strahlendosen bis zu mehreren tausend Röntgen zu einer lokalen Markinsuffizienz führt, die durch den Einstrom von Stammzellen aus dem Blut wieder ausgeglichen werden kann (23). Die Forschung wird nunmehr die Aufgabe haben, die Art und Weise zu untersuchen, mit der – unter Vermittlung der Blutstammzellen – die Zellproduktion in den einzelnen Markabschnitten zu einer einheitlichen Reaktionsweise koordiniert werden.

4. <u>Über die funktionelle Struktur von Stammzellenspeichern</u>

Derartige Regenerationsvorgänge des Knochenmarkes nach ionisierender Strahlenwirkung stellen zugleich eine Möglichkeit dar, einen Einblick in die <u>funktionelle Struktur</u> des bzw. der hämopoetischen Stammzellenspeicher zu gewinnen.

Die Strahlenbelastung eines Hundes mit 1200 rad führt zu einer schweren Markinsuffizienz. Die Ursache ist darin zu suchen, daß <u>der Stammzellenspeicher</u> so stark geschädigt wurde, daß die Produktion von differenzierungsfähigen Blutzellvorstufen eingestellt wird (24). Sobald Proliferations- und Reifungsspeicher entleert sind als Folge mangelnder Nachlieferung aus den Stammzellspeichern kommt es zur Panzytopenie mit den klinisch bekannten Konsequenzen der Infektionen, der Blutungen und der Anämie (24). Transfundiert man derartig bestrahlten Tieren eine hinreichende Zahl von Stammzellen – die man sowohl aus dem Blut wie aus dem Knochenmark gewinnen kann – so kommt es sehr rasch zu einer Repopulation der gesamten Hämopoese. Beim Hund führt die Transfusion von ca. 30×10^9 mononukleären Blutleukozyten innerhalb von 10 Tagen sowohl im autologen wie auch im allogeneischen System zu einer Knochenmarkregeneration, die zu einer permanenten Restaurierung der Hämopoese führt, die bei 2 Hunden über mehr als 200 Tage verfolgt werden konnte (25). Die zytologische Markuntersuchungen der ersten 10 Tage bei insgesamt 25 Hunden mit Blutleukozytentransfusionen mit Zellzahlen zwischen 7,5 - 45 x 10^9 mononukleären Zellen führen zú dem Schluß, daß es bei allen innerhalb von 6 - 7 Tagen zum Aufbau eines Stammzellenspeichers kommt, der genügend groß ist, um schon um den 7. Tag herum die Bildung von morphologisch differenzierbaren Vorstufen der Erythro-, Myelo- und Megakaryozytopoese zu ermöglichen.

Untersuchungen an der Maus lassen nun aber erkennen, daß die Zellpopulation, die zu einem Stammzellenspeicher gehört, keineswegs homogen ist. Es gibt normalerweise Zellen von verschiedener Potenz und Proliferationscharakteristik. Bei einem Neuaufbau des Stammzellenspeichers - sei es in der Ebryogenese oder aber auch nach Insulten wie einer Ganzkörperbestrahlung - werden die zellulären Elemente des Stammzellenspeichers verschieden rasch restituiert.

Zunächst gilt heute als erwiesen, daß jene pluripotenten Zellen, die in der Lage sind, alle hämopoetischen Zellsysteme zu restaurieren, normalerweise zytokinetisch ruhen und nur minimal an der Aufrechterhaltung des Fließgleichgewichtes zwischen Blutzellproduktion und -abbau beteiligt sind (7, 26). Der Anteil an DNS-synthetisierenden Zellen ist sehr klein. Die überwiegende Zahl befindet sich in einer sogenannten "G_0-Phase", also in einer Ruhepause. Diese Zellen können als "colony forming units" im Milzassay von TILL und McCULLOCH bei der Maus quantitativ gemessen werden (27). CUDCOWICS (12) konnte nur zeigen, daß es bei Mäusen nach Ganzkörperbestrahlung und Knochenmarktransfusion ca. 30 Tage dauert, bis sich der Speicher dieser "CFU" wieder erholt hat (und zwar mit der Retransfusionstechnik). Dagegen war aber die differenzierte Hämopoese im Knochenmark bereits nach 10 Tagen restauriert.
Daraus wurde z.B. von TILL und McCULLOCH der Schluß gezogen, daß es neben dem Ruhespeicher (R) der Stammzellen noch einen

Speicher geben müßte mit Zellen, die auf humorale Stimuli mit
einer Differenzierung in eine der bekannten Zellinien reagieren können (early committed) (28). Dieser Speicher kann als
Speicher, "der auf spezifische Regulationsfaktoren mit reaktionsfähigen Stammzellen reagiert", bezeichnet werden. Im Gegensatz zu dem undeterminierten Stammzellenspeicher, dessen
Zellen physiologischerweise größtenteils zytokinetisch ruhen,
befinden sich diese reaktionsfähigen oder determinierten
Stammzellen im raschen Umsatz und ein großer Prozentsatz von
ihnen ist in DNS-Synthese anzutreffen. Tatsächlich kann durch
spezielle Versuchsanordnungen, beispielsweise unter Verwendung von hypertransfundierten, keimfreien Mäusen nicht nur die
Existenz einer solchen "humoral reagierbaren" Stammzellenpopu-
lation nachgewiesen werden, sondern auch wahrscheinlich gemacht werden, daß sich die Zellen dieses Speichers hinsichtlich der Differenzierung in die einzelnen Zellinien in einer
Konkurrenzsituation befinden (29). Bei der keimfreien Maus
beispielsweise, die mit Ganzkörperbestrahlung behandelt wurde,
ist der Reiz zur myelopoetischen Differenzierung so gering,
daß die erythropoetische Regeneration wie auch die megakaryo-
zytäre Regeneration überwiegt. Die Injektion von Endotoxin
führt zu einer Rekrutierung von myelopoetisch differenzierten
"progenitor cells" zu Lasten der erythropoetisch determinierten Zellen (30).

Somit ergibt sich folgendes generelles Strukturschema des
für die Hämopoese zentral wichtigen Stammzellenspeichers: Dieser besteht normalerweise:

1. aus einem Anteil von pluripotenten Stammzellen, die sich
   zytokinetisch im Ruhezustand befinden und normalerweise
   zur Aufrechterhaltung des Fließgleichgewichtes der Hämopoese nicht herangezogen werden müssen.
2. aus einem Anteil von pluripotenten Stammzellen, die sich
   zytokinetisch im Umsatz befinden. Die dürften etwa 10 -
   20 % der Zellen der Gruppe I ausmachen.
3. aus einem Anteil von Stammzellen, die in der Lage sind nach
   Einwirkung von humoralen Faktoren (z.B. Erythropoetin) sich

in eine spezifische Blutzellvorstufe ("progenitor cell") um-
zuwandeln. Dabei besteht eine kompetitive Situation zwischen
diesen Zellen hinsichtlich der humoralen Stimuli, wobei zu untersuchen ist, welche Regulationsmechanismen die "determinierten" Stammzellen in die eine oder andere Zellinie schickten.

5. Pathogenetische Aspekte der Markinsuffizienz

Eine Knochenmarkinsuffizienz entsteht sicherlich also dann,
wenn die Größe des gesamten Stammzellenspeichers unter einen
kritischen Wert absinkt. Dabei läßt die funktionelle Struktur
des Speichers erkennen, daß der Speicher zunächst versuchen
wird, die Funktion durch eine Steigerung des Gesamtumsatzes
aufrecht zu erhalten (Rekrutierung von Ruhezellen, Verkürzung
des Zellzyklus). Sind diese inneren Kompensationsmöglichkei-
ten – die, wie kontinuierliche Bestrahlungsversuche bzw. Teil-
körperbestrahlungen zeigen, ganz erheblich sind – erschöpft,
kommt es erst dann zu Insuffizienzerscheinungen der Blutzellproduktion: es entsteht eine Panzytopenie und – im Extrem-
fall – ein völliges Fehlen aller Blutzellen.
Eine andere Form der Knochenmarkinsuffizienz ergibt sich
aus einer qualitativen Beeinträchtigung des Stammzellenspeichers. Beim Menschen kommt es im Zusammenhang mit der Entwicklung einer Leukämie zu einer Insuffizienz der Blutzellbildung
im Mark. Tierexperimentelle Modell – wie die Rauscher-Leukämie
bei der Maus – lassen erkennen, daß es dann zu einer Störung
der normalen Blutzellbildung kommt, wenn Stammzellen unter der
Wirkung eines Virus transformiert werden und ihre Fähigkeit
offensichtlich einbüßen, sich normal zu differenzieren (31).
Derartig qualitativ veränderte "leukämische Stammzellen" treten offenbar auch mit den vorhandenen oder verbliebenen Zellen
in eine kompetitive Situation und unterdrücken die normale
Zelldifferenzierung (32). Auch beim Menschen gibt es Hinweise
dafür, daß es bei der akuten myeloischen Leukämie zu Störungen
der normalen Hämopoese kommt, die letztlich ihre Ursache im

funktionellen Versagen des Stammzellenspeichers haben. Zellkinetische Untersuchungen bei solchen Patienten lassen erkennen, daß beispielsweise die reifen Granulozyten aus mindestens
2 Populationen bestehen, einer solchen, die durch einen normalen Vorgang der Differenzierung, Proliferation und Reifung
ging, eine andere, die möglicherweise das Resultat einer Störung im Stammzellenspeicher ist (33).

6. <u>Zusammenfassung</u>

1. Hämatopoetische Zellerneuerungssysteme werden in ihrer
   Homöostase durch die Funktion des zur Selbsterneuerung
   befähigten Stammzellenspeichers aufrecht erhalten.
2. Eine Knochenmarkinsuffizienz kann aufgefaßt werden als
   Folge eines Verlustes der Fähigkeit des Stammzellenspeichers, das homöostatische Gleichgewicht zwischen Blutzellproduktion und Blutzelluntergang aufrecht zu halten.
3. Die Störung des Stammzellenspeichers kann quantitativer
   oder qualitativer Natur sein. Auch Störungen des "Mikro-
   milieus" kommen als pathogenetischer Faktor der Markinsuffizienz in Frage.
4. Eine quantitative Charakterisierung einer Markinsuffizienz erscheint nur dann möglich, wenn es gelingt, Einblick in die Struktur und Funktion des Stammzellenspeichers in Blut und Knochenmark auch beim Menschen zu erhalten, die mit den modernen Methoden der Zellsystemphysiologie möglich erscheinen.

LITERATUR

1. FLIEDNER, T.M.:
    Kinetik und Regulationsmechanismen des Granulozytenumsa-
    tes. Schweiz. Med. Wschr. 104, Nr. 4, 98 - 107, 1974.

2. RYTÖMAA, T. and K. KIVINIEMI:
    Regulation of blood cell production. In: H. Their and
    T. Rytömaa (Edit.) Control of cellular growth in adult
    organisms. Academic Press, London - New York, 106, 1967

3. MORLEY, A., KING-SMITH, E.A. und STOHLMAN F. jr.:
    The oscillatory nature of hemopoiesis. In: F. Stohlman jr.
    (Edit.): Hemopoietic cellular proliferation. Grune u.
    Stratton, New York, 1970.

4. KUBANEK, B.:
    Regelmechanismus der Hämopoese bei der Knochenmarkinsuf-
    fizienz. Vortrag beim Hämatologenkongress der Dt. und
    Österr. Ges. f. Hämatologie, Wien, 21. - 23. März 1974.

5. TRENTIN, J.J.:
    Influence of hematopoietic organ strome (hematopoietic
    inductive microenvironments) on stem cell differentation.
    In: A.S. Gordon (Edit.): Regulation of hematopoiesis,
    Vol. 2, 159 - 184. Appleton-Century-Crofts, New York,
    1970.

6. CUDKOWICZ, G.:
    Bone marrow allograft rejection by irradiated mice: Ge-
    netic Regulation. In: D.W. van Bekkum und K.A. Dicke
    (Edit.): In vitro culture of hemopoietic cells. Publ. of
    the Radiobiological Institute TNO, Rijswijk, 1972

7. METCALF, D. und M.A.S. MOORE:
    Haemopoietic cells. North-Holland Publishing Comp.,
    Amsterdam - London, 1971

8. MAXIMOW, W.:
    Bindegewebe und blutbildende Organe. Hdb. Mikr. Anat. d.
    Menschen, Bd. 2/1, 1927

9. HAAS, R.J., F. Bohne, E.B. HARRISS und T.M. FLIEDNER:
    Cytokinetic analysis of slowly proliferating bone marrow
    cells during recovery from radiation injury. Cell Tissue
    Kinet. 4, 31, 1971.

10. HAAS, R.J., K. MEYER-HAMME und T.M. FLIEDNER:
    The role of transplanted slowly proliferating bone marrow
    cells for regeneration of lethally x-irradiated rat bone
    marrow. Scand. J. Haematol. 9, 121, 1972.

11. FLIEDNER, T.M.:
    Lymphozyt = Lymphozyt? In: Verhandlungen der Dt. Ges. f.
    Inn. Med., Bd. 79, 129 - 138, J.F. Bergmann, München,
    1973.

12. CUDKOWICZ, G., A.C. UPTON, L.H. SMITH, D.G. GOSSLEE und

W.L. HUGHES:
An approach to the characterization of stem cells in
mouse bone marrow. In: Annals of the New York Academy of
Sciences, H.E. Whipple (Edit.): Physical Factors and Modification of Radiation Injury, Vol. 114, Art. 1, 571 -
585, 1964.

13. YOFFEY, J.M.:
Quantitative Cellular Hematology. C.C. Thomas, Springfield, Ill. USA.

14. MAXIMOW, A.:
Der Lymphozyt als gemeinsame Stammzelle der verschiedenen Blutelemente in der embryonalen Entwicklung und im
postfetalen Leben der Säugetiere. Folia haematologica 8,
125 - 134. 1909.

15. VAN BEKKUM, D.W., M.J. van NOORD, B. MAAT und K.A. DICKE:
Attempts at identification of hemopoietic stem cell in
mouse. Blood 38, 547, 1971.

16. DICKE, K.A., M.J. van NOORD, B.MAAD, U.W. SCHAEFER und
D.W. van BEKKUM:
Identification of cells in primate bone marrow resembling
the hemopoietic stem cell in the mouse. Blood (im Druck).

17. BLECHSCHMIDT, E.:
Die frühembryonale Strukturentwicklung der Gliedmaßen.
Z. Anat. 115, 617 -657, 1951.

18. HARTWEG, H.:
Die Wirkung geschützten homologen Knochenmarkes auf die
Regeneration des hämopoetischen Systems nach dem Strah-
leninsult. Strahlentherapie 95, 594, 1954.

19. CRONKITE, E.P. und V.P. BOND:
Radiation injury in Man. C.C. Thomas, Springfield, Ill.,
USA, 1960.

20. HAAS, R.J., F. BOHNE und T.M. FLIEDNER:
Cytokinetic analysis of slowly proliferating bone marrow
cells during recovery from radiation injury. Cell and
Tissue Kinetics, Vol. 4, Nr. 1, 31 - 45, 1971.

21. KOVÁCS, P., C. BRUCH, E. HERBST und T.M. FLIEDNER:
In vitro colony forming units (CFU-c) collected from dog
blood: Their concentration before, during and after
single and repeated leukaphereses. Blood (in press).

22. FLIEDNER, T.M., C. BRUCH, W. CALVO, H.D. FLAD, E. HERBST,
E. HÜGL, R. HUGET, B. NELSON und H.P. SCHNAPPAUF:
Pattern of early hemopoietic regeneration in lethally
irradiated dogs after transfusion of fresh and frozen
blood leukocytes. Presented at the ISEH Meeting, Paris,
June 1973. J. Exp. Haemat. (in press).

23. KNOSPE, W.H., J. BLOOM and W.H. CROSBY:
Regeneration of localy irradiated bone marrow. II: In-
duction of regeneration and permanently a plastic me-

dullary cavities. Blood 31, 400, 1968.

24. BOND, V.P., T.M. FLIEDNER und J.O. ARCHAMBEAU:
Mammalian Radiation Lethality. Acad. Press, New York -
London, 1965.

25. FLIEDNER, T.M.;
Long term observations on the hemopoietic regeneration of
lethally irradiated dogs after blood stem cell transfusion. Vortrag beim EORTC Stem Cell Club Meeting, Manchester,
1974. (Publikation in Vorbereitung).

26. FLIEDNER, T.M., E.D. THOMAS, L.M. MEYER und E.P. CRONKITE:
The fate of transfused ^{3}H thymidine-labelled bone-marrow
cells in irradiated recipients. In: Annals of the New
York Academy of Sciences, H.E. Whipple (Edit.): Physical
Factors and Modification of Radiation Injury, Vol. 114,
Art. 1, 510 - 527, 1964.

27. TILL, J.E. and E.A. McCULLOCH:
A direct measurement of the radiation sensitivity of normal mouse bone marrow cells. Rad. Res. 14, 213 - 222,
1961.

28. McCULLOCH, E.A. und J.E. TILL:
Cellular interactions in the control of hemopoiesis.
In: F. Stohlman jr. (Edit.): Hemopoietic cellular proli-
feration. Grune u. Stratton, New York, London, 1970.

29. FLIEDNER, T.M. und H. HEIT:
Hematopoietic death in conventional and germfree mice.
In: V.P. Bond und S. Tsutomu (Edit.) Comparative cellular
and species radiosensitivity. Igaku Shoin Ltd., Tokyo,
220 - 232, 1969.

30. HEIT, W., H. HEIT und P. KERN:
Pattern of Regeneration of CFCs in vitro in germfree ND$_2$
mice after 700 rad WBJ. Vortrag beim Third Annual Meeting of the International Society of Exp. Hematol., Hou-
ston, März 1974.

31. SEIDEL, H.J.:
Das Verhalten hämopoetischer Stammzellen bei Mäusen mit
Virusleukämie. I. Milzkolonieversuche am Mäusestamm CBA
nach Infektion mit dem Rauschervirus. Z. Krebsforsch. 79,
123 - 134, 1973.

32. HOELZER, D. und E.B. HARRISS:
The failure of normal haemopoiesis in rats during the development of acute leukaemia. Acta haemat. 49, 36 - 47,
1973.

33. FLIEDNER, T.M., D. HOELZER, B. KÖBELE, K.H. STEINBACH:
Kinetic studies on "normal" and "leukemic" cell production in acute leukemia. Vortrag bei Workshop Prognostic
Factors in Human acute Leukemia, Reisensburg, Oktober
1973. (Publikation in Vorbereitung).

DIE BEDEUTUNG DES KNOCHENMARKSTROMA FÜR DIE REGENERATION NACH APLASIE *

Rainer J. Haas

Aus dem Zentrum für innere Medizin und Kinderheilkunde
Department für Paediatrie
(Leiter: Prof. E. Kleihauer und W. Teller)
und dem Zentrum für klinische Grundlagenforschung
Abteilung für klinische Physiologie
(Leiter: Prof. T.M. Fliedner) der Universität Ulm/Donau

Untersuchungen zur Regeneration eines aplastischen Knochenmarkes beschäftigen sich zumeist mit der haematologischen Stammzelle, ihrer Morphologie, Cytokinetik und Funktion. Es wird oftmals übersehen, daß im Säugetierorganismus eine effektive Blutzellbildung an die Existenz eines intakten Matrixgewebes mit entsprechender Mikrozirkulation gebunden ist. Diese Voraussetzungen sind im gesunden Knochenmark gewährleistet. Die Bedeutung des Knochenmarkstroma für die Regeneration der Haemopoese nach strahleninduzierter Aplasie geht aus Befunden von KNOSPE u. Mitarb. (15) hervor: Nach Lokalbestrahlung von 2.000 rad war die haemopoetische Regeneration eindeutig correliert mit dem vorangegangenen Wiederaufbau der Knochenmarkstroma nach höheren Röntgendosen verhinderte folgerichtig die Regeneration der Haemopoese. Ungeklärt blieb die Frage, ob die Repopulation des bestrahlten Markes von Stromazellen selbst ausgeht, oder ob haemopoetische Stammzellen in das wiederhergestellte Sinusoidalsystem aus anderen noch intakten Produktionsstätten der Haemopoese einwandern.

---

* Die Untersuchung wurde durch den Sonderforschungsbereich
Nr. 112 der DFG, Projekt B 1, unterstützt.

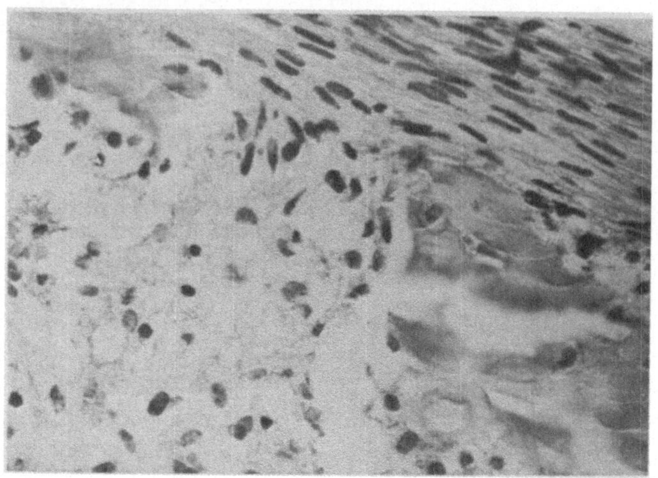

<u>Abb. 1:</u> Histologischer Schnitt eines menschlichen Femurs
14. Schwangerschaftswoche. Durch Öffnungen der Corti-
calis strömen mesenchymale Zellen in die primitive
Knochenmarkhöhle ein.

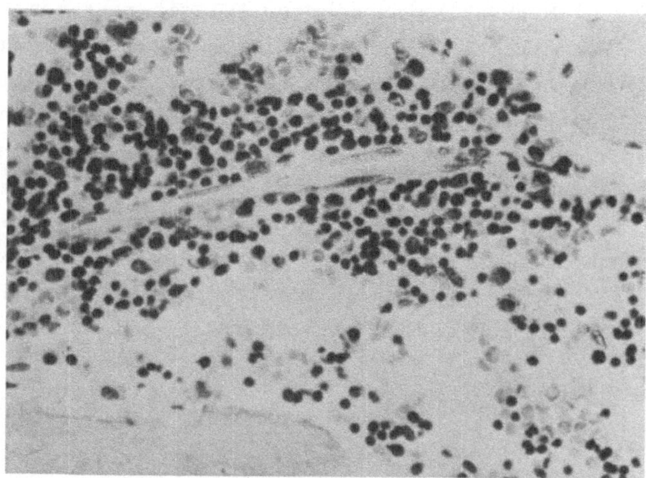

<u>Abb. 2:</u> Histologischer Schnitt eines menschlichen Femurs 29.
Schwangerschaftswoche. Erste differenzierte Haemopoese
in der Nachbarschaft eines dünnwandigen Gefässes.

In der älteren Literatur wurden vielfach der Knochenmarkmatrix selbst pluripotente Stammzellfunktionen zugeschrieben.
So wurden als Ursprungszellen der regenerierenden Haemopoese
vorgeschlagen: mesenchymale Zellen der Havers'schen Kanäle
(2, 18, 23, 24), perivasculäre Zellen (17, 25, 26) - Osteoblasten der Knochenmarktrabekel (5) - oder primitive Reticulumzellen (3, 13, 27). Diesen Vorstellungen wurde in neuerer Zeit
widersprochen durch Untersuchungen zur Ontogenese des Knochenmarkes ähnlich ablaufenden Prozess. Es ist daher nützlich, die
wesentlichen Befunde zur Knochenmarkontogenese hier kurz auf-
zuführen:

II. Zur Ontogenese des Säugetierknochenmarkes

Bei allen Säugetierspezies verläuft die Knochenmarkentwicklung im Prinzip gleich ab. Bei menschlichen Foeten beginnt sie
etwa in der 14. - 28. Schwangerschaftswoche (12, 14), bei Ratten am 19. - 20. intrauterinen Tag (6). Morphologisch strömen
mesenchymale Zellen der Perichondralzone durch Öffnungen des
corticalen, osteoiden Gewebes in die spätere Knochenmarkhöhle
ein (Abb.1). Die primäre Markhöhle ist ausgefüllt mit unter-
gehenden Knorpelzellen und einem losen Bindegewebe entlang
ausgeweiteter Sinusoide. Später kommt es zu einer lymphozytä-
ren Infiltration und der Bildung eigentlicher Haemopoese. Diese beginnt im Bereich dünnwandiger Gefässe (Abb.2). Unter dem
Einfluss von MAXIMOW (19) und früheren Untersuchern wurde allgemein angenommen, daß die Knochenmarkentwicklung ortsständig
ihren Ausgang von der Perichondralzone nimmt. Durch Parabiose-
versuche von MOORE u. Mitarb. (22) konnte neuerdings aber gezeigt werden, daß die haemopoetischen Zellen des sich entwickelnden Knochenmarkes über den Blutweg einströmen. Es erscheint daher der Schluss berechtigt, daß die mesenchymalen
Zellen der Perichondralzone die eigentliche Knochenmarkmatrix
d.h. das retikuläre Gewebe im weitesten Sinne und das Gefäß-
system aufbauen, während die sich ansiedelnde Haemopoese durch

frei zirkulierende Stammzellen etabliert wird. Darüberhinaus
gibt es für die Umwandlung retikulärer oder endothelialer
Zellen in haemopoetische Zellen morphologisch keinen Hinweis
(32).

III. <u>Selektive Radionukleid-Markierung des Knochenmarkstroma</u>

Um eine Aussage zur Proliferationsrate der Knochenmarkstromazellen treffen zu können, wurde die "komplette ^{3}H-Thymidin
Markierungsmethode" entwickelt (9). Im Prinzip erhalten
schwangere Ratten kontinuierlich ^{3}H-Thymidin (^{3}H-TdR) über einen Schwanzvenen-Katheter vom 9. oder 16. Tag der Schwangerschaft, d.h. dem Geburtstermin. Die Einzelheiten sind aus Tabelle 1 zu entnehmen. Die tägliche ^{3}H-TdR-Dosis betrug 1,6
μCi/g Körpergewicht, die spezifische Aktivität 2 Ci/mMol. In
einer weiteren Versuchsserie wurde den neugeborenen Ratten anschließend 4 Wochen lang subcutan alle 12 Stunden ^{3}H-TdR injiziert. Die tägliche Dosis betrug 1,0 μCi ^{3}H-TdR/g Körpergewicht, die spezifische Aktivität 2 Ci/mMol. Es zeigte sich,
daß nach Absetzen des ^{3}H-TdR in allen Versuchsreihen alle Knochenmarkzellen einschließlich des Stroma ^{3}H-TdR markiert waren.
Wurden 4 Wochen nach letzter Injektion Knochenmarkpräparate
angefertigt, fanden sich mittels autoradiografischer Technik
die in der Tabelle 1 angegebenen Verhältniszahlen markiert ge-
bliebener Zellen, deren mittlere Markierungsintensität höchstens auf die Hälfte der Ausgangszahlen abgefallen war. Das
bedeutet, daß im Mittel höchstens eine Zellteilung stattgefun-
den hat. Für praktische Bedürfnisse können daher diese Zellen
als "cytokinetische Ruhezellen" betrachtet werden. Wie aus
der Tabelle ersichtlich ist, führte ein ^{3}H-TdR Infusionsbeginn am 9. Tag gegenüber einem ^{3}H-TdR Infusionsbeginn am 16.
Tag zu keinen grundsätzlich anderen Ergebnissen. Weiterhin
ist deutlich erkennbar, daß in Abhängigkeit vom Alter der
Tiere die Anzahl cytokinetisch ruhender Stromazellen im Knochenmark zunimmt. Wurde das Schicksal der Knochenmarkzellen

‰ MARKIERTER ZELLEN 4 WOCHEN NACH LETZTER ³HTdR INJEKT.					
	³HTdR 16-19d	³HTdR 16-20d	³HTdR 16-21d	³HTdR 16-22d	³HTdR 9-22d	³HTdR 9-22d and 0-28 d p.n.
ENDOTHEL ZELLEN	0,2	0,7	2,2	1,8	2,0	9,7
RETIK.ZELLEN TYP A	0,2	0,7	2,0	2,3	1,9	11,3
RETIK.ZELLEN TYP B	0,0	1,3	2,0	2,7	3,1	14,3
LYMPHOCYTEN	0,0	0,3	0,6	1,2	1,3	6,7
TOTAL	0,4	3,0	6,8	8,0	8,3	42,0

Tab. 1: Anzahl cytokinetisch "ruhender" Knochenmarkzellen nach verschieden langer ³H-Thymidin Applikation, 4 Wochen nach letzter ³H-Thymidin Gabe.

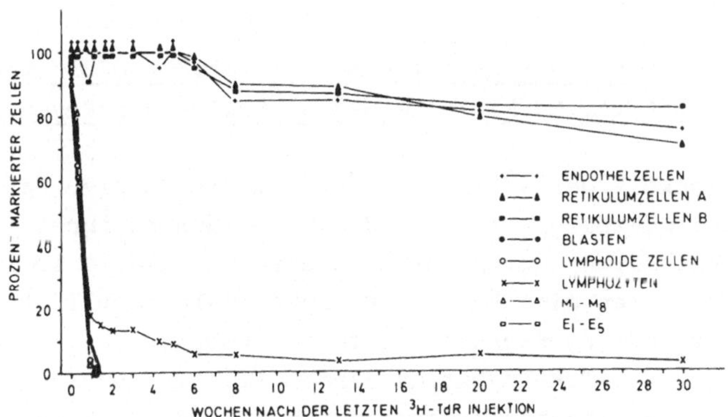

Abb. 3: Änderung des Markierungsindex als Funktion der Zeit über Knochenmarkzellen bei Ratten, die vom 9. intrauterinen Tag bis 4 Wochen nach Geburt ³H-Thymidin continuierlich erhielten.

bei den zusätzlich während der ersten 4 Lebenswochen injizierten Tieren weiter verfolgt, ergab sich nach Absetzen der ^{3}H-TdR-Injektion ein rascher Abfall der Markierung über allen eigentlichen haemopoetischen Zellen innerhalb von 10 Tagen (Abb. 3). Andererseits waren beinahe alle Stromazellen des Knochenmarkes 6 Wochen nach letzter Injektion noch markiert und selbst nach weiteren 24 Wochen waren immer noch 80 % dieser Zellen markiert. Aufgrund des Abfalls der Markierungsintensität (Silberkornanzahl) kann man eine mittlere Zellzykluszeit von 14 - 15 Monaten für diese Zellen annehmen (8). Diese Untersuchungen führen zu dem Schluß, daß nach Ausreifung des Knochenmarkes, Endothel- und Retikulumzellen einen sehr langsamen Zellumsatz haben und daß, nachdem das System einmal etabliert ist, Zellteilungen von im Mittel einmal pro Jahr zu erwarten sind.

IV. Verhalten der Stromazellen nach strahlen- oder zytostatikainduzierter Markaplasie und nachfolgender Regeneration

Die Möglichkeit der selektiven ^{3}H-Thymidin-Markierung der Knochenmarkstromazellen erlaubte die Untersuchung ihres proliferativen Verhaltens unter verschiedenen Stimulationsreizen. Ratten erhielten eine kontinuierliche ^{3}H-TdR-Applikation vom 9. Tag der Schwangerschaft bis zur 4. Lebenswoche. 4 Wochen nach letzter ^{3}H-TdR-Injektion fanden sich in cytologischen und histologischen Knochenmarkpräparaten zwischen 4,6 und 5,1 % markierte Ruhezellen. Alle Endothelzellen und Retikulumzellen waren markiert. Daneben existierte eine kleine Fraktion von markierten Lymphozyten (10). Unter den markierten Zellen waren auch Knochenmarkmastzellen (8 %) anzutreffen (11).

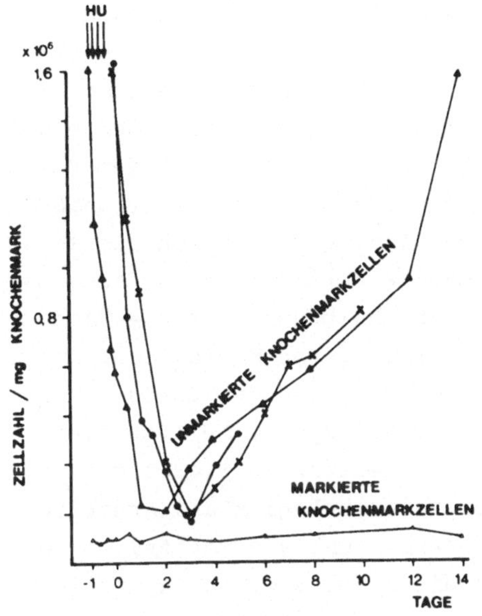

Abb. 4:

Wirkung von 750 R Röntgenbestrahlung, 0,9 mg/kg Körpergewicht Stickstofflost, nach 4-maliger Gabe von Hydroxyurea auf die absoluten Knochenmarkzellzahlen von Tieren, bei denen cytokinetisch "ruhende" Zellen selektiv ^{3}H-Thymidin markiert wurden.

In Abbildung 4 sind die Wirkung von 750 R Röntgenbestrahlung, 0,9 mg/kg Körpergewicht Stickstofflost (HN-2) und einer 4-maligen Gabe von 500 mg/kg Körpergewicht Hydroxyurea (HU) auf die Absolutzellzahlen im Femurknochenmark aufgetragen. Der Gesamtzellgehalt des Knochenmarkes war bereits 60 - 72 Stunden nach Stickstofflost oder Strahlenanwendung auf 10 % der Ausgangswerte reduziert. Wiederholte Gaben von HU reduzierten die Zellzahlen auf ein Zehntel des Ausgangswertes innerhalb von 36 - 48 Stunden.

3 - 4 Tage nach Versuchsbeginn ist bei allen Untersuchungen bereits eine beginnende Regeneration, kenntlich am Wiederanstieg der Zellzahlen, zu registrieren. Cytologisch ist eine beginnende Regeneration verknüpft mit dem Auftreten undifferenzierter Blasten. Sie treten erstmals 12 - 14 Stunden nach Stickstofflost oder Mehrfachgabe von Hydroxyurea auf. Nach Röntgenbestrahlung sind sie frühestens nach 54 Stunden zu beobachten.

Innerhalb der Beobachtungszeit (Abb. 4) ergibt sich keine Ver-

änderung der Anzahl markierter Zellen. Ein solcher Befund würde vermuten lassen, daß die Ruhezellen des Knochenmarkes keinen Anteil an der Zerstörung und anschließenden Regeneration
des Knochenmarkes haben. Werden nun jedoch die Zelltypen ein-
zeln betrachtet, so ergibt sich, daß zwar die Anzahl der retikulären Zellen und Endothelzellen unverändert bleibt, daß
aber die markierten Mastzellen des Knochenmarkes von diesem
Verhalten abweichen. Die zahlenmäßige Veränderung ist aus Abbildung 5 ersichtlich. Es kommt innerhalb der ersten 4 Tage
nach letzter HU-Gabe zu einer Vermehrung von Mastzellen. Dies
geschieht während der schwersten Destruktion der übrigen Knochenmarkzellen. Zwischen dem 4. und 8. Tag zur Zeit der Knochenmarkregeneration fallen die Mastzellzahlen wiederum auf
das Niveau der Ausgangswerte vor Versuchsbeginn ab. Anschließend wird eine zweite deutliche Vermehrung von Mastzellen beobachtet, sodaß sich am 14. Tag die Ausgangswerte verdreifacht
haben.

Untersucht wurde auch die Änderung der Markierungsintensität
über den Zellen nach Bestrahlung oder Zytostatika-Gabe. Im ge-

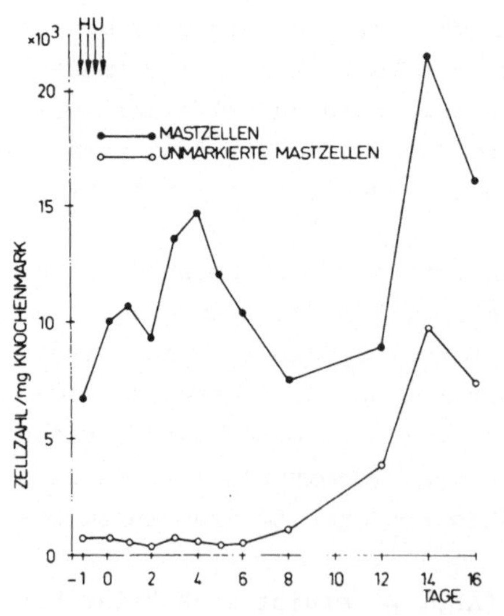

Abb. 5:

Wirkung von 4-maliger Gabe
von Hydroxyurea auf den absoluten Mastzellengehalt des
Knochenmarkes bei Tieren deren cytokinetische "Ruhezellen" selektiv ^{3}H-Thymidin
markiert waren.

wählten Modell ist eine Abnahme der autoradiografisch erzeugten Silberkornzahlen nur durch Zellteilung möglich.

Die Abbildung 6 zeigt als Beispiel einen Überblick über das Markierungsverhalten ruhender Knochenmarkzellen nach fraktionierter Gabe von HU.

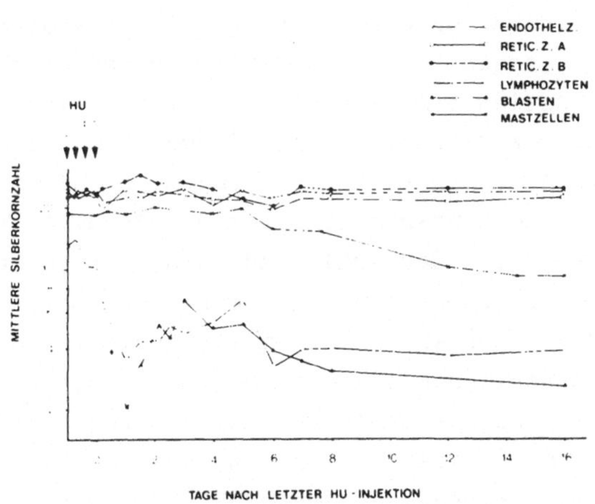

Abb. 6: Änderung der Silberkornzahlen (Markierungsintensität) als Funktion der Zeit über selektiv ^{3}H-Thymidin markierten Knochenmarkruhezellen nach Behandlung der Tiere mit 4-maliger Gabe von Hydroxyurea.

Die retikulären und endothelialen Zellen des Knochenmarkes ändern innerhalb der Beobachtungszeit ihre Markierungsintensität nicht signifikant (P>0,3). Ein signifikanter Abfall der Mastzellmarkierung tritt erst nach dem 8. Tag auf. In der Abbildung ist außerdem die mittlere Silberkornzahl von markierten Marklymphozyten und "Blasten" eingetragen. Das Auftreten hochmarkierter Blasten, die aufgrund anderer Untersuchungen aus ehemals markierten Lymphozyten entstehen, soll hier nur den zeitlichen Höhepunkt der einsetzenden Knochenmark-Regeneration kennzeichnen (4). Aus den Untersuchungen ist der Schluß erlaubt, daß retikuläre und endotheliale Zellen an der Regeneration des Knochenmarkes nicht teilnehmen. Andererseits sprechen die Ergebnisse eindeutig dafür, daß während der ganz frühen regeneratorischen Phase im Knochenmark eine nicht durch Zellteilung bedingte Vermehrung von Mastzellen beobachtet wird. Diese Vermehrung der markierten Mastzellen kann nur durch Transformation aus anderen markierten Zellen, d.h. Stromazellen, erklärt werden. Dagegen kann der in der späteren Regenerationsphase zwischen dem 12. und 16. Tag beobachtete zweite zahlenmäßige Anstieg der Mastzellen, der mit einer Erniedrigung der mittleren Silberkornzahl einhergeht, auf Mitosen zurückgeführt werden. Man kann sich fragen, ob die beobachtete Vermehrung der Knochenmarkmastzellen das Resultat einer Zerstörung dieser Zellen darstellt und kann dies im beschriebenen Versuchsmodell verneinen. Viel einleuchtender erscheint die Theorie die schon ASBOE-HANSEN (1) äußerte, daß die Vermehrung von Mastzellen zusammenhängen könne mit einer Art "Ammenfunktion" für andere teilungsfähige Zellen. Dafür sprechen ihr vermehrtes Erscheinen in der Umgebung von Tumoren (29) in Geweben die mit Carconogenen behandelt wurden (7, 21, 31) und schließlich bei Panmyelophtise.

V. <u>Verhalten der Stromazellen nach Knochenmark-Kürettage und nachfolgender Regeneration</u>

Bei 12 Wochen alten Ratten wurde wiederum eine selektive ^{3}H-TdR-Markierung der Knochenmark-Stromazellen nach der oben geschilderten Methode erreicht. Bei diesen Tieren wurde nun aus dem distalen Femurbereich ein 1,5 cm langer Knochenmarkzylinder mit einem mittleren Durchmesser von 1,3 mm mechanisch entfernt (20). Histologische und cytologische autoradiografische Untersuchungen sollten über das Verhalten der Stromazellen im unzerstörten Teil des Femurknochenmarkes und in anderen Knochenmarkabschnitten Auskunft geben. Die nach der Kürettage einsetzende Knochenmark-Regeneration im Femur erinnert stark an die Ontogenese des Knochenmarkes: Erste haemopoetische Zellnester wurden im zerstörten Markanteil 5 Tage nach mechanischer Ausräumung beobachtet. Sie lagen eingebettet in mesenchymalem Gewebe, das vom Endost und neu entstehenden Knochenmark-Trabekeln auszugehen schien. (Abb. 7). Cytokinetisch konnte bei den erhaltenen Stromazellen im Gegensatz zu den oben beschriebenen Untersuchungen eine hohe proliferative Aktivität beobachtet werden. Das Verhalten der Stromazellen im unzerstörten Knochenmarkanteil wird in Abb. 8 dargestellt. Der Abfall der mittleren Silberkornzahlen über Retikulum- und endothelialen Zellen des Femurs ist nach dem 3. Tag deutlich erkennbar. Aufgrund dieser Untersuchungen kann geschlossen werden, daß nach mechanischer Zerstörung prinzipiell Stromazellen zur Proliferation befähigt sind und daß dieser Vorgang der eigentlichen Regeneration des Knochenmarkes vorausgeht. Frühere Untersuchungen von WIMER (30) und von VAN DYCK und HARRIS (28) hatten bei derartigen Kürettageversuchen die Frage aufkommen lassen, ob durch die Stimulation des Stromagewebes die Haemopoese in untangierten kollateralen Knochenmarkabschnitten stimuliert wird. Wir konnten keinerlei Effekt auf Stromaelemente der Tibia nachweisen. KNOSPE und Mitarbeiter haben dazu kürzlich berichtet, daß nach Kürettage des Mäusefemur-Knochenmarkes im kollateralen Knochenmark eine Zunahme von haemopoetischen Stammzellen (CFU) nachweisbar war, wenn eine Vorschädigung des kollateralen Markes durch Röntgenbestrahlung gegeben war (16). Diese Untersuchungen lassen den Schluß zu, daß primitive mesenchymale Zellen einen humoralen Faktor synthetisieren, der haemopoetische Stammzellen in vorgeschädigten Knochenmarkabschnitten stimulieren kann. Diese Beobachtung im Zusammenhang mit den geschilderten tierexperimentellen Regenerationsmodellen führt zu der Arbeitshypothese, daß dieser Faktor von Stromaelementen synthetisiert werden könnte, die sich morphologisch zu Mastzellen während der Frühphase der Knochenmark-Regeneration umgewandelt haben.

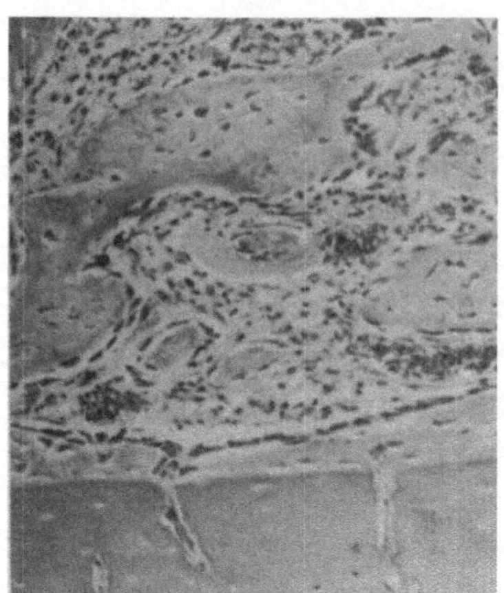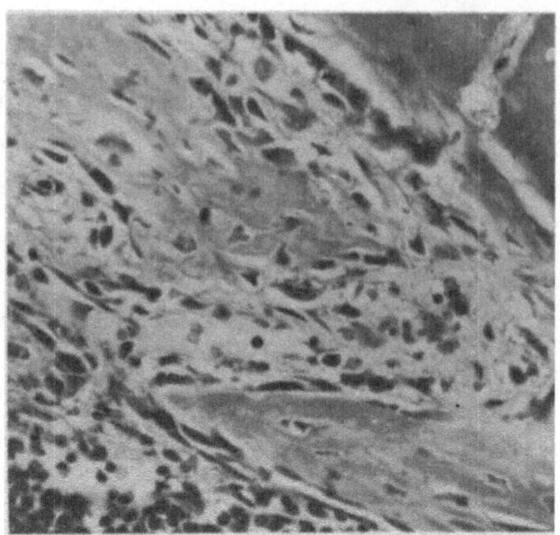

Abb. 7: Histologische Schnitte des Femur-Knochenmarkes der
Ratte 9 Tage nach Teil-Kürettage. Mesenchymale Zellen ausgehend vom Endost und neugebildeten Trabekeln
besiedeln das Mark. Haemopoetische Zellnester sind
eingestreut.

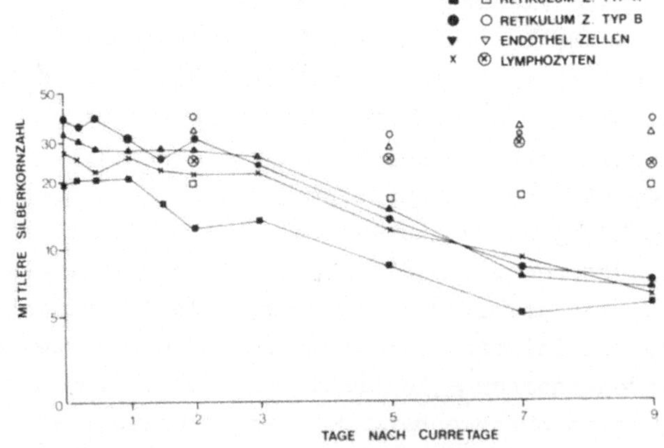

Abb. 8: Änderung der Markierungsintensität über Stromazellen
des Knochenmarkes als Funktion der Zeit, nach Teil-
Kürretage des Femurs.

LITERATUR

1. ASBOE-HANSEN, G., and H. LEVI:
   Acta path. et mikrobiol. scandinav. 56, 241 (1962).

2. BAIARDI, N.:
   Moleschotts Unters. 13 (1883) Cit. n. Branemark (1964).

3. BLOOM, W.:
   In Handbook of Hematology Vol. 2, H. Downey (ed.) S. 865,
   Hafner Publishing Company, N.Y. 1965.

4. BOHNE, F., R.J. HAAS, T.M. FLIEDNER, and J. FACHE:
   Brit. J. Haemat. 19, 533 (1970).

5. BRANEMARK, P.J., U. BREINE, B. JOHANSSON, P.J. ROYLANCE,
   H. ROCKERT, and J.M. YOFFEY:
   Acta anat. 59, 1 (1964).

6. CALVO, W. und R.J. HAAS:
   Z. Zell-Forschung 95, 377 (1969).

7. CRAMER, W., and W.L. SIMPSON:
   Cancer Res. 4, 601 (1944).

8. FLIEDNER, T.M., W. CALVO, R.J. HAAS, J. FORTEZA, and
   F. BOHNE:
   In Stohlmann, F. jr. (ed.): Hemopoietic Cellular Proli-
   feration S. 67, Grune and Stratton, New York/London 1970.

9. HAAS, R.J., F. BOHNE, and T.M. FLIEDNER:
   Blood 34, 791 - 805 (1969).

10. HAAS, R.J.:
    Ärztl. Forschung 6, 185 -194 (1971).

11. HAAS, R.J. und J. FACHE:
    Blut 26, 180 - 187 (1973).

12. HAAS, R.J.:
    Unveröffentliche Befunde.

13. KINOSITA, R., S. OHNO, and H.R. BIERMAN:
    Proc. amer. Ass. Cancer Res. 2, 125 (1956).

14. KNOLL, W.:
    Acta haemat. 2, 369 (1949).

15. KNOSPE, W.H., J. BLOOM, and W.H. CROSBY:
    Blood 31, 400 (1968).

16. KNOSPE, W.H., S.A. GREGORY, W. FRIED, and F.E. TROBAUGH jr.:
    Blood 41, 519 - 527 (1973).

17. MAAZ:
    verh. dtsch. Ges. Chir. 5 (1876) cit. n. Branemark (1964).

18. MALONEY, M.A., and H.M. PATT:
    Cell Tissue Kinet. 2, 29 (1969).

19. MAXIMOW, A.:
    Arch. mikrosk. Anat. 76, 1 (1910).

20. MEYER-HAMME, K., R.J. HAAS, and T.M. FLIEDNER:
Acta haemat. (Basel) 46, 349 - 361 (1971).

21. MICHELS, N.A.:
The mast cells. In: Handbook of Hematology Vol. 1,
H. Downey (ed.) S. 231, Hafner Publishing Company, New
York (1965).

22. MOORE, M.A.S., and J.J.T. OWEN:
Nature 208, 956 (1965).

23. OLLIER, L.:
Traité experimental et clinique de la régénération des
os et de la production artificielle du tissue osseux.
Victor Masson et Fils, Paris (1867).

24. PATT, H.M., and M.A. MALONEY:
In Stohlmann, F.jr. (ed.): Hemopoietic Cellular Proliferation, S. 56, Grune and Stratton, New York/London (1970).

25. RÖHLICH, K.:
Anat. Anz. 88, 242 (1939).

26. RÖHLICH, K.:
Z. mikr. anat. Forschung 49, 425 (1941).

27. STEINBERG, B., and V. HUFFORD:
Arch. Path. 43, 117 (1947).

28. VAN DYKE, D., and N. HARRIS:
Blood 34, 257 (1969).

29. SYLVEN, B.:
Acta Radiol. (Suppl.) 59, 1 (1945).

30. WIMER, B.M.:
Exp. Hematol. 15, 3 (1968).

31. WOGLOM, W.H.:
Arch. Path. Lab. Med. 2, 533 (1926).

32. YOFFEY, J.M., and D.B. THOMAS:
J. anatl. (London) 96, 463 (1963).

IN VIVO-UND IN VITRO-VERFAHREN ZUR KULTUR VON KNOCHEN-MARKSZELLEN

Von O.D.Laerum* und M.F. Rajewsky

Aus dem Institut für Pathologie der Universität Oslo, Norwewegen, und der Abteilung Physikalische Biologie, Max-Planck-Institut für Virusforschung, 74 Tübingen, Deutschland

Bei der Anwendung der verschiedenen Gewebekulturverfahren auf Knochenmarkszellen haben sich infolge der Komplexität des hämatopoietischen Systems große technische Schwierigkeiten ergeben. Einerseits müssen drei verschiedene Differenzierungsreihen berücksichtigt werden, d.h. Granulopoiese, Erythropoiese und Megakaryopoiese. Zum anderen handelt es sich bei den meisten Knochenmarkszellen um Zellen in verschiedenen Differenzierungs-(Reifungs-)stadien mit begrenzter proliferativer Kapazität, wodurch nur ein temporäres Überleben der Zellen, jedoch keine Dauerkulturen ermöglicht werden.

Um eine für längere Zeit proliferierende Knochenmarks-Zellkultur zu erhalten, müssen die Stammzellen der Hämatopoiese zur Proliferation und Differenzierung "aktiviert" werden. Zusätzlich muß die Stammzellpopulation als solche aufrechterhalten werden, d.h. ihre Proliferationsrate muß den "Zellverlust" durch Differenzierung und Zelltod ausgleichen.

Aus diesen Gründen sind mit früher beschriebenen Methoden lediglich Kurzzeitkulturen von Knochenmarkszellen durchführbar gewesen, die jedoch auch manche wichtigen Hinweise zur Frage der Regulation der Hämatopoiese erbracht haben.

Im Laufe der letzten Jahre sind eine Reihe von neuen Methoden zur Kultur der verschiedenen Arten von Knochenmarkszellen beschrieben worden. Im folgenden wir ein kurzer Überblick über diese Verfahren gegeben, und ihre Anwendungsmöglichkeiten bei klinischen und experimentellen Untersuchungen diskutiert.

In vitro-Technik

Knochenmarkszellen können in gewöhnlichen Glasflaschen _in vitro_ gezüchtet werden, wie es z.B. vor kurzem von DEXTER et al. (23) beschrieben wurde. Bei Anwendung einer ähnlichen Methode kommt es in Knochenmarkskulturen in einem Pepton-Medium im Verlaufe einer Kulturperiode von bis zu 35 Tagen zur Ausdifferenzierung reifer Erythrozyten (26, 42). Bei Kurz-Zeit _in vitro_-Kulturen hat man die Möglichkeit, vor allem die Erythropoiese zu untersuchen, als Ergänzung zu früheren Studien über das Verhalten der Knochenmarkszellen bei Anämie und unter dem Einfluß von Erythropoietin (2, 25, 27, 29).

Kürzlich ist es SUMNER et al. (54) gelungen, Knochenmarkszellen in Suspensionskultur zu züchten. Die Zellen proliferieren hier in einer Diffusionskammer _in vitro_ unter Stimulation durch Embryonalextrakte im Medium. Unter diesen Bedingungen beobachtet man auch Granulopoiese und später Makrophagopoiese, nachdem die Stammzellen ("agar-colony forming cells", CFC) zunächst eine Welle von Zellteilungen durchlaufen haben. Diese Methode ist bereits zur Kultur von Knochenmarkszellen von Patienten mit verschiedenen hämatologischen Erkrankungen angewandt worden (26). Es ist jedoch zur Zeit noch zu früh, um den klinischen Wert dieses Verfahrens zu beurteilen.

Die zur Zeit am meisten verwendete _in vitro_-Kulturmethode ist jedoch die sogen. "Agartechnik". Bei Anwendung dieser ursprünglich von BRADLEY und METCALF (15) und von PLUZNIK und SACHS (48) beschriebenen Methode differenzieren unreife Vorstufen in halbfestem Agar zu Granulocyten und Makrophagen. Sie ist später auch zur Kultur humaner Zellen verwendet worden (47, 39). Unter den Kulturbedingungen im halbfesten Agar beginnen unipotente Stammzellen ("committed stem cells"; (39), möglicherweise auch multipotente Stammzellen (3) des Knochenmarks zu proliferieren und es entsteht eine neue Population von sich differenzierenden Zellen, und zwar im wesentlichen verschiedene Reifungsstufen von Granulozyten und Makrophagen. Daß die neuen Zellen aus Einzelzellen stammen, erkennt man

u.a. daran, daß sie einzelne Kolonien bilden, sogen. "Klone".
Um derartige Klone zu erhalten, muß die Proliferation der
Stammzellen durch bestimmte stimulierende Faktoren initiiert
werden. Hierfür wird ein sogen. "colony stimulating factor"
(CSF) verantwortlich gemacht, ein Protein, das in größeren
Mengen aus Harn, Endotoxin-stimuliertem Mäuseserum, humanem
Serum, embryonalen Fibroblasten, humanen Monozyten, oder auch
aus verschiedenen anderen Quellen gewonnen werden kann (19, 39,
47, 48). Die Klon-Ausbeute pro Agarkulturschale nach einer bestimmten Kulturzeitdauer, z.B. nach 7 Tagen Inkubation, ist
proportional der in die Kultur gebrachten Anzahl von Stammzellen.

In vivo-Technik

Die _in vivo_-Kultur von Zellen in intraperitonealen Diffusionskammern ist eine bereits 20 Jahre alte Methode, die ursprünglich von ALGIRE, WEAVER und PREHN (1, 49) beschrieben wurde.
Die verwendeten Kammern bestehen aus Perspex-Ringen, die bei-
derseits durch Milliporefilter dicht abgeschlossen sind. Die
Porengröße der Filter erlaubt eine freie Diffusion aus der
Peritonealflüssigkeit, und damit eine Versorgung der Zellen
im Innern der Kammern mit Substraten in physiologischen Konzentrationen. Im Verlauf eines Tages bildet sich in der Kammer
ein Coagulum, auf dessen Fibrinfasern die Zellen haften und
proliferieren.
Ein Nachteil der ursprünglichen Methode war, daß dieses
Coagulum sich nur schwer auflösen ließ, und daher eine genaue
Quantitierung der Zellzahlen nicht möglich war. Mit der Einführung von proteolytischen Enzymen aus Bakterien, z.B. Pro-
nase, konnten NETTESHEIM et al. (45) nach Entnahme der Kammern
aus den Wirtstieren eine vollständige Auflösung des Coagulums
erreichen. Damit bietet heute die Diffusionskammertechnik eine
Methode zur Zellkultur _in vito_, bei der die Zellen in einem
geschlossenen System jederzeit genau quantitiert werden können.

44

Eine ganze Reihe verschiedener Zelltypen können in intraperitonealen Diffusionskammern gezüchtet werden (siehe 37).
Die Verwendung der Methode in der Hämatologie begann 1959 (8).
Später zeigte BENESTAD (4), daß myelopoietische Zellen in
Kammern exponentiell proliferieren. Inzwischen sind eine Reihe
interessanter Arbeiten über die Myelopoiese in intraperitonealen Diffusionskammern publiziert worden (5, 6, 11, 16, 17).
Mittels Verdünnungsreihen von implantierten Knochenmarks-
zellen konnten BÖYUM und BORGSTRÖM (10) zeigen, daß das Ein-
bringen einer minimalen Ausgangszahl von ungefährt 2000 Zellen
in die Kammern eine notwendige Bedingung für die anschließende
Proliferation darstellt. Daraus wurde gefolgert, daß die neue
Zellpopulation in den Kammern aus Stammzellen hervorgeht, deren
Zahl etwa 1 pro 2000 Ausgangszellen betragen muß. Durch Verdünnungsreihen kann die Zahl der funktionellen Stammzellen im
Knochenmark quantitiert werden. Hierzu wird die Anzahl der
Kammern mit und ohne proliferierende Zellen gemessen (sogen.
"empty chamber technique" oder "Grenzverdünnungsanalyse" (10).
Wenn Knochenmarkszellen in Kammern implantiert werden, befinden sich die meisten Zellen in verschiedenen Differenzierungsstadien der Hämatopoiese und sterben nach wenigen Tagen
als reife Zellen ab. Gleichzeitig proliferieren jedoch Stammzellen und bilden eine neue Population, die zu 85 Prozent aus
myelopoietischen Zellen und zu 15 Prozent aus Makrophagen besteht (siehe Fig.1). Werden Mäuse als Donoren für die Knochenmarkszellen verwendet, so proliferieren die Zellen in den Kammern bis zum 4.Tag exponentiell mit einer Verdopplungszeit von
8-10 Stunden (10, 11). Mit dem Fortschreiten des Differenzie-
rungsprozesses nimmt die Verdopplungszeit dann ab.
Als Wirtstiere werden zumeist Mäuse benutzt, obwohl ebenso
auch andere Tiere (z.B. Ratten) verwendbar sind. Wenn auch die
Zellen innerhalb der Kammer im allgemeinen sehr stark proliferieren, so wird doch die Proliferationsrate in einem gewissen Maße vom Wirtstier beeinflußt. Allgemein proliferieren
Zellen rascher und erreichen eine höhere Zelldichte in Mäusen
als in Ratten (52). Wenn das eigene Knochenmark des Wirtstiers

vor der Implantation durch Röntgenbestrahlung ausgeschaltet
wird, so resultiert im allgemeinen eine höhere Zellausbeute
in den Kammern (13, 46, 50).

Obwohl die Zelldifferenzierung in den Kammern nur in Richtung der Myelo- und Makrophagopoiese verläuft, proliferieren
unter diesen Bedingungen doch auch multipotente Stammzellen.
Dies kann dadurch nachgewiesen werden, daß in Kammern gezüchtete Knochenmarkszellen erythropoietische und granulopoietische
Milzkolonien (CFU_S) bilden, wenn sie in vorbestrahlte Mäuse
injiziert werden (18). Es gibt Hinweise dafür, daß Stammzellen
aus Agarkulturen (CFC) auch in Kammern proliferieren (43), obwohl zur Zeit noch nicht genau bekannt ist, ob diese in allen
Fällen identisch mit den mit Hilfe der "empty chamber technique"
nachgewiesenen "Kammer-Stammzellen" (DCPC) sind. Man beobachtet
nur in Ausnahmefällen Erythropoiese in den Kammern (28), jedoch können nach mehreren Erythropoietin-Injektionen und Hypoxie durchaus geringe Anteile von erythropoietischen Zellen
beobachtet werden (12).

Als Methode zur Reinkultur myelopoietischer Zellen _in vivo_
bietet die Kammertechnik eine interessante Möglichkeit, um die
Wirkung des sogen. Granulozyten-Chalons (51) zu untersuchen.
Intraperitoneale Injektionen solcher Chalonextrakte inhibieren
die Aufnahme von radioaktivem Thymidin in die DNS der Kammerzellen (7). In einer kürzlich erschienenen Arbeit aus unserer
Arbeitsgruppe ist der Einfluß von Granulozyten-Chalon auf die
Proliferationskinetik der Granulozyten in intraperitonealen
Diffusionskammern geprüft worden (35). Der Haupteffekt scheint
hier eine Hemmung der Zellzyklusprogression der Zellen in der
G_1-Phase des Zellzyklus zu sein (35, 36). Auch an Leukämiezellen in Kammern sind entsprechende Hemmeffekte beobachtet
worden (55).

Humane Knochenmarkszellen proliferieren in intraperitonealen
Diffusionskammern, wenn die Wirtstiere (Mäuse) zuvor bestrahlt
wurden (13). Da humane Zellen im allgemeinen eine längere Zellzyklusdauer aufweisen als Mäusezellen, ist die Proliferationsrate in diesem Fall niedriger, und höhere Zellzahlen als das

Inoculum werden erst nach etwa 13 Tagen erreicht. Bei unbehandelten Wirtstieren läßt eine Entzündungsreaktion in der
Peritonealhöhle die Filterporen langsam unpassierbar werden.
Daraus resultiert eine Diffusionsbehinderung (siehe 37). Obwohl diese Entzündungsreaktion bei bestrahlten Wirtstieren weniger ausgeprägt ist, kann es günstig sein, die Kammern nach
etwa einer Woche in neue Wirtstiere zu implantieren (13).

Klinische Anwendungen

Grundsätzlich bieten die beschriebenen Methoden alle die Möglichkeit, biologische Eigenschaften von Knochenmarkszellen bei
verschiedenen Erkrankungen zu untersuchen. Bisher ist keine
Methode bekannt, mit der ausschließlich erythropoietische Zellen kultiviert werden können. Man ist dann auf die _in vitro_-
Verfahren angewiesen, wo Mischkulturen verschiedener Differenzierungsreihen gegeben sind. Dagegen hat man mit der Agar-
Technik und der Diffusionskammer-Methode die Möglichkeit, die
Granulopoiese selektiv zu untersuchen. Dies ermöglicht Aussagen zu folgenden Fragen:
1) Sind die Stammzellen funktionell intakt, d.h. werden Zell-
proliferation bzw. Klon-Bildung beobachtet, und wenn ja, nach
welcher Zeit?
2) Ist die Proliferationsfähigkeit der von den Stammzellen ab-
geleiteten, sich differenzierenden Zellen intakt, d.h. wie hoch
ist die Proliferationsrate der untersuchten Zellen?
3) Ist die Differenzierungsfähigkeit der Zellen intakt, d.h.
werden die verschiedenen Reifungsstufen im normalen Ablauf beobachtet?
Bei einer akuten Leukämie kann in vielen Fällen beobachtet
werden, daß eine weitere Differenzierung der Zellen nicht statt-
findet, und zwar weder in Agarkulturen (39, 43) noch in Diffusionskammern (16). In anderen Fällen wird eine Zelldifferenzierung gefunden (20). Im Falle der Leukämien muß auch das
"Proliferationsmuster" beachtet werden, d.h. die Frage, ob die

Zellen in Agar "regelrechte" Klone bilden können, oder ob sie
nur verstreut als "clusters" vorliegen (39, 43). In diesem Zusammenhang ist es wichtig, daß im Agar nicht nur Klone gezählt
werden, d.h. lokalisierte Kolonien von mehr als 50 Zellen, sondern daß man auch Kolonien von weniger als 50 Zellen ("clusters") getrennt mitregistriert (40, 43).

Bei einer Leukämie wird man im Agar, wie auch in Diffusionskammern, zwei Populationen von Knochenmarkszellen beobachten:
Die neoplastischen Zellen, welche bei einer akuten myeloischen
Leukämie in typischen "clusters" vorliegen, und oft auch Knochenmarkszellen mit normaler Differenzierung (Klone).

Grundsätzlich hat man mit den beschriebenen Methoden die
Möglichkeit festzustellen, ob die Zellen entweder normal, oder
aber zu geringgradig oder zu stark proliferieren, bzw. ob sie
phaenotypisch, z.B. in Richtung neoplastischer Zellen, verändert sind. Bei einer Knochenmarksinsuffizienz sind jedoch die
pathologischen Veränderungen nicht notwendigerweise in den
Zellen selbst, sondern in ihrer Umgebung zu suchen; in diesem
Falle können sich die Zellen außerhalb des Organismus, d.h.
unter Kulturbedingungen, durchaus normal verhalten. Die wesentliche Begrenzung bei der Interpretation von Untersuchungen
an Zellen in Gewebekultur liegt darin, daß sie zunächst keine
Aussage über die unter _in vivo_-Bedingungen gegebenen Regulationsmechanismen gestatten.

In Kurzzeitkulturen _in vitro_, in denen Knochenmarkszellen
einige Tage überleben können, kann die Proliferation der Zellen bei verschiedenen Blutkrankheiten untersucht werden, wie
z.B. von BOLL und MERSCH berichtet wurde (9). Die Technik der
Diffusionskammerkultur _in vivo_ ist bisher nur in wenigen Fällen auf Knochenmarkszellen von Patienten mit Blutkrankheiten
angewandt worden (20, 32, 33, 37), obwohl in mehreren Laboratorien der Wert dieser Methode als biologisches Testsystem zur
Charakterisierung der Eigenschaften pathologischer Blut- und
Knochenmarkszellen zur Zeit geprüft wird. Eine gewisse Begrenzung der Methode liegt zweifellos darin, daß sie verhältnis-
mäßig aufwendig ist.

Über die Anwendung der Agarmethode, deren Durchführung ein-
facher ist, ist schon von mehreren klinischen Arbeitsgruppen
berichtet worden (21, 31, 38, 39, 40, 43). Sie wird z.B. von
Dr.N.MÜLLER-BÉRAT in Kopenhagen als ein wertvolles Diagnosti-
cum verwendet, und zwar vorwiegend bei neoplastischen Erkrankungen des Knochenmarks. Einige ihrer Erfahrungen mit dieser
Methode seien hier kurz wiedergegeben: Bei einer akuten Knochenmarksinsuffizienz (z.B. durch toxische Substanzen wie
Chloramphenicol) kann die Agarmethode wertvolle Hinweise hinsichtlich der Proliferationsfähigkeit der Stammzellen geben.
Über diese Frage gibt eine morphologische Untersuchung der
Knochenmarkszellen keine Information. Da es längere Zeit dauern kann, bevor das Knochenmark regeneriert, wird die Agarmethode in solchen Fällen voraussagen können, ob eine Regeneration zu erwarten ist.

Auf der anderen Seite findet man bei einer chronischen Knochenmarksinsuffizienz in der Regel wenige oder fast keine
Agarklone. Eine Knochenmarkshypoplasie kann auch Vorstufe einer Leukämie sein, wie es kürzlich von DICKE und LÖWENBERG
(24), und auch von Dr.MULLER-BÉRAT beobachtet worden ist. In
solchen Fällen kann die Agartechnik unter Umständen wichtige
Hinweise auf die spätere Entstehung einer Leukämie liefern.
Neben einem veränderten Klonierungsmuster können zytologische
Abnormalitäten der Zellen in diesem Falle auch auf eine Malig-
nität hinweisen.

Bei zwei Fällen von Kindern mit congenitaler Neutropenie
wurde kürzlich (44) eine Diskrepanz zwischen einer niedrigen
Klonzahl bei gleichzeitiger hoher "cluster"-Zahl in der Agarkultur beobachtet. Dieser Befund stellt einen Hinweis auf einen Differenzierungsdefekt der Stammzellen dar.

Experimentelle Beispiele

Da diese Tagung vorwiegend der Knochenmarksinsuffizienz ge-
widmet ist, möchten wir anhand einiger Beispiele zeigen, wie

das *in vivo*-Kulturverfahren in intraperitonealen Diffusionskammern verwendet werden kann, um Reaktionen von Knochenmarkszellen auf akute Schädigungen zu prüfen.

1. Selektive Elimination von S-Phasen-Zellen durch Hydroxy-harnstoff unter Kulturbedingungen

Da myelopoietische Zellen in der Diffusionskammer exponentiell
proliferieren, ist es von Interesse zu sehen, wie diese Zellpopulation auf eine akute Schädigung der DNS-synthetisierenden
Zellen reagiert. Hierzu wurden 5 x 10^5 Knochenmarkszellen von
F_1-hybriden (C57BI/DBA) Donor-Mäusen 4 Tage lang in Diffusionskammern in der Peritonealhöhle von Balb/c Mäusen kultiviert.
Den Wirtstieren wurde dann eine Einzeldosis von 1 g Hydroxyharnstoff (Nutrit.Biochem.Corp. USA) pro kg Körpergewicht i.p.
injiziert, um spezifisch Zellen in der S-Phase des Zellzyklus
zu vernichten (41). Die Kammern wurden 2 – 6 Stunden später
herausgenommen, und die Verteilung der Zellen in den verschiedenen Zellzyklusphasen mit Hilfe der Impulscytophotometrie gemessen. Bei diesem Verfahren wird die zelluläre DNS mit einem
Fluorochrom (Ethidiumbromid) angefärbt, und die relative DNS-
Menge pro Einzelzelle bei einem Aliquot oder der gesamten Zellpopulation fluorometrisch gemessen. Dies ergibt ein Vertei-
lungsdiagramm der Zellen der jeweiligen Zellpopulation nach
dem relativen DNS-Gehalt der Einzelzellen.

Das Kontrolldiagramm in <u>Fig.2</u> zeigt die diploiden Zellen
in der G_1-Phase des Zellzyklus im linken Gipfel, die (tetra-
ploiden) Zellen in der G_2- und M-Phase im rechten Gipfel, und
die Zellen in der S-Phase im Zwischenbereich. Zwei Stunden
nach Applikation von Hydroxyharnstoff sind die Zellen in der
S-Phase arretiert, während die zunächst in G_2 und M befindlichen Zellen sich teilen und wieder zu G_1-Zellen werden. Nach
4 Stunden sind die in S arretierten Zellen abgestorben und infolge von Cytolyse aus der Population verschwunden; die G_2-
und M-Subcompartments des Zellzyklus sind leergelaufen. Nach
6 Stunden sieht man, wie ein Teil der bisher in G_1 befindlichen

50

Zellen wieder in die S-Phase einläuft, so daß der zuvor zer-
störte S-Anteil der Zellpopulation wieder ersetzt wird. Diese
Versuche sind an anderer Stelle eingehender beschrieben (36).

2. Diffusionskammernachweis einer Schädigung der proliferativen Knochenmarkspopulation nach Cyclophosphamid-Applikation
   in vivo

Im zuvor beschriebenen Versuch wurde die Reaktion einer proli-
ferierenden Population von myelopoietischen Zellen in Kultur
auf eine direkte Schädigung beschrieben. Es interessiert darüberhinaus, ob auch die Regeneration der Knochenmarkszellen
nach einer Schädigung der Population in vivo mit Hilfe der
Diffusionskammertechnik nachgewiesen werden kann. In dem hierzu gezeigten Beispiel wurde eine alkylierende cytocide Substanz, das Cyclophosphamid, verwendet (34). Dies würde der in
Patienten vorliegenden Situation bei einer akuten Knochenmarksinsuffizienz entsprechen.

NMRI/Bom Mäusen wurden 200 mg Cyclophosphamid (Pharmacia,
Sweden) pro kg Körpergewicht i.v. appliziert. Dies führt zum
Absterben eines Teils der Zellen im Knochenmark (Fig. 3). Nach
einem Tag ist die Gesamtzellzahl stark reduziert, ein Minimum
wird nach etwa 3 Tagen erreicht. Gleichzeitig nimmt die Zellkonzentration im peripheren Blut ab (Fig. 4). Nach 3 – 4 Tagen
treten neue, unreife Zellen im Knochenmark auf, und es erfolgt
eine exponentielle, regenerative Proliferation, in der Haupt-
sache myelopoietischer Zellen (Fig. 3).

Eine konstante Zahl von Knochenmarkszellen, 1 x 10^5 Zellen
pro Kammer, wurde nun in Diffusionskammern implantiert und
die Zellausbeute nach 7 Tagen gemessen. Wie in Tabelle 1 gezeigt, war die Zellausbeute stark erhöht, wenn die Donorzellen
aus einem Knochenmark mit stark reduzierter Gesamtzellzahl
entnommen wurden. Auf der anderen Seite waren die relativen
Anteile der verschiedenen Zellzypen bei den Kammerzellen nicht
verändert. Dies könnte bedeuten, daß die starke Zellvermehrung
durch eine erhöhte Konzentration proliferierender Stammzellen
im geschädigten Knochenmark bedingt war. Die relative Stamm-

zellkonzentration wurde durch Verdünnungsreihen ("empty chamber
Technique") gemessen (Tabelle 2). Schon 2 Stunden nach der Injektion von Cyclophosphamid war die Konzentration prolifera-
tionsfähiger Stammzellen auf 20 Prozent des Ausgangswertes reduziert. Die absoluten Stammzellzahlen pro Femur stiegen langsam bis zum dritten Tag an, am 4. Tag war der Ausgangswert wieder erreicht. Durch die Regeneration der Stammzellen entsteht
eine neue Population von Knochenmarkszellen (Fig.3). Bevor die
normale Zahl von Zellen im Knochenmark wieder erreicht ist,
kann die relative Stammzellkonzentration sehr hoch werden (Tabelle 2).

Nach mehreren Injektionen von Cyclophosphamid kann eine Konzentration von 1 Stammzelle pro 100 Knochenmarkszellen erreicht werden (14).

In dem beschriebenen Beispiel ist nur die Regeneration vorwiegend unipotenter Stammzellen und der Myelopoiese gezeigt,
um die Prinzipien der Anwendung von Kulturverfahren bei Knochenmarksschäden zu beschreiben. Eine weitergehende Untersuchung der Regeneration der Myelo- und Erythropoiese, einschließlich der multipotenten (CFU$_S$) und unipotenten (DCPC) Stammzellen, nach einer oder mehreren Dosen von Cyclophosphamid,
wurde an anderer Stelle beschrieben (14; siehe z.B. auch 30).
Zusammenfassend kann gesagt werden, daß die Diffusionskammertechnik zur Untersuchung der direkten Wirkung cytotoxischer
Substanzen auf die Myelopoiese geeignetist. Ebenso kann die
Regenerationsfähigkeit von Knochenmarkszellen nach Schädigung
des Knochenmarks _in vivo_ einschließlich der Konzentration des
Knochenmarks an funktionellen Stammzellen mit dieser Methode
gemessen werden. Es ist jedoch wichtig, zwischen der relativen
und absoluten Stammzellzahl im Knochenmark zu unterscheiden,
da eine hohe relative Konzentration nicht notwendigerweise bedeutet, daß tatsächlich eine hohe Zahl von Stammzellen vorliegt.
Vor allem bei Anwendung des Verfahrens in Fällen von Knochen-
marksaplasie muß dies besonders berücksichtigt werden. Gleichzeitig ist zu bedenken, daß die Diffusionskammerkultur, wie
natürlich auch die Agarkultur _in vitro_ ein von den normalen

Bedingungen abweichendes Milieu für die Zellen beeinflußt und verändert werden können. Die Begrenzung der oben genannten Techniken liegt deshalb darin, daß sie nur Tests für "funktionelle" Stammzellen sind; Stammzellen, die absterben oder nicht zur Proliferation "getriggert" werden, können daher nicht erfaßt werden. Daneben bleibt es eine notwendige Bedingung für alle genannten Kulturverfahren, daß die zu untersuchenden Zellen zuvor zur Proliferation stimuliert werden müssen.

	Normal	2	3	4 Tage
Zellen $(x\ 10^{-5})$	397	938	2383	3714
$\pm$ S.E.	92	236	540	592
Mittl.Zellzahl/ Kammer (Prozent des Normalwerts	100	236	600	936

Tabelle 1: Zellausbeute nach 7 Tagen Kultur von Knochenmarkszellen der C3H/DBA Maus in intraperitonealen Diffusionskammern. 2 - 4 Tage nach Cyclophosphamid-In-
jektion wurden 1 x 10^5 Zellen pro Kammer in NMRI/
Bom Mäuse implantiert.

Zeit nach Injektion:	2hr	1	3	4 Tage
Gesamtzahl der Knochenmarkszellen/ Stammzelle	12780	2850	484	260
Relative Stammzell-konzentration (Prozent des Normal-werts)	20.9	93.5	551.0	1026.0
Stammzellzahl pro Femur (Prozent des Normalwerts)	18.0	29.0	32.4	132.0

Tabelle 2: Stammzellen (DCPC) im Knochenmark nach Cyclophos-
phamid-Behandlung.

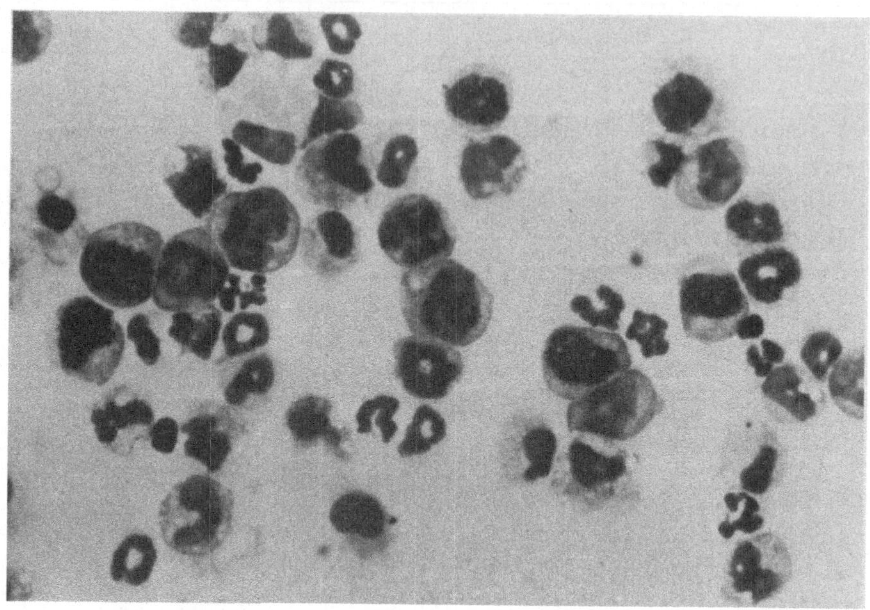

Fig. 1: Myelopoietische Zellen der Maus in verschiedenen Differenzierungsstadien nach 4 Tagen Kultur in intraperitonealen Diffusionskammern (Wirtstier: Maus). Autoradiogramm nach Injektion von 10 μCi ^{3}H-Thymidin/Maus. Zellen in frühen Stadien der Differenzierung sind bevorzugt markiert. (Giemsa-Färbung; Originalvergrößerung x 500).

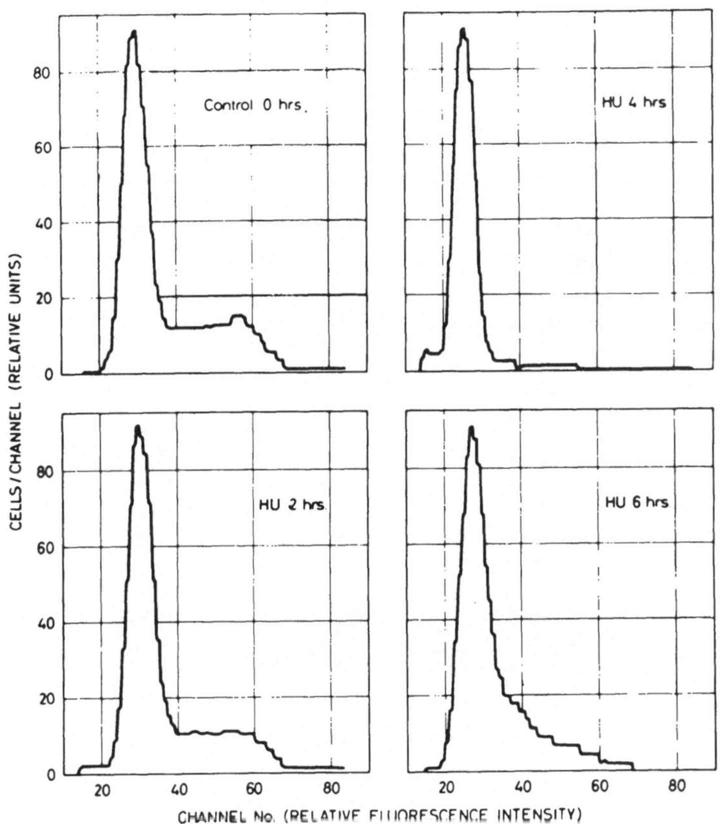

Fig. 2: Impulscytophotometrische Analyse (Impulscytophotome-
ter ICP 11 PHYWE) der Verteilung von myelopoietischen
Zellen in Diffusionskammern (siehe auch Fig. 1). Es
wurden jeweils 5 x 10^4 Ethidiumbromid-fluorochromierte
Zellen nach Äthanolfixierung und RNAse-Behandlung gemessen. Oben links: Kontrolle. Die folgenden Diagram-
me zeigen die Verschiebung der Zellen im Zellzyklus 2,
4 und 6 Stunden nach Abtötung der S-Phasezellen durch
Hydroxyharnstoff (siehe Text). Der linke Peak (siehe
Kontrolle) zeigt Zellen mit einem "G_1"-DNS-Gehalt, der
rechte Peak Zellen mit einem "G_2-M"-DNS-Gehalt. Zellen
in der S-Phase des Zellzyklus ergeben Flureszenzwer-
te zwischen diesen beiden Maxima.

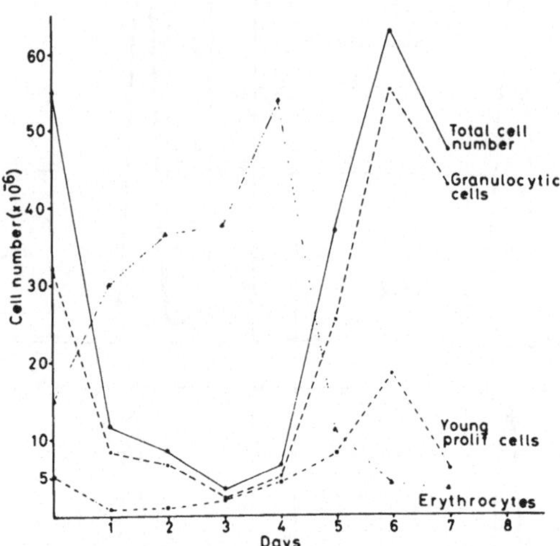

Fig. 3: Verhalten der Knochenmarkspopulation bei Mäusen nach einmaliger _in vivo_ Applikation von Cyclophosphamid. _Ordinate:_ Gesamtzellzahl/Femur

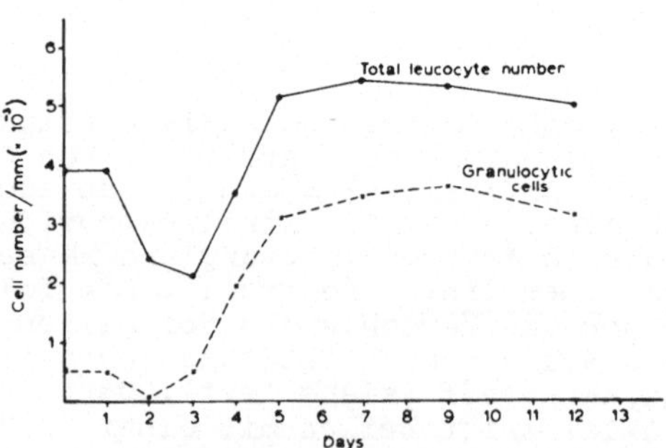

Fig. 4: Konzentration der weißen Blutzellen als Funktion der Zeit nach einmaliger Cyclophosphamid-Applikation _in vivo_ (siehe auch Fig. 3).

LITERATUR

1. ALGIRE, G.H., WEAVER, J.M. und PREHN, R.T.:
    J. Natl. Cancer Inst. 15, 493 (1954).

2. BASCH, E.R.:
    Blood 39, 530 (1972).

3. VAN BEKKUM, D.W. und DICKE, K.A.:
    (ed.): In Vitro Culture of Hemopoietic Cells. Radiobiol.
    Inst. T.N.O., Rijswick (1972).

4. BENESTAD, H.B.:
    Scand. J. Haemat. 7, 279 (1970).

5. BENESTAD, H.B.:
    Cell Tiss. Kinet. 5, 421 (1972).

6. BENESTAD, H.B. und BREIVIK, H.:
    Acta physiol. scand. 83, 389 (1971).

7. BENESTAD, H.B., RYTØMAA, T. und KIVINIEMI, K.:
    Cell Tissue Kinet. 6, 147 (1973).

8. BERMAN, I. und KAPLAN, H.S.:
    Blood 14,1040 (1959).

9. BOLL, I. und MERSCH, G.:
    Blut 17, 193 (1968).

10. BØYUM, A. und BORGSTRØM, I.:
    Scand. J. Haemat. 7, 294 (1970).

11. BØYUM, A. und BREIVIK, H.:
    Cell. Tiss. Kinet. 6, 101 (1973).

12. BØYUM, A., CARSTEN, A.L., LAERUM, O.D. und CRONKITE,E.P.:
    Blood 40, 174 (1972).

13. BØYUM, A., BOECKER, W., CARSTEN, A.L. und CRONKITE, E.P.:
    Blood 40, 163 (1972).

14. BØYUM, A., CARSTEN, A.L. und LAERUM, O.D.:
    Brit. J. Haemat. in press (1974).

15. BRADLEY, T.R. und METCALF, D.:
    Austr. J. exp. Biol. med. Sci. 44, 287 (1966).

16. BREIVIK, H.:
    J. cell. Physiol. 79, 171 (1972).

17. BREIVIK, H. und BENESTAD, H.B.:
    Exptl. Cell Res. 70, 340 (1972).

18. BREIVIK, H. und BENESTAD, H.B. und BØYUM, A.:
    J. cell. Physiol. 78, 65 (1971).

19. CHERVENICK, P.A. und LOBUGLIO, A.F.:
    Science 178, 164 (1972).

20. CHIKKAPPA, G., BOECKER, W.R., BORNER, G., CARSTEN, A.L.,
    CONKLING, K., COOK, L., CRONKITE, E.P. und DUNWOODY, S.:

Proc. Soc. exptl. Biol. Med. 143, 212 (1973).

21. CRADDOCK, C.G., HAYS, E.F., FORSEN, N.R. und RODENSKY,D.:
     Blood 42, 711 (1973).

22. CRONKITE, E.P., CARSTEN, A.L., CHIKKAPPA, G., LAISSUE,
     J.A. und ÖHL, S.:
     In Fliedner, T.M. and Perry, S. (eds.): Prognostic Factors
     in Human Acute Leukemia. Pergamon Press (1974) (in, press).

23. DEXTER, T.M., FOX, M., LORD, B.I. und SCHOFIELD, R.:
     J. cell. Physiol. 82, 461 (1973).

24. DICKE, K.A. und LÖWENBERG, B.:
     In: Proc. VIII Leucocyte Culture Conf., Academic Press
     (1974).

25. FARNES,P. und BARKER, B.E.:
     J. Natl. Cancer Inst. 39, 1045 (1967).

26. GOLDE, D.W. und CLINE, M.J.:
     Blood 41, 45 (1973).

27. GOLDWASSER, E. und GROSS, M.:
     In Vitro 4, 36 (1972).

28. GRIGORIU, G., ANTONESCU, M. und IERCAN, E.:
     Blood 37, 187 (1971).

29. HANNA, I.R.A., TARBUTT, R.G. und LAMERTON, L.F.:
     Brit. J. Haemat. 16, 381 (1969).

30. HELLMAN, S. und GRATE, H.R.:
     Blood 38, 706 (1971).

31. HENDERSON, E. und CARBONE, P.P.:
     Blood 42, 679 (1973).

32. HOELZER, D., HARRISS, E.B. und KURRLE, E.:
     In Fliedner, T.M. und Perry, S. (eds.): Prognostic Fac-
     tors in Human Acute Leukemia. Pergamon Press (1974) (in
     press).

33. HOELZER, D., KURRLE, E., ERTL, U. und MILEWSKI, A.:
     Europ. J. Cancer, im Druck (1974).

34. LAERUM, O.D.:
     Abstract, IVth Meeting, European Study Group for Cell
     Proliferation, London (1971).

35. LAERUM, O.D. und MAURER, H.R.:
     Virchows Arch. Abt. B. Zellpath. 14, 293 (1973).

36. LAERUM, O.D. und MAURER, H.R.:
     In Vorbereitung (1974).

37. LAERUM, O.D., GRÜNEISEN, A. und RAJEWSKY, M.F.:
     Europ. J. Cancer 9, 533 (1973).

38. MESSNER, H.A., TILL, J.E. und McCULLOCH, E.A.:
     Blood 42, 701 (1973).

39. METCALF, D.:
Europ. J. clin. biol. Invest. 16, 855 (1971).

40. METCALF, D.:
Biomedicine 18, 264 (1973).

41. MORSE, B.S., RENCRICCA, N.J. und STOHLMAN, F. jr.:
Proc. Soc. exptl. biol. Med. 130, 986 (1969).

42. MORTON, H.J. und ISAACS, R.J.:
J. Natl. Cancer Inst. 49, 1071 (1972).

43. MULLER-BÉRAT, C.N.:
Persönliche Mitteilung (1974).

44. MULLER-BÉRAT, C.N. und SCHIÖDT, P.:
In Vorbereitung (1974).

45. NETTESHEIM, P., MAKINODAN, T. und CHADWICK, C.J.:
Immunol. 11, 427 (1966).

46. NISKANEN, E., TYLER, W.S., SYMANN, M., STOHLMAN, F. jr.:
Blood 43, 23 (1974).

47. PIKE, B.L. und ROBINSON, W.A.:
J. cell. Physiol. 76, 77 (1970).

48. PLUZNIK, D.H. und SACHS, L.:
Exptl. Cell. Res. 43, 553 (1966).

49. PREHN, R.T., WEAVER, J.M. und PREHN, R.T.:
J. Natl. Cancer Inst. 15, 509 (1955).

50. ROTHSTEIN, G., HÜGL, E., BISHOP, C.R. ATHENS, J.W. und
ASHENBRUCKER, H.E.:
J. clin. Invest. 50, 2004 (1971).

51. RYTØMAA, T. und KIVINIEMI, K.:
Cell. Tiss. Kinet. 1, 329 (1968).

52. SCHIEFERSTEIN, G. und LAERUM, O.D.:
Arch. klin. exp. Derm. Im Druck (1974).

53. STEPHENSON, J.R., AXELRAD, A.A., McLEOD, D.L. und
SHREEVE, M.:
Proc. Natl. Acad. Sci. USA 68, 1542 (1971).

54. SUMNER, M.A., BRADLEY, T.R., HODGSON, G.S., CLINE, M.J.,
FRY, P.A. und SUTHERLAND, L.:
Brit. J. Haemat. 23, 221 (1972).

55. VILPO, J.A., KIVINIEMI, K. und RYTØMAA, T.:
Europ. J. Cancer 9, 515 (1973).

Mit Unterstützung der Deutschen Forschungsgemeinschaft im Rahmen der Forschungsgruppe "Biochemische und Immunologische
Grundlagen der Leukämie- und Tumortherapie" (Tübingen). Wir
danken Dr. C.N. MULLER-BÉRAT (Statens Seruminstitut, Kopen-

hagen) für wertvolle Hinweise bei der Vorbereitung des Manuskripts. Ebenso sei Dr. A. BØYUM (Forsvarets Forskningsinstitutt, Kjeller, Norwegen) für seine Hilfe gedankt.

Anschr. d. Verf.: Dr. O.D. Laerum, Institut für Pathologie
der Universität Oslo, Rikshospitelet,
Oslo 1, Norwegen.

PROLIFERATIONSKINETIK BEI PANZYTOPENIEN*

P. Dörmer

Institut für Hämatologie der Gesellschaft für Strahlen- und
Umweltforschung und Abteilung für Hämatologie der I. Medizinischen Universitätsklinik München

Es ist seit langem bekannt, daß man aus dem Befund einer Panzytopenie im peripheren Blut keinen Rückschluß auf den Zellgehalt oder die Morphologie des Knochenmarkes ziehen kann (22,
27, 32). Histologisch mag ein sogenanntes "volles", ein sogenanntes "leeres", ein fibrosiertes oder ein "leeres" Mark mit
hyperplastischen Inseln dahinterstehen. Ebensowenig läßt andererseits der morphologische Markbefund sichere Rückschlüsse
auf die proliferative Aktivität der Einzelzelle zu. Eine erhöhte Zelldichte kann beispielsweise Ausdruck dreier verschiedener proliferativer Muster sein:
1. Einer Akkumulation von Zellen mit verminderter proliferativer Aktivität.
2. Einer Verbreiterung der proliferativen Matrix bei normaler
   Proliferationsgeschwindigkeit der einzelnen Zellen.
3. Einer Verbreiterung der proliferativen Matrix mit zusätzlich gesteigerter Proliferationsgeschwindigkeit der einzelnen Zellen.
Während das sogenannte "leere" Knochenmark bei Panzytopenie
erst durch die funktionelle Beschreibung der hämopoetischen
Stammzellen plausible proliferationskinetische Interpretationen gefunden hat (16), gibt es für das sogenannte "volle"
oder "hyperplastische" Mark bereits seit 1927 durch AUBERTIN
eine fruchtbare kinetische Deutung. Dieser Autor fand bei
einigen Fällen von aplastischer Anämie ein zellreiches Kno-

*Studie im Rahmen des Assoziationsvertrages EURATOM-GSF für
 Hämatologie Nr. 031 641 BIAD. Unterstützt durch die Deutsche
 Forschungsgemeinschaft: SFB 51/E-3.

chenmark mit überwiegend unreifen Vorstufen. Er beschrieb das Knochenmark als noch reaktionsfähig und in der Lage, solche Zellen in großer Anzahl zu bilden, nicht jedoch in der Lage, sie zur Ausreifung zu bringen. Diese Interpretation, die insbesondere durch ROHR (1940) unter dem Begriff der "Ausreifungshemmung" bekanntgeworden ist, wurde durch STODTMEISTER (1940) als "frustrane kompensatorische Hyperplasie" proliferationskinetisch präzisiert. 1949 wurde von DACIE und WHITE die Vermutung ausgesprochen, daß die Zellen bei Panzytopenie mit hyperplastischem Markbefund bereits vor der Ausschwemmung ins periphere Blut zugrundegehen. Die Autoren verwiesen darauf, daß bei solchen Zuständen vermehrt Kernpyknosen im Knochenmark zu beobachten seien. Für die Perniziosa vermuteten LONDON und WEST 1950 aufgrund ihrer Bilirubin-Umsatzstudien, daß ein Teil der gebildeten Zellen bereits im Knochenmark zerstört wird. 1956 konnten GIBLETT et al. diese Deutung durch ferrokinetische Untersuchungen für die erythropoetische Zellreihe untermauern. Sie prägten den Begriff der "ineffektiven Erythropoese".

Eine Vertiefung des Verständnisses der ineffektiven Erythropoese gelang durch die Kombination von Feulgen-Zytophotometrie und ^{3}H-Thymidin- (^{3}H-TdR-) Autoradiographie an einzelnen Megaloblasten bei Perniziosa (17, 28). WICKRAMASINGHE et al. (1967) zeigten, daß besonders die späten proliferativen Vorstufen in der S- und G_2-Phase arretiert werden und deuteten dieses als Vorzeichen des intramedullären Zelltodes. Dadurch war das Überwiegen der frühen Vorstufen im megaloblastären Mark gut erklärt. Prinzipiell gleiche Befunde wurden 1968 von derselben Arbeitsgruppe auch bei erworbenen sideroblastischen Anämien erhoben. Es ist dabei interessant, daß die proliferative Störung mit einer Arretierung der Zellen in der S-Phase bei den Ring-Sideroblasten ausgeprägter war, als bei den übrigen Erythroblasten.

Während somit die defekte Zellausreifung bei Panzytopenie mit hyperplastischem Markbefund sehr stark auf eine Erkrankung der hämopoetischen Zellreihen selber hindeutet, stehen sich beim "leeren" Knochenmark zwei Anschauungen gegenüber, die von KNOSPE und CROSBY (1971) als Defekt im "soil", d.h. Erkrankung der Mikro-Ökologie, oder im "seed", d.h. Erkrankung der hämopoetischen Stammzelle, akzentuiert wurden. Die in vitro-Untersuchungen der spanischen Arbeitsgruppe von OUTERINO et al. (1970) und SANCHEZ-FAYOZ et al. (1970) machen jedoch zumindest ein Mitbetroffensein der differenzierenden Zellen wahrscheinlich. Diese Autoren schlossen aus Direktbeobachtungen, ^{3}H-TdR-Markierungsindices, Myelogramm und stathmokinetischem Index von Knochenmarks-Kurzkulturen auf eine Verlängerung der Generationszeiten und Mitosedauern. Auch die DNS-Synthesedauer wurde als verlängert angenommen. Hingegen wurde eine normale Reifungszeit der orthochromatischen Erythroblasten gefunden.

NAJEAN et al. (1971) kamen dagegen bei einer Kombination von Ferrokinetik und in vitro-Autoradiographie mit ^{3}H-TdR bei 11 unbehandelten Fällen mit "leerem" oder zellarmen Knochenmark zu dem Schluß einer im wesentlichen normalen Proliferations- und Reifungsdauer der Erythroblasten. Diese Analyse steht und fällt allerdings mit der Annahme einer konstanten und normalen DNS-Synthesedauer aller Erythroblasten von 12 Stunden. Hier zeigt sich deutlich die Notwendigkeit, mindestens einen zeitlichen Parameter in jedem Zellkompartiment zu messen. Eine solche Methode wurde in den letzten Jahren in unserem Labor entwickelt (3, 7-10) und soll kurz vor der Darstellung eigener Ergebnisse gestreift werden (Abb. 1).

Knochenmarkzellen werden durch Sternalpunktion gewonnen, in TC-Medium 199 aufgefangen und durch ein Glasporenfilter zur Herstellung einer Einzelzellsuspension gegeben. Die endogene Synthese von Thymidylat wird mit FUdR blockiert. In einem Schüttelwasserbad werden die Zellen dann mit ^{14}C-TdR markiert. Ein Teil der Proben wird nach 3 Minuten, ein anderer Teil nach 7 Minuten zur Herstellung von Deckglasausstrichen entnommen. Mit Hilfe von ^{14}C-Methacrylat-Standards auf jedem Objektträger werden ^{14}C-Autoradiogramme hergestellt, in denen die Radioaktivität der Einzelzelle bestimmbar ist. Die Auswertung erfolgt

durch Auflicht-Photometrie, die Meßwerte werden durch die EDV
aufbereitet. Dabei wird die DNS-Synthesegeschwindigkeit der
einzelnen Zellen, und mit Hilfe des diploiden Thymingehalts
in der DNS auch die DNS-Synthesedauer der einzelnen Zellen berechnet und als Häufigkeitsverteilung ausgegeben (Abb. 2).

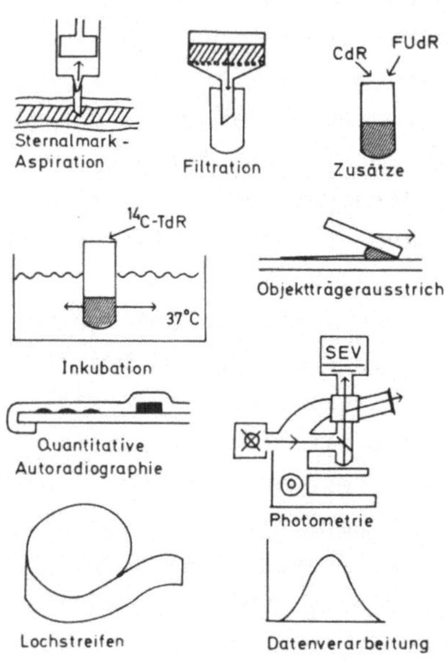

Abb. 1:

Arbeitsschema zur Bestimmung
der DNS-Synthesegeschwindig-
keit und DNS-Synthesedauer
einzelner Zellen mit Hilfe der
quantitativen 14C-Autoradio-
graphie.

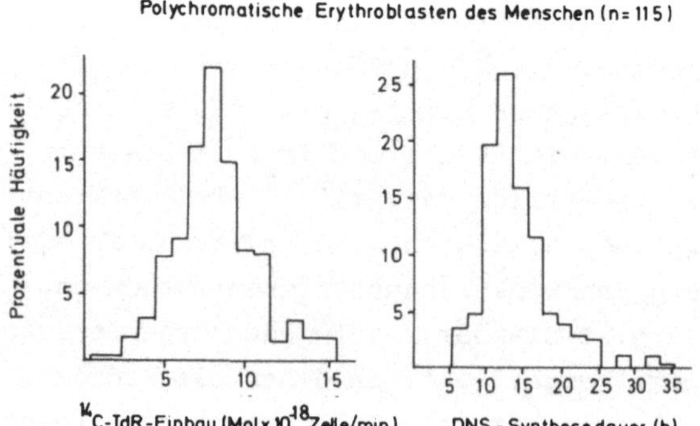

Abb. 2:

DNS-Synthesege-
schwindigkeit
(links) und DNS-
Synthesedauer
(rechts) einzelner
polychromatischer
Erythroblasten ei-
nes normalen Men-
schen als Häufig-
keitsverteilung
aufgetragen.

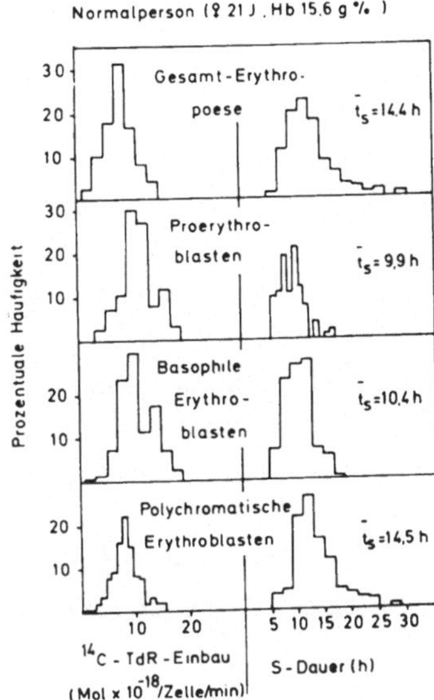

Abb. 3:

DNS-Synthesegeschwindig-keit (links) und DNS-Syn-thesedauer (rechts) ver-schiedener Erythroblasten-kompartimente und der Ge-samt-Erythropoese eines gesunden Menschen.

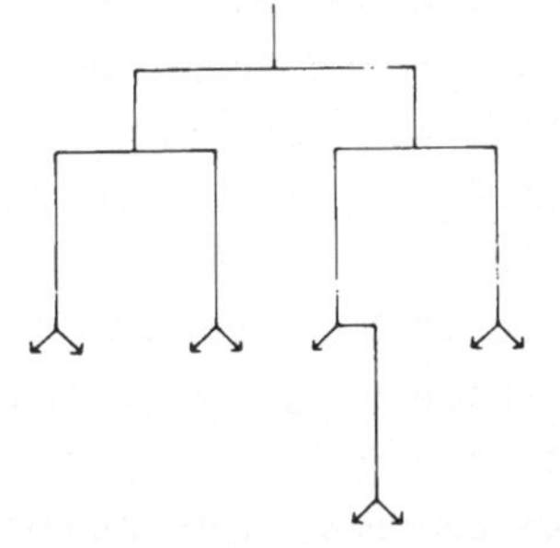

Normale Erythropoese (n = 5)

Kompartiment	K_I	K_{II}	K_{III}
N_C (rel.)	29 ± 3 4	87 ± 15 2	448 ± 39
N_S / N_C	0 74 ± 0 04	0 68 ± 0 05	0 49 ± 0 03
t_S (Std.)	9 4 ± 19	11 0 ± 2 3	170 ± 34
$t_C = t_S \cdot N_C/N_S$ (h)	12 7 ± 2 7	161 ± 3 2	354 ± 7 9
N_S / t_S (rel.)	0 88 ± 0 21	2 0	477 ± 082

Abb. 4:

Zellkinetische Daten und Teilungsschema der norma-len menschlichen Erythro-poese. Mittelwerte mit Standardabweichungen von 5 gesunden Probanden.

Die komplette Analyse der DNS-Synthesegeschwindigkeit und DNS-Synthesedauer verschiedener Erythroblastenkompartimente einer Normalperson findet sich in Abb. 3. Es ist zu erkennen, daß sich die DNS-Synthesedauer (t_S) mit zunehmender Ausrei-fung der Erythroblasten verlängert. Der Wert für die Gesamt-Erythropoese stimmt gut mit Ergebnissen überein, die mit der markierten-Mitosen-Methode gewonnen wurden (26). Auch eigene Vergleiche dieser Methode mit der markierten Mitosen-Methode an chinesischen Hamsterzellen ergaben weitgehend übereinstim-mende Ergebnisse (10).

Wenn man die relative Häufigkeit N_C (Abb. 4) von Zellen in

den einzelnen Kompartimenten und außerdem den ^{3}H-TdR-Markie-
rungsindex (N_s/N_c) bestimmt, kann mit Hilfe von t_s die Produktionsrate von Zellen in den einzelnen Kompartimenten aus N_s/t_s
als relative Größe berechnet werden. Unter der Voraussetzung,
daß sich die morphologischen mit den zellkinetischen Kompartimenten decken, ist eine Zunahme der Produktionsrate von den
Proerythroblasten zu den polychromatischen Erythroblasten wie
1 : 2 : 4 zu erwarten. Eine ausführliche Analyse über die fak-
tische Berechtigung zu diesem Vorgehen findet sich bei DÖRMER
(1973). Aus dem Verhältnis der Produktionsraten von rund 1 : 2
: 4,8 in Abb. 4 ergibt sich, daß ein Teil der Zellen in K_{III},
dem polychromatischen Erythroblastenkompartiment, einen zweiten Zellzyklus durchläuft. Dieses Teilungsschema deckt sich
mit solchen, die von anderen Autoren in letzter Zeit entwik-
kelt wurden (13, 18, 19).

Bei der normalen Granulopoese (Abb. 5) werden einheitliche-
re DNS-Synthesezeiten gefunden, die wiederum den Angaben in
der Literatur entsprechen (26). Das analog zur Erythropoese
entwickelte Teilungsschema zeigt zwei Zellzyklen im Myelozy-
tenkompartiment (K_{III}), wie aus dem Verhältnis der Produktionsraten von 1 : 2 : 12 zu entnehmen ist (Abb. 6). Dieses Schema
entspricht vollkommen demjenigen, das von CRONKITE und VINCENT
(1969) entwickelt wurde.

In Abb. 7 sind die zellkinetischen Daten und das Teilungsschema der Erythropoese bei einem Fall von subtotaler Knochenmarkatrophie wiedergegeben. Zwei Parameter sind deutlich
pathologisch verändert: Einmal ist die DNS-Synthesedauer in
allen Kompartimenten auf ungefähr das Doppelte des Normalwer-
tes verlängert. Zum anderen wird anstelle von Produktionsraten im Verhältnis von 5 : 10 : 20 von K_I bis K_{III} eine Relation von 5 : 6 : 9 gefunden. Das daraus abgeleitete Teilungsschema kann bei der Insuffizienz der Erythropoese dieses Patienten nur als Ausdruck eines umfänglichen intramedullären
Zelltodes gewertet werden.

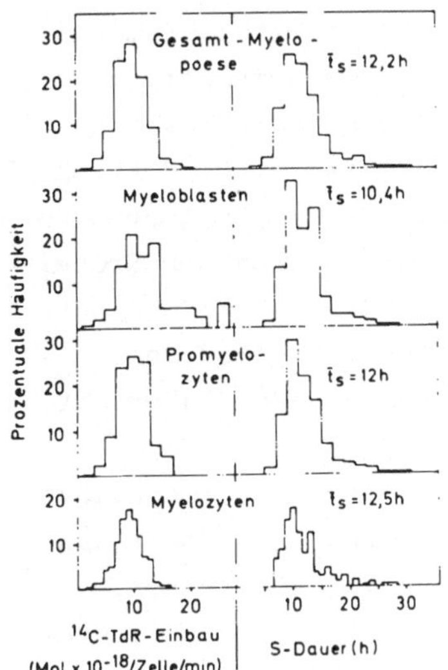

Abb. 5:

DNS-Synthesegeschwindig-keit (links) und DNS-Syn-thesedauer (rechts) ver-schiedener Myeloblasten-kompartimente und der Ge-samt-Myelopoese eines ge-sunden Menschen.

Normale Granulopoese

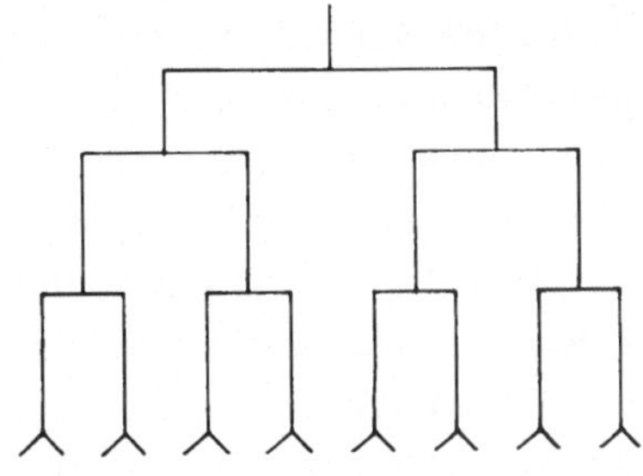

Kompartiment	K_I	K_{II}	K_{III}
N_C (rel.)	34	90	876
N_S / N_C	0.64	0.59	0.37
t_S (Std.)	10.4	12.0	12.5
$t_C = t_S \cdot N_C/N_S$ (Std.)	16.3	20.3	33.8
N_S/t_S (rel.)	1	2	11.8

Abb. 6:

Zellkinetische Daten und da-raus abgeleitetes Teilungs-schema von normalen myelopoe-tischen Zellen. Derselbe un-tersuchte Fall wie in Abb. 5.

Erythropoese bei subtotaler Markatrophie

♂ 66 J, Hb 8.1, Lko 960, Thr. 50000

	K_I	K_{II}	K_{III}
N_C (rel.)	47	86	459
t_S (Std.)	18.1	21.1	34.0
N_S / N_C	0.73	0.56	0.25
N_S/t_S (rel.)	5	6	9

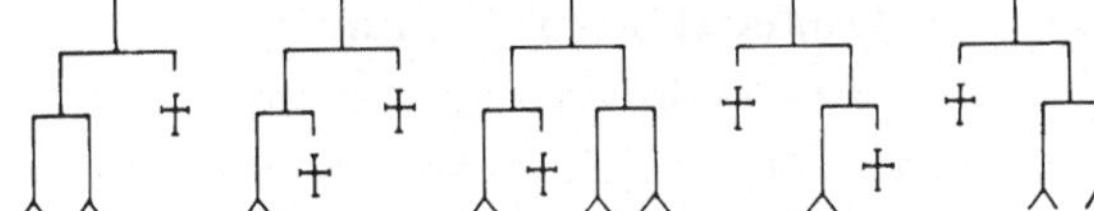

Abb. 7:

Zellkinetische Daten und daraus abgeleite-tes Teilungsschema der Erythroblasten bei einem Fall von subtotaler Knochen-markatrophie. Um das zahlenmäßige Verhält-nis der Produktions-raten von 5:6:9 dar-stellen zu können, wurde im Teilungs-schema von 5 Proery-throblasten ausge-gangen.

Der Zelluntergang wird auf der Stufe der basophilen und polychromatischen Erythroblasten erkennbar. Dabei ist zu betonen, daß bei unserem Vorgehen ein Zelluntergang im Kompartiment der Proerythroblasten nicht nachweisbar ist. Das hier benutzte Teilungsschema leitet sich aus dem Verhältnis der Produktionsraten in den einzelnen Kompartimenten ab. Wenn sich aber schon die Zellen des ersten Kompartiments der Berechnung der Produktionsrate durch Zytolyse entziehen, so findet das keinen zahlenmäßigen Niederschlag. Ein intramedullärer Zelltod von Proerythroblasten ist deshalb nicht auszuschließen, aber mit dieser Methode auch nicht beweisbar.

Wenn man in einem Kompartiment Zeichen eines intramedullären Zelltodes findet, kann man keine sichere Generationszeit aus dem Markierungsindex und der DNS-Synthesedauer berechnen, weil die absterbende Fraktion von Zellen als nicht-proliferative Fraktion zu behandeln ist. Wenn man allerdings vereinfachend annimmt, daß ebensoviele Zellen in der S-Phase wie in den übrigen Phasen des Zellzyklus absterben, dann kann eine so berechnete Generationszeit wenigstens als Orientierungsgröße verwendet werden.

Da der ^{3}H-TdR-Markierungsindex im Falle der Abb. 7 niedriger als normal ist, insbesondere in K_{II} und K_{III}, und da die DNS-Synthesegeschwindigkeit deutlich verlangsamt ist, darf von einer verminderten Proliferationsgeschwindigkeit der Erythroblasten ausgegangen werden. Dieser Befund zusammen mit einem erheblichen intramedullären Zelltod und einer massiven Verminderung der Masse des erythropoetischen Gewebes macht die erythropoetische Insuffizienz verständlich, selbst wenn die Erythrozyten-Überlebenszeit vollkommen normal wäre.

Klinisch und ferrokinetisch läßt sich bei solchen Patienten mit Knochenmarkatrophie kein intramedullärer Zelluntergang nachweisen (2, 20). Das kann einmal dadurch erklärt werden, daß die Gesamtmasse untergehender Zellen im "leeren" Mark relativ gering ist, zum anderen dadurch, daß ein beträchtlicher Teil von Zellen bereits zugrundegeht, bevor es zu einer wesentlichen Hämoglobinisierung und damit auch zur Eiseninkorporation gekommen ist.

Befunde analog zur Erythropoese ergeben sich bei der subtotalen Knochenmarkatrophie auch für die Granulozytopoese (Abb. 8). Das Verhältnis der Produktionsraten sollte hier 5 : 10 : 60 betragen, liegt aber nur bei 5 : 6 : 7. Der intramedulläre Zelltod ist bei diesem jungen Patienten demnach massiv. Aufgrund der Verlängerung der DNS-Synthesedauer und der Verminderung des ^{3}H-TdR-Markierungsindex kann in diesem Fall wieder zusätzlich von einer verminderten Proliferationsgeschwindigkeit ausgegangen werden.

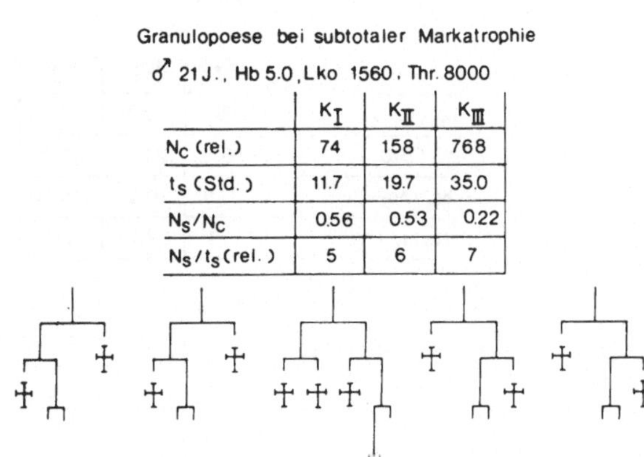

	K_I	K_{II}	K_{III}
N_C (rel.)	74	158	768
t_S (Std.)	11.7	19.7	35.0
N_S/N_C	0.56	0.53	0.22
N_S/t_S (rel.)	5	6	7

Abb. 8:
Zellkinetische Daten und daraus abgeleitetes Teilungsschema der granulozytopoetischen Reihe bei einem Fall von subtotaler Knochenmarkatrophie. Um das zahlenmäßige Verhältnis der Produktionsraten von 5 : 6 : 7 darstellen zu können, wurde im Teilungsschema von 5 Myeloblasten ausgegangen.

Bei einem Patienten mit sideroachrestischer Anämie und stark hyperplastischer Erythropoese liegen die Befunde etwas anders (Abb. 9). Eine verminderte Proliferationsgeschwindigkeit der Erythroblasten ist wegen der stark verlängerten DNS-Synthesedauer und der mäßig stark verminderten ^{3}H-TdR-Markierungsindices anzunehmen. Der intramedulläre Zelltod wird hingegen erst auf der Stufe der polychromatischen Erythroblasten manifest. Dadurch ist die starke erythropoetische Hyperplasie der früheren Vorstufen verständlich. Man muß allerdings voraussetzen, daß die Proerythroblasten nicht vermehrt untergehen,

was aber bei dem normalen Überleben der basophilen Erythroblasten wohl seine Berechtigung haben dürfte. Auch WICKRAMA-
SINGHE et al. (1968) hatten durch Kombination von ^{3}H-TdR-Auto-
radiographie und Zytophotometrie die Zeichen des Zellunterganges vornehmlich bei den späteren Reifungsstufen gefunden.
FAILLE et al. (1972) konnten zeigen, daß bei dieser Krankheitsgruppe auch das nicht-proliferative Reifungskompartiment
vom intramedullären Zelluntergang betroffen ist.

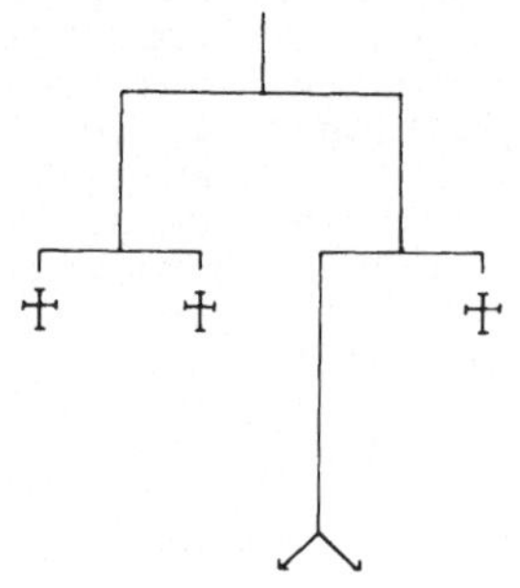

Erythropoese bei sideroachrestischer Anämie

	K_I	K_{II}	K_{III}
N_C(rel.)	76	226	380
t_S (Std.)	16.7	27.9	34.4
N_S/N_C	0.52	0.56	0.22
N_S/t_S(rel.)	1.0	2.0	1.1

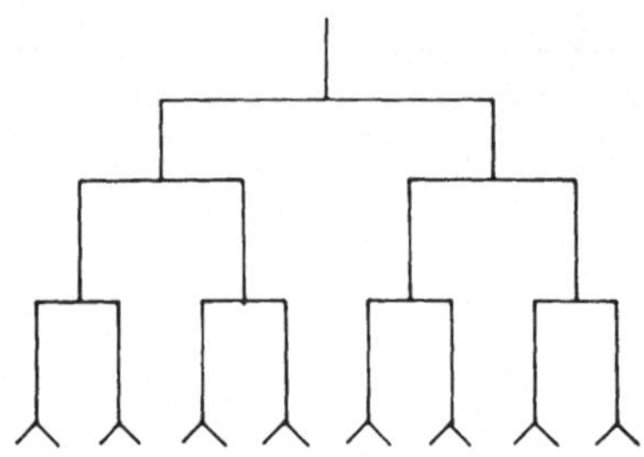

Granulopoese bei sideroachrestischer Anämie

	K_I	K_{II}	K_{III}
N_C(rel.)	46	100	854
t_S (Std.)	18.5	21.3	21.4
N_S/N_C	0.5	0.5	0.36
N_S/t_S (rel.)	1.1	2.0	12.1

Abb. 9:
Zellkinetische Daten und
Teilungsschema der Ery-
thropoese bei einem Pa-
tienten mit sideroachre-
stischer Anämie, dersel-
be Fall wie für Abb. 10.

Abb. 10:
Zellkinetische Daten und
Teilungsschema der granu-
lozytopoetischen Zellrei-
he bei einem Patienten mit
sideroachrestischer Anämie.

Die Granulozytopoese desselben Patienten (Abb. 10) ergibt
ein ganz normales Teilungsschema. Auch darin besteht Überein-

stimmung mit Ergebnissen von WICKRAMASINGHE et al. (1971). Die
Proliferationsgeschwindigkeit dürfte jedoch bei den stark verlängerten Zeiten der S-Dauer und den leicht erniedrigten ^{3}H-
TdR-Markierungsindices erheblich vermindert sein. Das trägt
zur Erklärung der Leukopenie bei, die wir bei diesem Patienten fanden.

Die Gesamtzahl von Patienten mit Panzytopenie, deren Proliferationskinetik bisher mit der neuen Methode ausgewertet wurde, ist noch bescheiden. Selbstverständlich ist auch diese
Methode noch trotz mancher Automatisation der Auswertung zeit-
aufwendig, insbesondere, wenn man zellarmes Knochenmark untersucht. Eine Zusammenstellung der Ergebnisse für die erythropoetische Zellreihe bringt Tab. 1. Die Patientin mit Präleukämie bot zum Zeitpunkt der Untersuchung eine Panzytopenie bei
"vollem" Knochenmark und schlug 1 1/2 Jahre später in eine
akute Myeloblastenleukämie um.

Tabelle 1: Zellkinetische Daten der Erythropoese bei Patienten
mit peripherer Panzytopenie

Patient	Diagnose	Hb (g%)	S-Dauer (Std.) K_I	K_{II}	K_{III}	Zellverlust % K_I	K_{II}	K_{III}
♂, 66J.	Subtot.Markatrophie	8,1	18,1	21,1	34,0	?	41	26
♂, 21J.	Subtot.Markatrophie	5,0	10,5	16,6	26,6	0	0	60
♂, 59J.	Part. Markatrophie	9,1	7,7	9,6	14,9	?	27	44
♀, 73J.	Part. Markatrophie	9,3	7,9	8,4	13,7	0	4	73
♂, 73J.	Sideroachr. Anämie	6,6	16,7	27,9	34,4	0	5	72
♀, 70J.	Präleukämie	7,9	7,6	11,2	14,4	0	0	74
	Normal:		9,4	11,0	17,0			

In jedem Kompartiment wurde das Verhältnis von gemessener zu
erwarteter Produktionsrate berechnet. Daraus ergibt sich der
prozentuale Zelluntergang in einem Kompartiment. Wenn bei den
basophilen Erythroblasten keine oder eine nur sehr geringe ineffektive Erythropoese gefunden wurde, wurde eine solche für

die Proerythroblasten nicht angenommen. Im anderen Falle wurde die Frage offengelassen. Es zeigt sich, daß bei den einzelnen Fällen zwischen dem Ausmaß des intramedullären Zellunterganges und der abschätzbaren Proliferationsgeschwindigkeit keine Beziehung besteht. Bei allen Patienten ist ein solcher Zelluntergang nachweisbar, wobei das Ausmaß mit zunehmender Ausreifung der Zellen steigt, wenn man von den Ergebnissen bei Pat. Nr. 1 absieht.

Bei der Granulozytopoese finden sich analoge Verhältnisse (Tab. 2) mit Ausnahme des fehlenden Zellunterganges bei der sideroachrestischen Anämie. Die Möglichkeit eines Zellunterganges im Myeloblasten-Kompartiment ist insbesondere bei den Patienten mit verminderter Gesamtmenge an Knochenmark zu diskutieren. Mit diesem Befund, der analog auch für die Erythropoese gilt, läßt sich ein einheitliches Schema des Zellumsatzes bei Panzytopenie in Form einer Hypothese beschreiben.

Tabelle 2: Zellkinetische Daten der Granulozytopoese bei Patienten mit peripherer Panzytopenie

Patient	Diagnose	$Lkz. /mm^3$.	S-Dauer (Std.)			Zellverlust %		
			K_I	K_{II}	K_{III}	K_I	K_{II}	K_{III}
♂, 66J.	Subtot.Markatrophie	960	24,6	21,9	28,5	?	21	80
♂, 21J.	Subtot.Markatrophie	1560	11,7	19,7	35,0	?	40	58
♂, 59J.	Part. Markatrophie	1460	11,8	10,6	14,7	?	20	64
♀, 73J.	Part. Markatrophie	1770	7,5	9,7	12,5	0	0	67
♂, 73J.	Sideroachr. Anämie	1350	18,5	21,3	21,4	0	0	0
	Normal:		10,4	12,0	12,5			

Diese Hypothese besagt, daß es immer dann zu einer Verminderung der Gesamtzellmasse im Knochenmark kommt, wenn bereits die frühesten erkennbaren Vorstufen einer Differenzierungsreihe dem intramedullären Zelltod unterliegen. Werden dagegen vorwiegend die späteren Vorstufen von der Zytolyse betroffen, wie wir dieses bei der Präleukämie und der sideroachrestischen

Anämie gesehen haben, und wie dieses auch für die Thalassaemia
maior (30) und die Perniziosa (4, 7, 28) bekannt ist, dann
kommt es bei intaktem Regelkreis zu einer gewaltigen Hyperplasie der frühen Vorstufen. Das entspricht der "frustranen
kompensatorischen Hyperplasie" von STODT-MEISTER (1940).

Diese Hypothese beschreibt nur die zellkinetischen Grundlagen für ein "volles" bzw. "leeres" Mark. Sie sagt aber nichts
über die Ursachen aus. Die Frage, ob es sich insbesondere beim
"leeren" Knochenmark um eine "soil"- oder "seed"-Erkrankung
handelt, bleibt davon unberührt. Ebenso ergeben die Befunde
keinen Aufschluß darüber, ob es sich im jeweiligen Fall um eine primäre Erkrankung der multipotenten, der unipotenten Stammzelle, oder vielleicht nur des Proliferationsspeichers handelt.
Die Perniziosa mit ihrer hyperplastischen Megalopoese darf mit
gutem Grund als Erkrankung des Proliferationsspeichers angesehen werden. Proliferationskinetisch sehr ähnliche Befunde
fanden wir aber auch bei unserer Patientin mit Präleukämie,
bei der nach dem derzeitigen Wissensstand eine Erkrankung auf
Stammzell-Ebene vorgelegen hat.

Wenn man die Verminderung der Proliferationsgeschwindigkeit
einzelner Zellen bei unseren Fällen ins Auge faßt, dann ergibt
sich maximal ein Faktor von 3 gegenüber der Norm. Auch diese
Reduktion der proliferativen Aktivität ist als Teilfaktor für
die Entstehung einer peripheren Zytopenie zu berücksichtigen.
Im Falle der Granulozytopenie bei der sideroachrestischen
Anämie mag sie sogar ausschlaggebend sein. Sie ist jedoch keine condition sine qua non, wie aus den zellkinetischen Para-
metern bei partieller Markatrophie und Präleukämie hervorgeht.
Demnach ist im allgemeinen dem intramedullären Zelluntergang
die höhere pathophysiologische Bedeutung für die Entstehung
einer peripheren Panzytopenie beizumessen.

LITERATUR

1. AUBERTIN, C.:
    Nouveau Traité de Médicine 9 (1927)

2. BERNARD, J. and Y. NAJEAN:
    Ser.haemat. 5, 1 (1965)

3. BRINKMANN, W. und P. DÖRMER:
    Histochemie 30, 335 (1972)

4. COOPER, E.H. and S.N. WICKRAMASINGHE:
    Ser.haemat II/4 (1969)

5. CRONKITE, E.P. and P.C. VINCENT:
    Ser.haemat. II/4 (1969)

6. DACIE, J.V. and J.C. WHITE:
    J. Clin. Path. 2, 1 (1949)

7. DÖRMER, P.:
    Progr. Histochem. Cytochem. 6/1 (1973)

8. DÖRMER, P. und W. BRINKMANN:
    Z. Analyt. Chem. 252, 84 (1970)

9. DÖRMER, P. und W. BRINKMANN:
    Histochemie 29, 248 (1972)

10. DÖRMER, P. und W. BRINKMANN:
     (im Druck)

11. FAILLE, A., Y. NAJEAN et C. DRESCH:
     Nouv. Rev. Franc. Hémat. 12, 631 (1972)

12. GIBLETT, E.R., D.H. COLEMAN, G. PIRZIO-BIROLI, D.M. DO-
     NOHUE, A.G. MOTULSKY and C.A. FINCH:
     Blood 11, 291 (1956)

13. KILLMANN, S.A.:
     Cell Tissue Kinet. 3, 217 (1970)

14. KNOSPE, W.H. and W.H. CROSBY:
     Lancet 1971 i, 20

15. LONDON, I.M. and R. WEST:
     J. Biol. Chem. 184, 359 (1950)

16. McKENNA, P. and A.J. ERSLEV:
     Med. Clin. N. Amer. 49, 1371

17. MENZIES, R.C., P.E. CROSSEN, P.H. FITZGERALD and F.W.
     GUNZ:
     Blood 28, 581 (1966)

18. MÜLLER, D.:
     Hämatologie und Bluttransfusion 8, 45 (1969)

19. NAJEAN, Y., J. DONIO et C. DRESCH:
     Rev. Franc. Etud. Clin. Biol. 14, 575 (1969)

20. NAJEAN, Y., A. FAILLE et C. DRESCH:
     Europ. J. Clin. Biol. Res. 16, 642 (1971)

21. OUTERINO, J., J. SANCHEZ-FAYOZ and G. PANIAGUA:
     Abstr. 13th Int. Congr. Hematol. München 1970, S. 133

22. RHOADS, C.P. and D.K. MILLER:
     Arch. Path. 26, 648 (1938)

23. ROHR, K.:
     Münch. Med. Wschr. 1935, 460

24. SANCHEZ-FAYOZ, J., J. OUTERINO and G. PANIAGUA:
     Abstr. 13th Int. Congr. Hematol. München 1970, S. 133

25. STODTMEISTER, R.:
     Klin. Wschr. 19, 1029 (1940)

26. STRYCKMANS, P., E.P. CRONKITE, J. FACHE, T.M. FLIEDNER
     and J. RAMOS:
     Nature 211, 717 (1966)

27. THOMPSON, W.P., M.N. RICHTER and K. EDSALL:
     Amer. J. Med. Sci. 187, 77 (1934)

28. WICKRAMASINGHE, S.N., D.G. CHALMERS and E.H. COOPER:
     Nature 215, 189 (1967)

29. WICKRAMASINGHE, S.N., D.G. CHALMERS and E.H. COOPER:
     Cell Tissue Kinet. 1, 43 (1968)

30. WICKRAMASINGHE, S.N., T.J. McELWAIN, E.H. COOPER and R.M.
     HARDISTRY: Brit. J. Haemat. 19, 719 (1970)

31. WICKRAMASINGHE, S.N., and B. MOFFATT:
     Acta haemat. 46, 193 (1971)

32. WIENBECK, J.:
     Virch. Arch. Path. Anat. 303, 60 (1938)

REGEL<u>MECHANISMEN DER HÄMOPOIESE BEI
DER KNOCHENMARKSINSUFFIZIENZ</u>*

B. Kubanek, W. Heit und E. Bock

Aus der Abteilung für Hämatologie (Prof. Dr. H. Heimpel, Prof.
Dr. E. Kleihauer) des Zentrums für Innere Medizin und Kinderheilkunde der Universität Ulm

Das klinische Bild der Panmyelopathie ist in der Regel durch
eine Verminderung der Funktionszellen des peripheren Blutes,
der Erythrozyten, Granulozyten und Thrombozyten geprägt. Diese
haben eine begrenzte Lebensdauer und müssen deshalb ständig
nachgebildet werden. Aus den umfangreichen Untersuchungen der
letzten zwei Jahrzehnte kann mit Sicherheit angenommen werden,
daß alle drei Zellsysteme von einer gemeinsamen Stammzelle abstammen. Der Weg der Differenzierung von der pluripotenten
Stammzelle bis zur reifen Funktionszelle läuft in einem komplexen Zellerneuerungssystem ab, das von einem komplizierten
Kontrollsystem gesteuert wird, deren Funktionsweise nur zum
Teil geklärt ist. Die periphere Panzytopenie bei der Panmyelopathie entsteht aufgrund einer Funktionsinsuffizienz dieses
hämopoietischen Zellerneuerungssystems. Im Rahmen dieses Re-
ferats sind folgende Fragen zu stellen: 1. Welche Regelmechanismen steuern die Ausreifung der Hämopoiese? 2. Könnte die
Panmyelopathie Folge einer Fehlsteuerung dieser Regelmechanismen sein?

1. <u>Regelmechanismen der Stammzellspeicher</u>

In dem zur Zeit von fast allen experimentellen Hämatologen
akzeptierten Modell des hämopoietischen Zellerneuerungssystems

---

*Mit Unterstützung der Deutschen Forschungsgemeinschaft SFB
112 (Projekt A 1 und A 6)

werden zwei Kategorien von Stammzellen diskutiert: 1. Die pluripotenten Stammzellen, die sowohl die Eigenschaft haben, sich zu differenzieren als auch die Potenz, sich fast unbegrenzt zu reproduzieren. 2. Die determinierten Stammzellen, eine Tochtergeneration der ersteren, die wahrscheinlich nur noch eine beschränkte Potenz zur Selbsterhaltung besitzen und in Richtung einer Differenzierung in Erythro-, Myelo- und Megakaryopoiese determiniert sind. Sie sind der Angriffspunkt für humorale Regelsubstanzen, die in diesen Zellen die endgültige Differenzierung zu Funktionszellen anstoßen. Bekanntestes Beispiel einer solchen Regelsubstanz ist das Erythropoietin, welches die Hämoglobinsynthese in den Erythropoietinsensitiven Zellen induziert.

Bisher ist nicht geklärt, ob eine Differenzierung der pluripotenten Stammzellen in das determinierte Kompartment eine Art "Einbahnstraße" darstellt, in der mit abnehmender Potenz zur Selbsterneuerung eine zunehmende Sensitivität für humorale Regler erworben wird oder ob auf einer wenig differenzierten Stufe ein Überwechseln in ein anderes determiniertes Kompartment oder gar eine Dedifferenzierung zurück zur pluripotenten Stammzelle möglich ist (KUBANEK et al. 1973). Sowohl die pluripotenten als auch die determinierten Stammzellpopulationen haben die Fähigkeit, mehr oder weniger zu proliferieren, um sich vermehrten oder verminderten Bedarf für eine Zellneubildung anzupassen. Das Umschalten von vermehrter Proliferation auf verminderter Proliferation ist ein reversibler, kontrollierter Prozeß. Wird im Experiment durch Bestrahlung die Zahl der weitgehend ruhenden pluripotenten Stammzellen reduziert, beginnen die Überlebenden zu proliferieren und sich damit zu reproduzieren. Sobald auf diese Weise eine kritische Kompartmentgröße erreicht ist, vermindert sich die Proliferation wieder weitgehend. Eine solche Kontrolle von Proliferation, Kompartmentgröße und Differenzierung ist Voraussetzung für eine Stabilität des Systems der Stammzellspeicher unter normalen Bedingungen und besonders nach Störung des Fließgleichgewichts. Nach dem heutigen Wissensstand sind mehrere

Regelkreise an der Regulation der Kompartmentgröße der verschiedenen Stammzellspeicher und ihrer Differenzierung beteiligt, deren Zusammenspiel nur sehr unvollständig bekannt ist.
Nach der Meinung von McCULLOCH (1970) spielen bei der Regulation der Kompartmentgröße und Proliferation der Stammzellen
lokale, über kurze Distanz wirkende Regelmechanismen eine Rolle, die entweder durch direkten Zell- zu Zellkontakt wirken
oder durch humorale Faktoren mit einer kurzen Wirkungsstrecke.
Daneben muß man über lange Distanz wirkende humorale Faktoren
postulieren, wenn man an die Kompartmentgrößenkontrolle der im
ganzen Körper verteilten Stammzellen denkt. Es würde hier zu
weit führen, im Detail die experimentellen Grundlagen der
Homeostase der Stammzellkompartments, die Regulation der Kompartmentgröße und die damit eng verknüpfte Frage des An- und
Abschaltens von Proliferation der Stammzellen zu diskutieren.
Aus diesem Problemkreis soll lediglich der Teilaspekt der
Stammzelldifferenzierung etwas ausführlicher behandelt werden.
Aus dem Referat von HAAS (1974) wird offensichtlich, daß die
Stromazellen hämopoietischer Organe eine wichtige Funktion in
der Regulation der Hämopoiese haben, indem sie bestimmte mi-
kroökologische Bedingungen schaffen, die eine Ansiedlung, Pro-
liferation und Differenzierung der hämopoietischen Stammzellen
gewährleisten. Für dieses Phänomen wurde der Begriff "hämo-
poietisches Mikroenvironment" geprägt, der eine spezialisierte
Region eines hämopoietischen Gewebes bezeichnet, die sich von
einer benachbarten unterscheidet. CURRY und TRENTIN (1967) waren die ersten, die darauf hinwiesen, daß das hämopoietische
Mikroenvironment ein wesentliches Regulationsprinzip der
Stammzellendifferenzierung ist: Sie beobachteten, daß sich in
Milz und Femur von lethal bestrahlten Mäusen, die mit Knochen-
marksuspensionen transplantiert worden waren, 9 - 12 Tage später knötchenförmige Regenerationsherde entwickelten. Bei der
histologischen Untersuchung dieser hämopoietischen Kolonien
vom 9. Tag zeigte sich ein unterschiedliches Verhältnis von
vorwiegend erythropoietisch oder vorwiegend granulopoietisch
differenzierten Kolonien in den verschiedenen Organen. Das

Verhältnis der erythropoietischen- zu granulopoietischen Kolonien betrug 3,5 : 1 in der Milz und 0,7 : 1 im Femur. Die
Autoren schlossen daraus, daß das Mikroenvironment des Femurs
die granulopoietische, das der Milz die erythropoietische Differenzierung begünstigt. Das könnte bedeuten, daß nach Ansiedlung einer Stammzelle eine Differenzierung nur mehr in der vom
Mikroenvironment bestimmten Richtung erfolgen kann. Wie ist
nun diese Hypothese vereinbar mit der Tatsache, daß ein großer
Anteil dieser Kolonien am 12. - 14. Tag nach Transplantation
sowohl erythro- als auch myelopoietische Zellen enthalten?
Mit zunehmendem Wachstum der Kolonien vergrößern sich diese
derart, daß sie über das spezifische Mikroenvironment hinaus-
wachsen, so daß die Stammzelldifferenzierung der Kolonie auch
von einem benachbarten, anderen Mikroenvironment beeinflußt
werden kann. Das bedeutet, daß mit zunehmender Zeit nach Transplantation der Anteil an gemischten Kolonien zunimmt. Ein be-
weisendes Experiment für diese Hypothese des "Hinauswachsens"
in ein anderes Mikroenvironment wurde dann später von TRENTIN
durchgeführt, indem ein Stück Femur mittels eines Trocars in
die Milz von Mäusen eingepflanzt wurde, die zuvor in der üblichen Weise bestrahlt und transplantiert worden waren. Dabei
zeigte sich, daß die Kolonien, die sich am Übergang von Knochenstroma zum Milzgewebe entwickelten, eine für beide Organe
spezifische Differenzierung aufwiesen, d.h. der Teil der Kolonie, der im Knochenstroma lag, differenzierte sich in Richtung Granulopoiese, der im Milzgewebe eingebettete Teil in
Richtung Erythropoiese.
Aufgrund dieser und anderer Beobachtungen kann man annehmen,
daß das Mikroenvironment ein typischer, über kurze Distanz
wirkender Regelmechanismus ist, der die Stammzelldifferenzierung beeinflußt. Ob diese Regulation über einen über kurze
Distanz wirkenden, humoralen Regelfaktor oder durch direkten
Zell- zu Zellkontakt abläuft, ist nach dem heutigen Erkennt-
nisstand nicht sicher zu beurteilen. Doch ist das Mikroenvironment sicher nicht der ausschließliche und einzige Mechanismus, der das Ausmaß der Differenzierung von Stammzellen beein-

flußt. Vielmehr handelt es sich wohl um einen Teil eines komplexen Steuerungsmechanismus, in dem z.B. eine Rückkopplung von der Erythropoietin-sensitiven Stammzelle zum vorgeschalteten pluripotenten Stammzellspeicher besteht. Dieser letztere Regulationsmechanismus wird bei hohen Anforderungen an die Erythropoietinsensitiven Stammzellen durch große Gaben von Erythropoietin (KUBANEK et al. 1969) oder durch eine experimentell erzeugte Hämolyse ausgelöst und führt zu Veränderungen in dem vorgeschalteten pluripotenten Stammzellkompartment.

Humorale Regelfaktoren der differenzierten Hämopoiese

Der Begriff "humorale Regler der Hämopoiese" (Poietine) soll hier auf die über lange Distanz wirkenden Faktoren beschränkt werden, welche direkt die Produktion der morphologisch identifizierbaren Hämopoiese steuern, indem sie eine Differenzierung der determinierten Stammzellen bewirken. Viele der hier diskutierten Eigenschaften der Poietine sind in Analogie zu denen des Erythropoietins abgeleitet, dessen Wirkungsmechanismus am besten aufgeklärt ist. Die Existenz eines humoralen Faktors, der die Erythropoiese in vivo beeinflußt, wurde schon 1906 von CARNOT und DEFLANDRE angenommen. Er geriet dann in Vergessenheit, bis REISSMANN (1950) die humorale Stimulation der Erythropoiese in einem genialen Experiment in parabiotischen Tiere einem hypoxischen Milieu ausgesetzt wurde, die Erythrozytenproduktion kurze Zeit später in beiden Tieren gesteigert war. Wenig später konnte STOHLMAN (1954) an einem Patienten, der eine Polyglobulie aufgrund eines offenen Ductus arteriosus hatte, zeigen, daß auch beim Menschen die Erythropoiese durch humorale Regulation erfolgt. Später wurde das Erythropoietin weitgehend rein dargestellt, es wurden zuverlässige Bestimmungsmethoden entwickelt und Standardpräparationen hergestellt (Tab. I). Heute kann nicht mehr bezweifelt werden, daß das Erythropoietin den wichtigsten, wenn nicht ausschließlichen Regelmechanismus der Erythrozytenproduktion

darstellt. Dieses gilt auch für die Erythrozytenproduktion
unter normalen Fließgleichgewichtsbedingungen nachdem es im
Plasma und Urin von Normalpersonen, wenn auch in kleinen Mengen, nachgewiesen werden kann.

Die Funktion des Erythropoietins als Regler der Erythropoiese ist in der Abb. 1 schematisch zusammengefaßt und para-
digmatisch für andere mögliche Regelkreise der Poietine dargestellt. Der Regelkreis der Erythropoiese wird durch eine
negative Rückkopplung so gesteuert, daß auf eine registrierte
Abweichung vom Sollwert eine Antwort erfolgt, welche die Differenz zwischen Meßwert und Sollwert verkleinert und damit das
System stabilisiert. In der Niere befindet sich ein Sensororgan, das den Gewebs-PO_2 erfaßt und die Fähigkeit hat, den
Meßwert mit dem Sollwert zu vergleichen, d.h. eine Differenz
zwischen dem Sauerstoffangebot und dem Sauerstoffbedarf des
Gewebes zu registrieren. Eine Erniedrigung der Erythrozyten-
konzentration führt zur Hypoxie am Sensororgan, die eine vermehrte Produktion von Erythropoietin ebenfalls in der Niere
bewirkt. Durch dieses wird die Neubildung von Erythrozyten im
Knochenmark gesteigert und eine Näherung an den Sollwert erreicht. Nach GORDON (1970) wird angenommen, daß die Bildung
des Erythropoietins analog dem Renin-Angiotensin-Mechanismus
abläuft, indem in der Niere das Erythrogenin gebildet wird,
welches das Erythropoietinogen als Substrat im Plasma in das
aktive Erythropoietin verwandelt.

Hauptangriffspunkt des Erythropoietins ist, wie in Abb. 2
gezeigt wird, die determinierte Erythropoietin-sensitive Stammzelle, die durch Induktion der Hämoglobinsynthese in das Pro-
normoblastenkompartment differenziert wird. Von STOHLMAN et
al. (1968) wird angenommen, daß Erythropoietin in den reifen
Erythroblasten die Hämoglobinsyntheserate beschleunigt. Diese
Effekte konnten von BORSOOK et al. und auch von uns (BOCK et
al.) in vitro experimentell gezeigt werden. Als eine weitere
Wirkung einer erhöhten Erythropoietinproduktion wurde von
GORDON eine vermehrte Einschwemmung von Markretikulozyten in
das periphere Blut angenommen.

Obwohl es in Analogie zur Entdeckung der Regelmechanismen der
Erythropoiese seit längerer Zeit offensichtlich ist, daß auch
für Myelo- und Megakaryopoiese ähnlich humorale Mechanismen
mit ein oder mehreren Rückkopplungsschleifen existieren, ist
die Existenz eines Granulopoietins oder Thrombopoietins zwar
wahrscheinlich, aber immer noch nicht sicher bewiesen. Die
Schwierigkeiten, humorale Regelmechanismen in der Myelopoiese
nachzuweisen, liegen vor allem in der komplexen Struktur dieses Zellerneuerungssystems: 1. In dem ein großer Knochenmarkspeicher rasch mobilisierbarer Granulozyten vorhanden ist.
2. In dem Änderungen der Granulozytenzahl im peripheren Blut
nur bedingt eine Produktionsänderung wiederspiegelt, da Granulozyten nachgewiesen werden können. Bei der Erythropoiese
ist dies durch die Retikulozytenzählung, mit der die Produktionsrate von Erythrozyten bestimmt werden kann, möglich. Ein
übergeordneter, dem Erythropoietin vergleichbarer Faktor mit
Poietincharakteristika ist nicht bewiesen. Bezogen auf die
Eigenart der Myelopoiese müßte er mindestens folgende Voraussetzung erfüllen: Er muß wegen der ubiquitären Funktion sowie
der Kurzlebigkeit der Granulozyten in allen Geweben gebildet
werden und der Tatsache gerecht werden, daß akute Fluktua-
tionsänderungen von Granulozyten zwischen peripherem Blut und
Gewebe über Zellverschiebungen zwischen marginalem und zir-
kulierendem Blutspeicher kurzfristig kompensiert werden können.

Zwei experimentelle Befunde der letzten Jahre haben nun die
Möglichkeit eröffnet, zu diesem Fragenkomplex in absehbarer
Zeit verbindliche Vorstellungen zu entwickeln. Einmal wurde
von GORDON (1964) ein humoraler Faktor beschrieben, der die
Mobilisation von Granulozyten aus dem Knochenmark kontrolliert.
Er ging unter der Bezeichnung "Leucocytosis Inducing Factor"
(LIF) in die Literatur ein. Dieser Faktor, der in seiner Ak-
tivität von Endotoxinen und Pyrogenen beeinflußt wird, ist im
Tierversuch mit Serum übertragbar und führt in den Kontroll-
tieren zu einer akuten Granulozytose, indem er Granulozyten
aus dem Knochenmarkspeicher mobilisiert. Zum anderen bedeutete

die Einführung eines Kultursystems, das gleichzeitig von BRAD-
LEY und METCALF sowie PLUZNIK und SACHS (1965/66) beschrieben
wurde, ein großer Schritt vorwärts. Seine Bedeutung liegt darin, daß, bedingt durch die Verwendung von halbfesten Nähr-
medien, erstmals klonales Wachstum von myelopoietisch determinierten Stammzellen unter Bildung von granulozytären Kolonien nachweisbar wurde. Optimales Wachstum von solchen myeloischen Kolonien in der Kultur ist jedoch abhängig von der Gegenwart eines weiteren humoralen Faktors, der mit "Colony Stimulating Factor" (CSF) bezeichnet wird. Dieser CSF bedingt in
der Agarkultur die Proliferation und Differenzierung von determinierten myeloischen Stammzellen in Richtung Granulopoiese.
In der Folgezeit ist der CSF sehr gründlich untersucht worden.
Wie bereits in der Tabelle I dargelegt, ist er dem Erythropoietin bezüglich seiner biochemischen Charakteristika nahe verwandt. Hinzuweisen ist jedoch auf Unterschiede, z.B. auf die
unterschiedliche Neuraminidaseempfindlichkeit. CSF wurde in
der Maus ubiquitär vorkommend gefunden, er ist ebenso im Urin
wie im Serum vorhanden. Die Injektion von Endotoxin führt zu
einem raschen starken Anstieg des CSF. Verantwortlich gemacht
für seine Bildung werden heute vor allem Zellen der Monozyten-
Makrophagen-Linie, obwohl es nicht ausgeschlossen ist, daß auch
andere Zellen, vor allem die des RHS, dazu fähig sind. Eigene
in vitro Befunde weisen darauf hin, daß Granulozyten auf die
Aktivität von CSF Einfluß nehmen können, und zwar im Sinne
einer Stimulation als auch Hemmung, je nach Konzentration. Ob
es sich bei den von uns beschriebenen Hemmfaktoren der Granulozyten um Chalonäquivalente handelt, ist zu dem gegebenen
Zeitpunkt noch nicht zu entscheiden (HEIT et al. 1974 a).
Trotz dieser detaillierten Kenntnisse über den CSF ist seine
physiologische Funktion bis jetzt noch umstritten. Es mangelte
bisher an einem experimentellen Modell, an dem - vergleichbar
zu der Erythropoietinwirkung an der polyglobulen Maus - Ein-
wirkungen von Colony Stimulating Factor durch eindeutig korre-
lierbare Produktionswellen der Myelopoiese nachgewiesen werden könnten. Mit der Einführung der ganzkörperbestrahlten,

keimfreien Maus, bei der nach einer Strahlenschädigung die
Myelopoiese im Vergleich zu konventionellen Kontrolltieren
stark verzögert regeneriert, glauben wir, das gesuchte Modell
gefunden zu haben. Erste Ergebnisse sprechen dafür, daß der
CSF der Hauptanwärter für das gesuchte Granulopoietin darstellt (HEIT et al. 1974 b).

Es gibt also mehrere Hinweise, daß die Myelopoiese durch
einen oder mehrere Rückkopplungsschleifen über die periphere
Granulozytenzahl geregelt wird (STOHLMAN et al. 1973). Wie
schon beschrieben, sind zwei Proteine bekannt, die an verschiedenen Stellen des Zellerneuerungssystems ansetzen, wobei nur
die Wirkung des LIF in vivo nachgewiesen werden konnte. Nicht
geklärt ist, ob der LIF über eine Mobilisierung von Granulozyten aus dem Knochenmark indirekt auf die Regulation der Myelopoiese Einfluß nimmt. Nach unseren Vorstellungen könnte er
über eine Verringerung der Granulozytenkonzentration in dem
Reifungsspeicher des Knochenmarks über eine Verminderung von
Hemmfaktoren die Aktivität des CSF steigern, der dann wiederum eine vermehrte Differenzierung von myeloisch determinierten
Stammzellen induziert.

In dem Plasma thrombopenischer Patienten und Tiere kann ein
humoraler Faktor(en) nachgewiesen werden, der eine thrombo-
poiesestimulierende Wirkung (Thrombopoietin) hat. Der Wirkungsmechanismus des Thrombopoietins, seine chemischen Eigenschaften und das Organ, in dem er produziert wird, sind weitgehend unbekannt.

Zusammenfassend und vereinfachend lassen sich folgende gemeinsame Eigenschaften für die humoralen Regelfaktoren ("Poietine") der differenzierten Hämopoiese beschreiben:
1. Sie wirken spezifisch auf eine der Zellinien (z.B. das
   Erythropoietin regelt die Produktion von Erythrozyten).
2. Sie regeln die Differenzierung und Proliferation der determinierten Stammzelle bis zur reifen Funktionszelle.
3. Sie wirken über einen Rückkopplungsmechanismus, dessen Sollwert die Masse der Funktionszellen darstellt.
4. Sie sind Glykoproteine.

Regelmechanismen bei der Knochenmarksinsuffizienz

Angesichts der oben beschriebenen Eigenschaften der humoralen
Regler, die durch ihre Spezifität für eine bestimmte Zellinie
und durch verschiedene Bildungsstätten unterschieden werden
können, ist es unwahrscheinlich, daß eine Panmyelopathie aufgrund einer Bildungsstörung mehrerer voneinander unabhängiger
und völlig verschiedener humoraler Regler entsteht. Es wäre
sogar zu erwarten, daß bei der Panmyelopathie aufgrund der
peripheren Panzytopenie die Poietine erhöht sind. Aus unseren
eigenen Befunden (Tab. II) und denen von ALEXANIAN (1973) ist
ersichtlich, daß bei Patienten mit einer Panmyelopathie die
Erythropoietinausscheidung im 24^h-Urin bis auf das 1000-fache
der Normalwerte gesteigert ist. Ähnlich hohe Werte finden wir
bei Patienten mit anderen Formen einer Knochenmarksinsuffizienz, z.B. bei Leukämie.

Befunde über das Verhalten von Thrombopoietin bei der Panmyelopathie sind spärlich. Es scheint aber, daß bei aregenera-
tiven Thrombozytopenien eine Erhöhung des Thrombopoietinspie-
gels im Plasma vorliegt. (ABILDGAARD 1967). Ebenso sind ver-
läßliche Daten über das Verhalten von CSF bei der Knochenmarksinsuffizienz nur sporadisch berichtet und lassen keine
eindeutige Tendenz erkennen, scheinen aber eher erhöht zu sein.
Die einzigen verwertbaren Befunde über CSF-Spiegel beim Menschen sind an isolierten Granulozytopenien erhoben worden.
Ähnlich dem Verhalten des Erythropoietins bei der isoliert
aplastischen Anämie (vide infra) kommt es zu einem Abfall des
CSF auf normale Spiegel zu dem Zeitpunkt, da die Granulozyten
sich normalisieren. (STOHLMAN et al. 1973). Die Schwierigkeiten einer Zuordnung von gemessenen CSF-Spiegeln zu einem bestimmten Zustandsbild der Myelopoiese im Knochenmark werden
durch die Tatsache deutlich, daß interkurrente Infekte, auch
lokalen Ursprungs, über eine vermehrte Endotoxinproduktion
erhöhte CSF-Spiegel im Serum und Urin provozieren können. Auf
diese Weise kann der Versuch, CSF-Spiegel und granulozytope-
nische Zustände zu korrelieren, zu Fehlinterpretationen Anlaß

geben. Zudem muß bei allen Daten aus der Literatur berücksichtigt werden, daß Aktivitätsmessungen von menschlichem CSF bisher nur in Kulturen von hämopoietischen Zellen der Maus erfolgreich durchgeführt werden konnten. Es ist offensichtlich, daß aus Befunden, die an einem solchen System erhoben wurden, nicht ohne Einschränkung Rückschlüsse auf die tatsächliche pathogenetische Bedeutung des CSF gezogen werden können.

Bessere Modelle sowie exaktere Analysen von Krankheitsbildern, wie z.B. der zyklischen Neutropenie, sind vonnöten, um auch beim Menschen die Fragen zu entscheiden, ob CSF und damit das wahrscheinliche Granulopoietin sich bei der Panmyelopathie ähnlich dem Erythropoietin verhält. Ein erhöhter CSF-Serumspiegel wäre ein weiterer Hinweis, daß dieses Krankheitsbild unabhängig von humoralen Regelmechanismen entsteht.

Eher vorstellbar sind isolierte Aplasien der Erythro-, Myelo- und Thrombopoiese, die durch eine primäre Bildungsstörung der spezifischen "Poietine" oder Inhibitoren dieser entstehen. So kann z.B. in der Maus eine isolierte Aplasie der Erythropoiese durch Injektionen von Antikörpern gegen das Erythropoietin hervorgerufen werden (SCHOOLEY 1968). Doch sind, wie aus der Literatur und unseren eigenen Untersuchungen hervorgeht, bei Patienten mit isoliert aplastischer Anämie die Erythropoietinwerte in Urin und Plasma in der Regel exzessiv erhöht. In der Abb. 3 sind der Verlauf der Erythropoietinausscheidung im 24$^\text{h}$-Urin, die absolute Retikulozytenzahl und die Regeneration der Erythroblasten im Knochenmark eines Kindes mit einer erworbenen, isolierten aplastischen Anämie während der Regenerationsphase dargestellt. Daraus wird ersichtlich, daß die Erythropoietintiter während der aplastischen Phase maximal erhöht sind, um sich dann mit der Erholung der Erythropoiese den Normwerten zu nähern. In der Abb. 4 ist bei dem gleichen Patienten die Erythropoietinausscheidung in Beziehung zu den Hämatokritwerten gesetzt. Es wird daraus ersichtlich, daß mit einem Hämatokritanstieg von 10 % die Erythropoietinausscheidung etwa um das 8- bis 10-fache fällt. Ähnliche Befunde wurden von ALEXANIAN (1973) bei Patienten mit Anämien aufgrund von Knochenmarksinsuffizienz unterschiedlicher Ätiologie beschrieben. Untersuchungen von ADAMSON (1968) zeigen bei Normalpersonen, die durch wiederholte Phlebotomien anämisch wurden, eine ähnliche Beziehung zwischen Hämatokrit und Erythropoietinausscheidung. Daraus folgt, daß bei der Knochenmarksinsuffizienz, ebenso wie bei Normalpersonen, die Erythropoietinproduktion durch das Verhältnis von Sauerstoffangebot zu Sauerstoffverbrauch geregelt wird. Eine Produktionsstörung des Erythropoietins ist dadurch ausgeschlossen. Folgende Ursachen der aplastischen Anämie könnten diskutiert werden: Es sind zu wenig Erythropoietin-sensitive Zellen vorhanden oder es ist die Interaktion von Erythropoietin mit vorhandenen Erythropoietinsensitiven Zellen gestört. Letzteres erscheint eher unwahrscheinlich, da das Erythropoietin in einem in vivo-Assay ausgetestet wurde. Lokale Inhibitoren, die eine Interaktion zwischen humoralen Faktor und Targetzellen verhindern, wären eine weitere mögliche Erklärung. Das Erythropoietin der isoliert aplastischen Anämie könnte chemisch abnorm sein und nur in Mäusen, aber nicht in Menschen effektiv wirken. Bewiesen als Ursache der partiellen Knochenmarksinsuffizienz, wie der isoliert aplastischen Anämie, sind humorale zellgerichtete Antikörper. KRANTZ (1967) und auch PESCHLE (1971) konnten zeigen, daß im Plasma von Patienten mit isolierter aplastischer Anämie Antikörper der Ig-G-Klasse nachweisbar sind, die in Knochenmarkskulturen die Hämsynthese hemmen und eine zytolytische Wirkung auf die Erythroblasten haben.

Inhibitoren gegen Erythropoietin, ähnlich dem Antierythropoietin, als Ursache der isoliert aplastischen Anämie scheinen extrem selten zu sein. In einem von JEPSON (1968) beschriebenen Fall war die Urinausscheidung von Erythropoietin bei einer beträchtlichen Anämie niedrig und ein Inhibitor mit einer antierythropoietinähnlichen Wirkung wurde als Ursache der Anämie angenommen.

Ein weiterer Hinweis für eine isolierte Knochenmarksinsuffizienz aufgrund eines fehlenden humoralen Faktors ist eine von SHULMAN (1960) beschriebene Patientin mit einer isolierten

Thrombozytopenie, die durch den Mangel eines Plasmafaktors bedingt war, der für die Megakaryozytenausreifung und Thrombozytenproduktion notwendig ist. Die Normalisierung der Plättchenproduktion konnte durch Infusionen von Normalplasma über lange Zeit erreicht werden.

Nach unserem heutigen Wissen und den obigen Ausführungen können wir verallgemeinert annehmen, daß bei der Knochenmarksinsuffizienz die "Poietine", soweit bekannt, erhöht sind, da ihre Bildung – modellhaft gedacht –, über die Masse der Zellen in den peripheren Funktionsspeichern durch Rückkopplungsmechanismen geregelt wird und sie daher bei einer Verminderung der Funktionszellen im peripheren Blut vermehrt gebildet werden. Daraus kann man die Hypothese aufstellen: Die humoralen Regler spielen bei der Pathogenese der Panmyelopathie, wenn überhaupt, nur eine untergeordnete Rolle. Isolierte Aplasien der Erythro-, Myelo- und Megakaryopoiese sind durch Bildungsstörungen von "Poietinen", Auftreten von Antikörpern oder erhöhten Inhibitorspiegeln vorstellbar.

Da über weitere Regelmechanismen, welche die Differenzierung, Proliferation und Speichergröße der Stammzellkompartments beeinflussen, mehr Spekulationen als wirkliches Verständnis besteht und diese Vorstellungen fast nur an Tiermodellen erarbeitet wurden, können Aussagen über Störungen dieser Regelmechanismen als Ursache der Panmyelopathie erst recht nur spekulativ sein. Es ist aber vorstellbar, daß es beim Menschen angeborene oder erworbene Anämien gibt, die durch einen Defekt des Mikroenvironments in Analogie zu einer angeborenen Anämie der Sl/Sl^d-Maus bedingt sind. Diese Tiere sind anämisch, obwohl sie eine normale Zahl von pluripotenten Stammzellen und erhöhte Erythropoietinspiegel haben. Bei der Sl/Sl^d-Maus liegt ein genetisch bedingter Defekt des erythropoietischen Mikroenvironments vor, der nur eine mäßige Stimulierung der Erythropoiese durch Erythropoietin zuläßt (BERNSTEIN 1968). Ob man eine nicht erfolgreiche syngeneische Knochenmarkstransplantation bei Panmyelopathien als Anhalt für ein defektes Mikroenvironment interpretieren kann, erscheint möglich, aber sehr

spekulativ. Besonders da gerade die von BUCKNER et al. (1973)
berichteten 12 erfolgreichen syngeneischen oder allogeneischen
Knochenmarkstransplantationen bei Patienten mit Panmyelopathie
das stärkste Indiz dafür sind, daß diese Annahme richtig ist.
Für eine primäre Veränderung auf dem Niveau der Stammzelle
sprechen u.a. die erniedrigten Werte von myeloisch determinierten Stammzellen im peripheren Blut und Knochenmark bei
Patienten mit Panmyelopathie, wie sie auch von uns (KERN et
al. 1974) beobachtet wurden. Ein weiterer Hinweis ist das
Fehlen von extramedullärer Blutbildung zusammen mit einer Verminderung der zirkulierenden myeloischen Stammzellen bei lang
andauernden, schweren Panzytopenien.

Auch über die Pathogenese dieser hypoplastischen Stammzell-
erkrankung kann nur spekuliert werden. Eine Reduktion der
pluripotenten Stammzellen allein sollte wegen ihrer Fähigkeit,
fast unbegrenzt zu proliferieren, nicht zu einer Entspeiche-
rung und damit zu einer Panmyelopathie führen, es sei denn,
daß durch einen starken Differenzierungsdruck eine Entleerung
der Stammzellspeicher möglich ist, wenn diese eine bestimmte
kritische Kompartmentgröße unterschritten haben. Eine weitere
mögliche Erklärung der sich langsam entwickelnden hämopoietischen Insuffizienz bei der Panmyelopathie wäre eine fortschreitende Abnahme der Proliferationskapazität der Stammzellen und
damit ein langsames Ausbrennen der Stammzellspeicher, wie dies
von Serientransplantationen, die über lange Zeit durchgeführt
wurden, bekannt ist.

EIGENSCHAFTEN DER HUMORALEN REGLER („POIETINE")

	ERYTHROPOIETIN	CSF (=? GRANULOPOIETIN)	THROMBOPOIETIN
chem. Struktur:	GLYKOPROTEIN	GLYKOPROTEIN	GLYKOPROTEIN ?
Molekulargew.:	~ 45 000	45 - 60 000	?
Thermolabilität:	relativ hitzestabil	relativ hitzestabil	hitzelabil ?
Elektrophorese:	post Albumin α_1 Glob.	post Albumin α_1 Glob.	
Bildungsort:	Niere	ubiquitär Monozyten/Makrophagen	?
Assay system: in vivo	polycyth. Maus Retikulozytenproduktion oder ^{59}Fe-Einbau	keimfreie Maus (?)	plättchenhypertrans. Tier ^{75}SeM - Einbau in Plättchen
in vitro	Suspensionskultur oder semisolide Methylzellulose-Kultur	semisolide Agar- oder Methylzellulose- Kultur	∅

Tab. I:

ERYTHROPOIETINAUSSCHEIDUNG BEI KNOCHENMARKSINSUFFIZIENZ

	NORMALPERSONEN ♂ n = 6	PANMYELOPATHIEN n = 21	LEUKAEMIEN n = 8	ISOLIERT APLAST. ANAEMIEN n = 3
HAEMATOKRIT	$\bar{x}$ 45.4 St.D. ±2.0 ×) (42-47)	22.5 (12 - 39)	22 (15- 26)	12 (9 - 14)
ERYTHROPOIETIN im 24 Std. Urin in E. St. B	$\bar{x}$ 3.32 St.D. ÷0.41 ×) (1.54-4.2)	617 (61 - 3274)	854 (49 - 2422)	981 (462 - 1555)

×) Streuung

Tab. II: Erythropoietinausscheidung/Tag bei Normalpersonen und Patienten mit Knochenmarksinsuffizienz verschiedener Ursache.

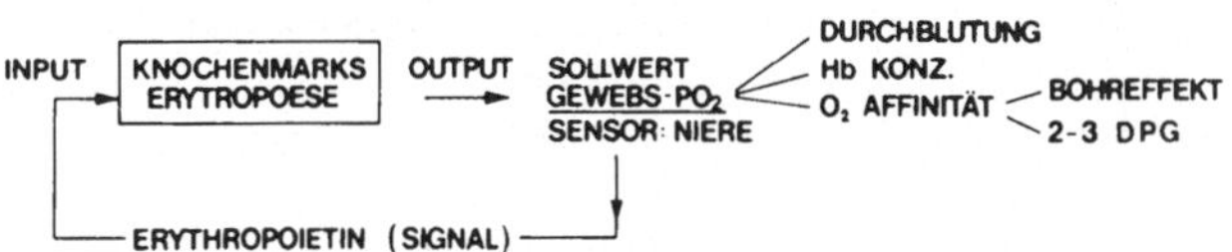

Abb. 1: Schematische Darstellung des Regelkreises der Erythropoiese.

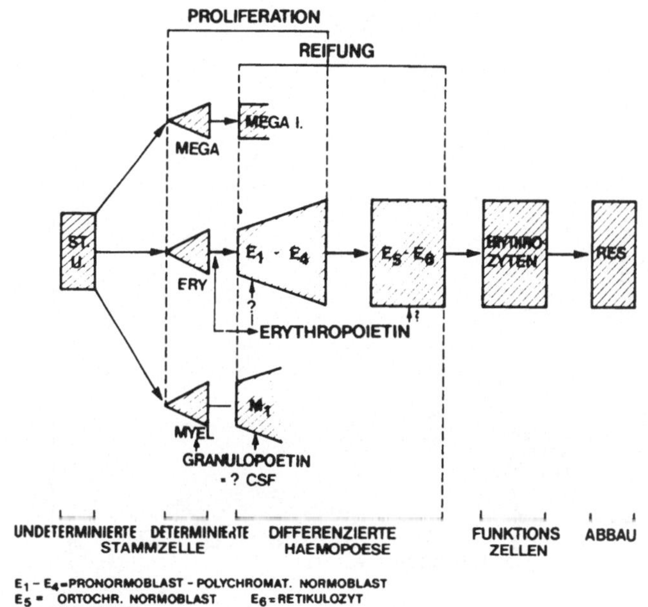

Abb. 2: Modellhafte Darstellung der Hämatopoiese (modif. nach
STOHLMAN). St.U. = Undeterminierte Stammzelle, Myel =
myeloische-, Ery = erythropoietische- u. Mega = me-
gakaryopoietisch determinierte Stammzelle. CSF = Colony Stimulating Factor. M_1 = Myeloblast, Mega I =
früher Megakaryozyt.

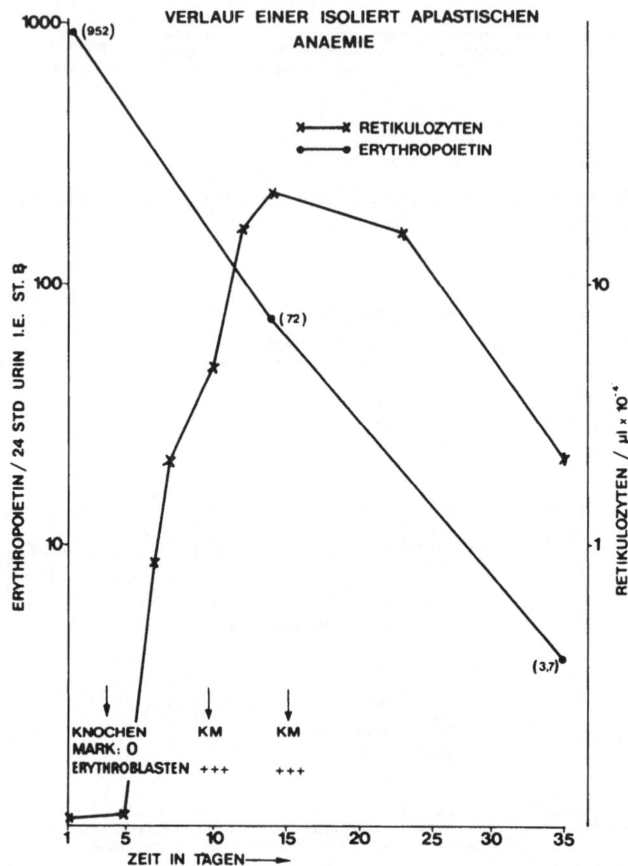

Abb. 3: Verlauf der Erythropoietinausscheidung in Einheiten/ 24 Std., der absoluten Retikulozyten und der Erythropoiese im Knochenmark während der Regenerationsphase einer erworbenen isolierten aplastischen Anämie.

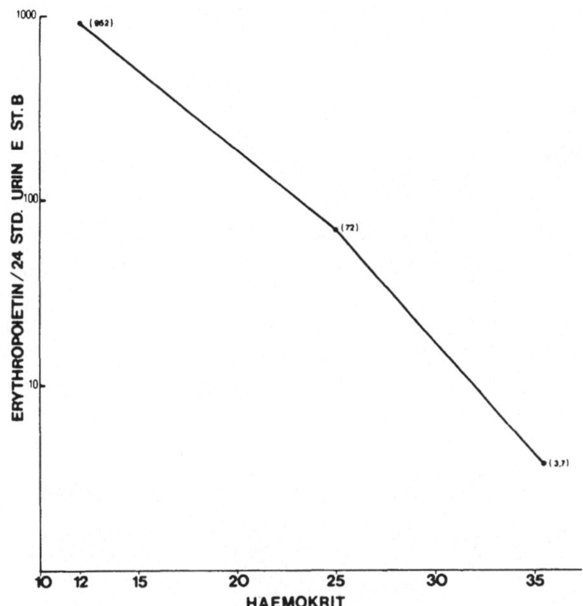

Abb. 4: Beziehung von Erythropoietinausscheidung in Einheiten
(Standard B) in 24 Std. zum Hämatokrit während der Er-
holungsphase einer erworbenen isolierten aplastischen
Anämie.

LITERATUR

1. ABILDGAARD, C.F. and SIMONE, J.V.
    Seminars in Hemat. 4, 424 (1967)

2. ADAMSON, J.W.
    Blood 4, 597 (1968)

3. ALEXANIAN, R.
    J. Lab. Clin. Med. 82, 438 (1973)

4. BERNSTEIN, S.E., RUSSEL, E.S. and KEIGHLEY, G.
    Ann. N.Y. Acad. Sci. 149, 475 (1968)

5. BOCK, E., BOCK, O. und KUBANEK, B.
    Unveröffentlichte Befunde

6. BORSOOK, H., RATNER, K., TATTRIC, B., TEIGLER, D. and
    LAJTHA, L.G.
    Nature 217, 1024 (1968)

7. BRADLEY, T.R. and METCALF, D.
    Aust. J. Exp. Biol. Med. Sci. 44, 287 (1966)

8. BUCKNER, C.C., CLIFT, R.A., FEFER, A. et al.
    Transplant. Proc. 5, 913 (1973)

9. CARNOT, P. and DEFLANDRE, G.
    Compt. Rend. Acad. Science 143, 384 (1906)

10. CURRY, J.L. and TRENTIN, J.J.
    Develop. Biol. 15, 395 (1967)

11. GORDON, A.S., LO BUE, J., DORNFEST, B.S. and COOPER, G.W.
    Jacobsen, L.O. and Doyle, M., ed.: Erythropoiesis, New
    York, Grune and Stratton, p. 321 (1962)

12. GORDON, A.S., COOPER, G.W. and ZANJANI, E.D.
    Seminars in Hemat. 4, 337 (1967)

13. HEIT, W., HEIT, H. and KERN, P.
    Abstract in Experimental Haematology. Meeting Houston/
    Texas (1974 b)

14. HEIT, W., KERN, P., KUBANEK, B. and HEIMPEL, H.
    Blood accepted for publication (1974 a)

15. JEPSON, J.H., LOWENSTEIN, L.
    Canad. Med. Ass. J. 99, 99 (1968)

16. KERN, P., HEIMPEL, H., HEIT, W. und KUBANEK, B.
    Abstract in Blut 28, 213 (1974)

17. KRANTZ, S.B. and KAO, V.
    Proc. Nat. Acad. Sci. (Wash) 58, 493 (1967)

18. KUBANEK, B., TYLER, W.S., FERRARI, L., HOWARD, D. and
    STOHLMAN, F., jr.
    Haematologie und Bluttransfusion, Bd. 8, Seite 26. Leh-
    mann-Verlag, München (1969)

19. KUBANEK, B., BOCK, O., HEIT, W., BOCK, E. and HARRISS,
     E.B.
     Hemopoietic Stem Cells, Ciba Foundation Symposium $\underline{13}$.
     Ed.: ASP Amsterdam, p. 243 (1973)

20. McCULLOCH, E.A. and TILL, J.E.
     Hemopoietic Cellular Proliferation. Ed.: Stohlman, F.,
     jr., Grune and Stratton, New York, p. 15 (1970)

21. PESCHLE, C., ZANJANI, E.D., ZALUSKY, R. et al.
     I1 Ponte, Milano. Ed.: Gordon, A.S., Condorelli, M.,
     Peschle, C., p. 343 (1972)

22. REISSMANN, K.R.
     Blood $\underline{5}$, 372 (1950)

23. SCHOOLEY, J.C., GARCIA, J.F., CANTOR, N.L. and HAVENS,
     V.W.
     Ann. N.Y. Acad. Sci. $\underline{149}$, 266 (1968)

24. STOHLMAN, F. jr., RATH, C.E. and ROSE, J.C.
     Blood $\underline{9}$, 721 .(1954)

25. STOHLMAN, F. jr., EBBE, S., MORSE, B., HOWARD, D. and
     DONOVAN, J.
     Ann. N.Y. Acad. Sci. $\underline{149}$, 156 (1968)

26. STOHLMAN, F. jr., QUESENBERRY and TYLER, W.S.
     Progress in Hematology. Ed.: Brown, E.B., Grune and
     Stratton, New York (1973)

27. SHULMAN, N.R., WEINRACH, R.S., LIBRE, E.P. and ANDREWS,
     H.L.
     Blood $\underline{16}$, 943 (1960)

CYTOLOGIE UND CYTOCHEMIE DER KNOCHENMARKINSUFFIZIENZ

H. Löffler

Aus dem Zentrum für Innere Medizin der Justus Liebig - Universität Giessen
Leitende Ärzte: Prof. Dr. H.G. Lasch, Prof. Dr. G. Schütterle

Der Begriff Knochenmarkinsuffizienz kann definiert werden, als periphere Cytopenie infolge eines gestörten Nachschubes aus dem Knochenmark. Als entsprechend weitgefaßten Begriff kann man die Bezeichnung aplastisches Syndrom (GROSS) verwenden, der alle Störungen der Produktion von Leukocyten, Erythrocyten und Thrombocyten zusammenfaßt. Cytopenien des peripheren Blutes, die durch periphere Speicherung, durch Abbau oder Verbrauch in der Zirkulation oder in den Geweben bedingt sind, werden in diesem Referat von der Knochenmarkinsuffizienz abgegrenzt.

Mit diesem Begriff werden daher primäre und sekundäre Störungen der Blutzellbildung erfaßt. Eingeschlossen sind jedoch auch Störungen der Blutzellausschwemmung, denen entzündliche Markveränderungen mit Schädigung der Sinus- oder Gefäß-Struktur zugrunde liegen.

ROHR benutzte den Begriff "aregeneratorische Panmyelopathie" und verstand darunter eine Gruppe therapierefraktärer Anämien, die meistens mit Neutropenie und Thrombopenie einhergehen und die Zeichen einer peripheren Pancytopnie aufweisen.

Als gemeinsames Merkmal wurde das Befallensein des gesamten Knochenmarkparenchyms angesehen, woraus eine mangelhafte und meist auch fehlerhafte Zellregeneration resuliert.

Die genannten Zustände können zu einer Hypo- und Aplasie des Markparenchyms, aber auch zu einer zellulären Hyperplasie mit Reifungsstörungen führen. Das Knochenmarkstroma, das Sinus- und Gefäß-System können am Prozess beteiligt sein.

Als Extremfälle sind einmal die völlige Fettumwandlung des Markparenchyms zu nennen, die man als Panmyelophtise bezeichnet, als das andere Extrem die hyperplastische Panmyelopathie,

wie sie u.a. vereinzelt nach Benzolintoxikation beschrieben
worden ist.
Je nach Ausgangslage, Dosis und Dauer der Einwirkung bestimmter Noxen (z.B. ionisierende Strahlen, Hepatitisviren etc.)
können Qualität und Quantität der Knochenmark- und damit auch
der Blutveränderungen variieren. Auch ohne erkennbare äußere
Einwirkung entwickelt sich u.a. beim FANCONI-Syndrom (8) gelegentlich im Verlaufe aus einem zellreichen ein hypoplasti-
sches Mark.
Aus diesen Bemerkungen ist abzuleiten, daß der morphologischen
Klassifizierung bei Knochenmarkinsuffizienz nur ein eng umschrie-
bener Bereich in der Skala der für die Charakterisierung er-
forderlichen Methoden zukommt; allerdings bleibt sie häufig die
einzige Methode, auf die sich die Diagnose stützt.
In die gegebene Definition der Knochenmarkinsuffizienz fügen
sich Krankheitsbilder ein, die überwiegend therapierefraktär,
häufig auch ätiologisch ungeklärt sind.
Eine scharfe Abgrenzung der unter diesem Begriff subsummier-
ten aplastischen Syndrome von Vor- oder Frühstadien der Leukämien oder von Initialphasen des Osteomyelosklerose-Syndroms
kann im Einzelfall schwierig oder sogar unmöglich sein. Überdies fügt sich der gegenwärtig viel diskutierte Präleukämie-
begriff in den Rahmen der Knochenmarkinsuffizienz ein; aplastische Anämien und Panmyelopathien als Vorstadien von Leukämien sind lange bekannt.
Mein Referat wird sich mit den charakteristischen cytologischen und cytochemischen Befunden bei den in Tab. 1 wiederge-
gebenen Krankheitsbildern beschäftigen:

Bemerkungen zur Aussagekraft cytologischer Befunde bei Knochenmarkinsuffizienz

Die retrospektive Analyse des Krankheitsverlaufes und die Berücksichtigung der autoptisch-histologischen Befunde läßt erkennen, daß das Punktat und auch die Histobiopsie gelegentlich

PANMYELOPATHIEN

APLASTISCHE ANÄMIEN (PURE RED CELL APLASIA)

AGRANULOCYTOSE

CHEDIAK - STEINBRINCK - HIGASHI - SYNDROM

Tab. 1: Krankheiten, denen eine Knochenmarkinsuffizienz zugrunde liegt.

nur eine Momentaufnahme bzw. einen kleinen Ausschnitt aus dem Gesamtgeschehen erfaßt. Hierbei übertrifft die Aussagekraft des histologischen Schnittes eines bioptisch gewonnenen Knochenmarkzylinders in Bezug auf Gefäß-Sinus- und Stromaveränderungen sowie die histotopographischen Beziehungen der einzelnen Markelemente zueinander das Punktat deutlich. Allerdings werden die quantitativen Aussagen des Punktates verbessert, wenn Ausstrich- und Schnittpräparate von punktierten Markbröckeln angefertigt und zusammen ausgewertet werden.

In der klinischen Praxis sollte eine trockene Aspiration (punctio sicca) beim Versuch der Knochenmarkpunktion oder die ausschließliche Aspiration von peripherem Blut oder Fettgewebe in jedem Fall Anlaß für eine Histobiopsie sein. Ein solcher Fall wird am ehesten bei Panmyelopathien eintreten oder bei einigen der in Tab. 2 aufgeführten Krankheiten. Bei den anderen Erkrankungen findet man jedoch vielfach so charakteristische Befunde, daß allein aufgrund des Ausstriches oder zusammen mit anderen klinischen Befunden die Diagnose gestellt werden kann. Aber auch dann ist die histologische Untersuchung nützlich. Hierzu darf ich auf das Referat von Herrn BURCKHARDT hinweisen.

Panmyelopathien

Reproduzierbare cytologische Unterschiede zwischen angeborenen
Formen (FANCONI-Syndrom) und erworbenen Formen existieren
nicht. Auch die ätiologische Unterscheidung in idiopathische
und symptomatische Formen führt bisher zu keinen diagnostisch
verwertbaren Unterschieden.
Von klinischer Seite (ZACH u. Mitarbeiter) sowie aus patholo-
gisch-anatomischer Sicht (FISCHER und SCHAEFER) ist einerseits
unter Berücksichtigung des Verlaufes, andererseits aufgrund
der Resultate histologischer Untersuchungen, die u.a. auch von
BERNARD empfohlene Einteilung in akute, subakute und chronische Formen übernommen worden.
Da diese Art der Klassifizierung nur retrospektiv erfolgen
kann oder an ausgedehnte histologische Untersuchungen gebunden ist, läßt sie sich für die aktuelle cytologische Beurteilung nicht verwenden.
Von klinischer Bedeutung erscheint mir hingegen die Unterscheidung von Fällen mit leerem bzw. hypoplastischem und von
solchen mit hyperplastischem Mark. Diese Unterscheidung läßt
sich häufig auch ohne Knochenbiopsie vornehmen, wenn der Befund durch wiederholte Kontrollen evtl. an verschiedenen Stellen und durch histologische Untersuchung der aspirierten Mark-
bröckel gesichert wird. Während bei leerem Mark oder bei punctio sicca in jedem Falle eine Knochenbiopsie anzustreben ist,
um die Diagnose zu sichern oder eine der in Tab. 2 genannten
Krankheiten auszuschließen, sollte bei vollem Mark die differentialdiagnostische Abgrenzung bekannter Krankheitsbilder,
wie sie in Tab. 2 und 4 aufgezeigt sind, unerläßlich sein.
Bleibt nach Ausschluß aller anderen Krankheiten die Diagnose
Panmyelopathie bei hyperplastischem Mark übrig, so muß an die
Möglichkeit einer präleukämischen Phase gedacht werden.
 Die cytologische Untersuchung erlaubt keine verbindlichen
Aussagen über das Gefäß- und Sinussystem bei Panmyelopathien.
Histologische Untersuchungen zu dieser Frage wurden von BURCK-
HARDT und DEMMLER, BRYON und Mitarbeiter sowie von SAMSOM und

Leukämien

Maligne Lymphome und verwandte Erkrankungen mit Knochenmark-
und/oder Milzbefall

Osteomyelosklerose - Syndrom

Marmorknochenkrankheit

Knochenmark - Metastasierung

Lipidspeicherkrankheiten

Hypersplenismus

Infektionskrankheiten

Megaloblastäre Anämien

Paroxysmale nächtliche Hämoglobinurie

Autoimmunerkrankungen und rheumatische Erkrankungen

Chediak - Steinbrinck - Higashi - Syndrom

Histiocytosis X

Tab. 2 : Differentialdiagnose der Panhämocytopenie (aplastische Syndrome ausgenommen).

Mitarbeiter publiziert. Da man im Ausstrich jedoch regelmäßig Zellen oder Zellgruppen dieser Strukturen zusammen mit anderen nicht-blutbildenden Zellen findet, deren Indentifizierung schwierig sein kann, werden in der Tabelle 3 einige Reaktionen zusammengefaßt, die eine Unterscheidung ermöglichen. In der Tabelle sind keine Unterschiede zwischen Sinus-Kapillar- und Venolenendothelien herausgestellt, da hierüber keine vergleichenden histochemischen Untersuchungen an Knochenmarkschnitten vorliegen. Nach Einzelbefunden von LORBACHER und eigenen Untersuchungen (13) könnten ähnliche Differenzen wie in der Milz (20) existieren.

Zellart	Alkalische Phosphatase	Saure Phosphatase	Naphthylac. Esterase	NAS - Chlorac.- Esterase
Endothelien	+ + +	Ø	Ø	Ø
Makrophagen	Ø	+ + +	+ + +	Ø
Osteoblasten	+ + +	+	+	Ø
Osteoclasten	Ø	+ + +	+ +	Ø
Gewebsmastzellen	Ø	+	(+)	+ + +

Tab. 3: Einige charakteristische cytochemische Reaktionen
nicht-blutbildender Zellen des Knochenmarkes

Aplastische Anämien

Die Unterscheidung in akute Erythroblastopenien und chronische
Erythroblastopenien hat praktische klinische Bedeutung, weil
die akuten Erythroblastopenien – unabhängig von der häufig
nicht exakt erfaßbaren Ursache – in der Regel zu einer völligen Rückbildung führen, während Remissionen bei den idiopathischen chronischen Erythroblastopenien ohne Therapie in der Regel ausbleiben, nach Therapie nicht vorauszusagen und relativ
selten sind. Auch bei den symptomatischen chronischen Formen
führt die Ausschaltung der "Noxe" keineswegs immer zum Erfolg.
Diagnostisch verwertbare cytologische Besonderheiten existieren bei den akuten Erythroblastopenien: Neben dem Hauptbefund
der extremen Verminderung der Erythropoese (Abb. 1) finden
sich ganz vereinzelt ungewöhnlich große Proerythroblasten, die
man als Riesen-Proerythroblasten bezeichnet (Abb. 2). Diese
atypischen Zellformen können mit jungen Megakaryocyten verwech-
selt werden. Sie erreichen einen Zelldurchmesser von 20 - 60 μ,
das Cytoplasma ist tiefblau, leicht verformbar und gelegentlich mit feinen Vacuolen durchsetzt (10, 12). Vor der Verwechs-
lung mit Megakaryocyten kann die PAS-Reaktion schützen. Sie war
bei den von mir untersuchten drei Fällen in den Riesen-Proerythroblasten negativ, in Megakaryocyten ist sie bekanntlich positiv.

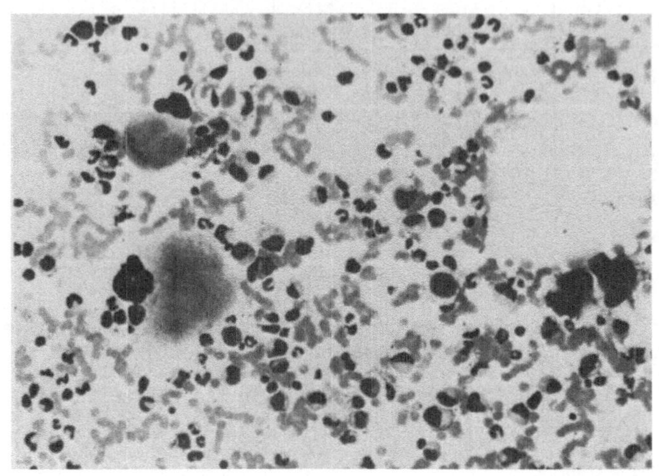

<u>Abb. 1:</u> Akute Erythroblastopenie. Granulocytopoese und Mega-
karyocyten unauffällig. Erythroblasten fehlen.

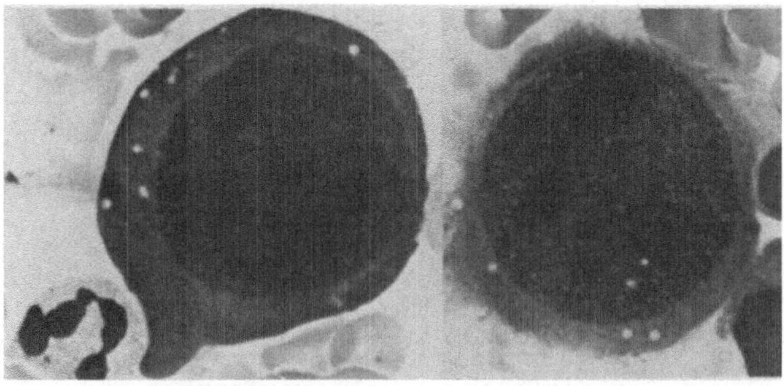

<u>Abb. 2:</u> Riesen-Proerythroblasten bei akuter Erythroblastopenie
Vergrößerung 1400 x

Bei den chronischen Erythroblastopenien, deren Ätiologie unbekannt bleibt (idiopathische Formen), wurden drei Typen unterschieden (10):

1. Typus Kaznelson-Baar mit einem völligen Schwund der Erythroblasten und der Reticulocyten
2. Typus Josephs-Diamond-Blackfan mit einer Verminderung der
   Erythroblasten und der Reticulocyten bei Erhaltenbleiben
   aller Reifungsstufen der Erythropoese.
3. Typus Lelong-Cathie mit weitgehend normaler, gelegentlich
   auch erhöhter Erythroblastenzahl, aber einer als Reifungs-
   stop aufgefaßten Verschiebung zugunsten der unreifen Formen.

Es besteht die Möglichkeit, daß der dritte Typus bei Verwendung aller heute verfügbaren Untersuchungsmethoden andere Deutungen erfährt, auch läßt sich die klinische Relevanz der Unterscheidung zwischen Typ eins und zwei bisher nicht ausreichend belegen.

Symptomatische aplastische Anämien mit chronischem Verlauf
wurden gehäuft in Kombination mit Thymomen beobachtet. Cytologisch imponiert die Verminderung der Erythropoese, Riesen-
Proerythroblasten fehlen. Übergänge in eine Panhämocytopenie
oder Fälle mit einer von Beginn an bestehenden Markaplasie
wurden beschrieben.

Bei den durch Chloramphenicol oder das erst in jüngster Zeit
aktuell gewordene Thiamphenicol verursachten Anämien sieht man
u.U. schon nach wenigen, meistens innerhalb von 14 Tagen nach
Beginn der Therapie charakteristische Veränderungen, die haupt-
sächlich die Erythropoese betreffen: Im Cytoplasma von Proerythroblasten aber auch von Vorstufen der Granulocytopoese werden Vacuolen erkennbar (Abb. 3a und 3b). Sie imponieren als
scharf ausgestanzte Löcher im Cytoplasma und können vereinzelt
auftreten oder im gesamten Cytoplasma verteilt sein.

Bei Durchführung des cytochemischen Eisennachweises finden
sich vereinzelt Ringsideroblasten, welche die reifen Formen
betreffen (Abb. 3c), und eine Zunahme des Eisens in den Zellen
des RHS. Diesen Veränderungen parallel läuft eine Eisenerhö-

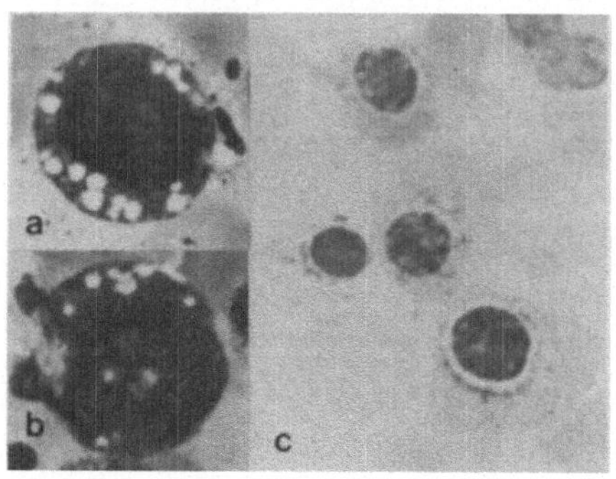

<u>Abb. 3:</u> Veränderungen unter Chloramphenicol-Therapie
a) u. b): Vacuolisierte Proerythroblasten.
c): Ringsideroblasten
Vergrößerung 1400 x

hung im Serum und eine Verminderung der Reticulocyten des Blutes. Wir haben es hier mit dem reversiblen Mechanismus der
Chlor- und Thiamphenicol-Schädigung zu tun, die auf einer Hemmung der mitochondrialen Proteinsynthese und der Haemsynthese
beruhen und vom Serumspiegel der Medikamente abhängig sein
soll. Bei den intrcytoplasmatischen Vacuolen handelt es sich
um Veränderungen der Mitochondrien, die auch zu einer Hemmung
der mitochondrialen Cytochromoxydase führen. Allerdings ist
das Auftreten von Vacuolen in Proerythroblasten nicht spezifisch für die Chlor- und Thiamphenicol-Schädigung, sondern es
wird auch bei Riboflavin- und Phenylalaninmangel, nach Aeta-
nolintoxikation sowie bei schwerem Eiweißmangel beobachtet
(1, 16, 18).

Der zweite Schädigungstyp, die irreversible Knochenmarkaplasie wurde bisher nach Thiamphenicol nicht beschrieben.
Sie tritt dosisunabhängig und häufig nach einer Latenzperiode
auf. Der Entstehungsmechanismus ist ungeklärt (21). Das Syndrom Knochenmarkinsuffizienz mit besonderer Ausprägung in der
erythropoetischen Reihe wird außer bei aplastischen Anämien
relativ häufig auch bei einer weiteren Gruppe von Anämien re-

Diagnose	Charakteristische Befunde
Akute Erythroblastopenie	Extreme Verminderung der Erythropoese, Riesenproerythroblasten
Chronische Erythroblastopenie	Extreme Verminderung der Erythropoese
Aplastische Anämie durch Chlor - oder Thiamphenicol	Vacuolen im Cytoplasma von Proerythroblasten und Granulocyten - Vorstufen, Ringsideroblasten, RHS - Eisen ++
Sideroblastische Anämien	Ringsideroblasten +++, RHS - Eisen +++
Megaloblastäre Anämien	Sehr starke Esteraseaktivität der Megaloblasten
Kongenitale dyserythropoetische Anämien	Typ I: Megaloblasten, Kernbrücken Typ II: Vielkernigkeit und Karyorrhexis in Normoblasten Typ III: Vielkernigkeit, Gigantoblasten
Paroxysmale nächtliche Hämoglobinurie	a) Hypoplastisches Mark b) Erythropoetische Hyperplasie Häufig Gewebsmastzellvermehrung

Tab. 4: Charakteristische Befunde bei Anämien, die bei der Diff.-Diagnose Knochenmarkinsuffizienz berücksichtigt werden müssen.

gistriert, die überwiegend durch eine ineffektive Erythropoese charakterisiert sind. Es handelt sich dabei um die sideroachrestischen Anämien, die megaloblastären Anämien und die kongenitalen dyserythropoetischen Anämien. Unter den korpuskulären hämolytischen Anämien ist die paroxysmale nächtliche Hämoglobinurie zu nennen, die sowohl als Panmyelopathie mit hypoplastischem Mark als auch mit erythropoetischer Hyperplasie einhergehen kann. Charakteristische Befunde sind in der Tab. 4 zusammengestellt.

Als zusätzlicher diagnostisch wertvoller Befund ist die Erniedrigung der alkalischen Neutrophilen-Phosphatase bei PNH zu erwähnen.

Knochenmarkinsuffizienz mit besonderer Beteiligung der Granulocytopoese

Agranulocytose

Die cytologischen Befunde bei der SCHULTZschen Agranulocytose sind so ausgiebig analysiert worden, daß auf eine detaillierte Wiedergabe verzichtet werden kann (3,15). Hinzuweisen ist auf die Tatsache, daß begleitende Anämie und Thrombocytopenie sowie entsprechende Reduktion der Vorstufen im Knochenmark keineswegs selten sind. Der cytologische Befund hängt bei Agranulocytosen sehr stark vom Zeitpunkt ab, an dem die Untersuchung vorgenommen wurde. Außerdem sind Schweregrad und Dauer der Schädigung von Bedeutung.

Differentialdiagnostische Schwierigkeiten können einmal beim Vorherrschen von Promyelocyten im Knochenmark auftreten (Abb.4)

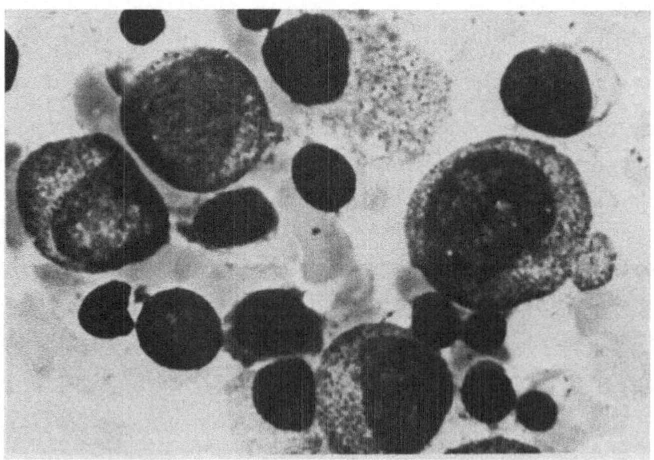

Abb. 4: Promyelocyten mit dichter Granulation neben Erythroblasten und Lymphocyten.
Vergrößerung 1400x

Dann ist die Abgrenzung einer Promyelocytenleukämie notwendig.
Zwei Kriterien sind für die Unterscheidung wichtig:
1. Der verminderte Zellgehalt bei Agranulocytose (Abb. 5)

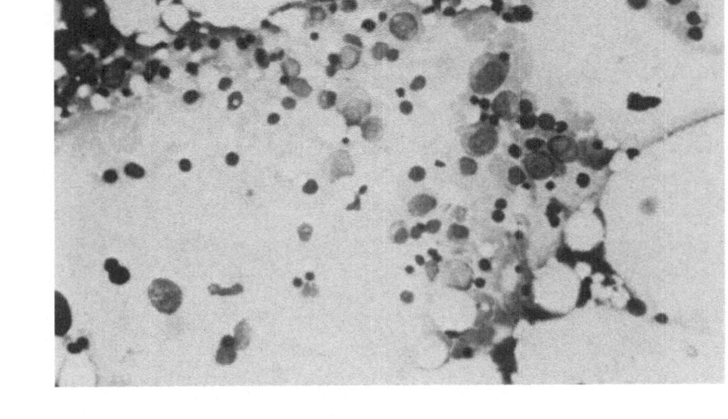

Abb. 5: Gruppe von Promyelocyten in zellarmen, fettreichen
        Ausstrichen bei Agranulocytosen

2. Die Veränderungen der Granula:
   Bei Agranulocytose sind sie meistens zahlreich und gleichmäßig verteilt, häufig erscheinen sie etwas kräftiger ge-
   färbt, bei Promyelocatenleukämie findet man neben der Zell-
   polymorphie regelmäßig Atypen der Primärgranula entweder
   als Auerstäbchen, Auerkörper, rote Cytoplasmaschlieren oder
   unregelmäßige Verteilung der Granula.
Die Granulationsanomalien lassen sich sehr distinkt mit Hilfe der cytochemischen Methode zum Nachweis von Peroxydase und
Naphthol-AS-D-Chloracetatesterase erfassen.
Differentialdiagnostische Probleme können sich weiterhin ergeben, wenn zufällig ein Herd lymphatischen Gewebes im Knochenmark aspiriert und ausgestrichen wurde (Abb. 6). Neben der
Lymphocytenvermehrung imponiert häufig ein relativ hoher An-

teil Plasmazellen, auch Gewebsmastzellen und Macrophagen fallen bei der allgemeinen Zellarmut ins Auge.

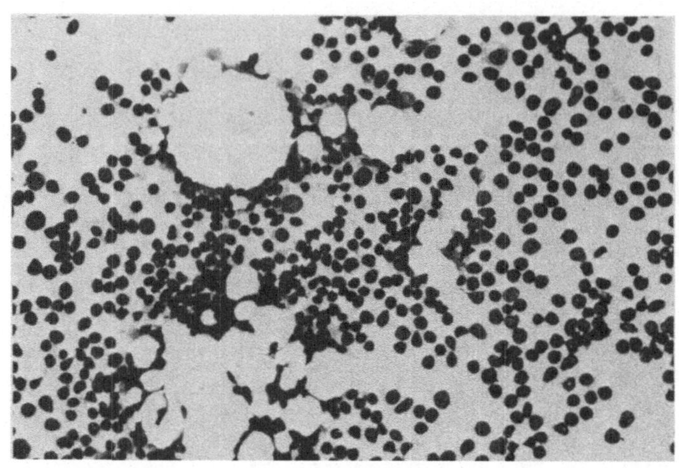

<u>Abb. 6</u>: Insel lymphatischen Gewebes im Knochenmarkausstrich
bei Agranulocatose. Vergr. 80 x

Derartig fleckförmig verteilte Herde lymphatischen Gewebes
wurden bei aplastischen Syndromen schon häufig beschrieben
(z.B. 4, 19). In der Regel ist ihr herdförmiger Charakter auch
im Knochenmarkausstrich erkennbar, wenn Präparate von Mark-
bröckelchen angefertigt wurden. Läßt sich dies aber nicht eindeutig erkennen, oder besteht Verdacht auf eine lymphoproli-
ferative Erkrankung, so muß unbedingt eine histologische Untersuchung erfolgen.

Prinzipiell bestehen bei den mehr chronischen Verlaufsformen
von Granulocytopenie, wenn sie in das Stadium einer Agranulocytose kommen, z.B. bei der cyklischen Neutropenie, aber
auch bei der Agranulocytosis infantilis hereditaria KOSTMANN
keine diagnostisch verwertbaren cytologischen Unterschiede zur
allergischen Agranulocytose.

Schließlich möchte ich auf das praktisch nur bei Kindern auftretende und sehr seltene CHEDIAK-STEINBRINCK-HIGASHI-Syndrom hinweisen.

Es handelt sich dabei um eine autosomal-rezessiv vererbte Anomalie, die klinisch mit partiellem Albinismus, Neigung zu bakteriellen Infektionen, Neutropenie und schließlich auch mit Pancytopenie einhergehen kann. Cytologisch ist das Syndrom charakterisiert durch eigentümliche große Einschlüsse in Granulocyten, Lymphocyten und Monocyten. Sie entsprechen cytochemisch und elektronenmikroskopisch abnorm großen Lysosomen bzw. Autophagosomen mit den entsprechenden chemischen Eigenschaften. Neben den beschriebenen Störungen der Leukocytenstruktur wurden Störungen der Funktion und der Leukocytenregulation beschrieben und es gibt Hinweise für einen gesteigerten intramedullären Abbau der Leukocyten (5) im Sinne einer "ineffektiven Granulocytopoese", wenn man den Begriff analog zur "ineffektiven Erythropoese" benutzt. Insofern ist die Einreihung des CHEDIAK-STEINBRINCK-HIGASHI-Syndroms in die "aplastischen Syndrome" gerechtfertigt.

LITERATUR

1. BECK, A.E., G. ZIEGLER, R. SCHMID and H. LÜDIN:
    Acta haemat. 38, 1 (1967)

2. BERNARD, J. et Y. NAJEAN:
    Series haematol. 5 (1965)

3. BOCK, H.E.:
    Agranulocytose, Enke, (1946)

4. BÖTTCHER, D., D. MAAS, F. WENDT u. H. SCHUBOTHE:
    Klin. Wschr. 48, 96 (1970)

5. BLUME, R.S., J.M. BENNETT, R.A. YANKEE and SH.M. WOLFF:
    New Engl. J. Med. 279, 1009 (1968)

6. BRYON, P.A., D. FIERE and L. REVOL:
    Abstr. 1 st Meet. Europ. Div. Int. Soc. Haemat. Milano
    (1971)

7. BURCKHARDT, R. and K. DEMMLER:
    Abstr. 1 st Meet. Europ. Div. Int. Soc. Haemat., Milano
    (1971)

8. FANCONI, G.:
    Semin. Haematol. 4, 233 (1967)

9. FISCHER, R. und H.E. SCHAEFER:
    Internist 12, 151 (1971)

10. GASSER, C.:
    Hb. Haematol. Bd. III/1, S. 298, Urban u. Schwarzenberg,
    (1960)

11. GROSS, R.:
    Internist 12, 149 (1971)

12. HEIMPEL, H. und W. HUNSTEIN:
    Hb. inn. Med. Bd. II/2, S. 652 Springer, (1970)

13. LÖFFLER, H.:
    Folia haemat., N.F. 6, 164 (1961)

14. LORBACHER, P.:
    Blut 15, 19 (1967)

15. ROHR, K.:
    Das menschliche Knochenmark. Thieme, (1960)

16. ROSENBACH, L.M., A.P. CAVILES and W.J. MITUS:
    New Engl. J. Med. 263, 724 (1960)

17. SAMSOM, J.P., C.E. HULSTAERT, I. MOLENAAR and H.O. NIEWEG:
    Acta haemat. 48, 218 (1972)

18. SCHOLER, R., J.C. KOSEK and P.L. WOLF:
    Arch. Path. 94, 298 (1972)

19. SCOTT, J.L., G.E. CARTWRIGHT and M.M. WINTROBE:
    Medicine 38, 119 (1959)

20. STUTTE, H.J.:
     In: Die Milz, Springer, (1970)

21. WALLERSTEIN, R.O., PH.K. CONDIT, C.K. KASPER, J.W. BROWN
     and F.R. MORRISON:
     J. Amer. Med. Ass. 208, 2045 (1969)

22. ZACH, J., H. CISSÉE und R. GROSS:
     Internist 12, 169 (1971)

DIE HISTOMORPHOLOGIE DER KNOCHENMARKINSUFFIZIENZ

R. Burkhardt

Abt. f. Knochenmarksdiagnostik am Lehrstuhl f. Innere Medizin,
spez. Hämatologie, der Universität München, und Abt. f. Häma-
tomorphologie am Institut f. Hämatologie der Ges. f. Strahlen-
und Umweltforschung/Assoziation mit EURATOM.
Studie im Rahmen des Assoziationsvertrages Strahlenhämatologie
GSF/EURATOM Nr. 089-72-1 BIAD.

Noch immer wird vom "leeren Mark" als einem Äquivalent der Knochenmarkinsuffizienz gesprochen. Den Inhalt dieser Leere aus
der Sicht der klinischen Histopathologie vorzustellen, ist die
Aufgabe einer Studio an 994 Fällen mit diesem Syndrom, das
nachfolgend unter differentialdiagnostischen, pathogenetischen
und prognostischen Gesichtspunkten betrachtet werden soll.
Die erste Tabelle zeigt die häufigsten Ursachen:

Knochenmark-Insuffizienz mit Pancytopenie
(3,5 Mio – L 4,5 T. – Thr. 100 T.)

Häufigste Ursachen

69% von 157 Fällen:	Markatrophie – total	= 108	135 = 43%
11% " 249 " :	" – partiell	= 27	
40% von 80 Fällen:	Lymphoreticulose	= 32	
37% " 32 " :	Lymphogranulomatose	= 12	83 = 27%
32% " 81 " :	übr. mal. Reticulosen	= 26	
7% " 199 " :	Plasmocytom	= 13	
31% von 121 Fällen:	Myelosen: undifferenziert	= 38	
13% " 23 " : " : promyelocytär		= 3	
12% " 66 " : " : megakaryocytär		= 8	63 = 20%
11% " 70 " : " : gemischtzellig		= 8	
43% " 14 " : " : erythroblastisch		= 6	
12% von 222 Fällen:	Myelofibrose und OMS		26 = 8%
8% von 86 Fällen:	Tumormetastasen		7 = 2%
Gesamt: 994 Fälle			314 Fälle

Nur in 43% der Fälle handelt es sich um eine Markatrophie. Der
Rest besteht aus lymphoproliferativen Störungen, Hämoblastosen,
Myelofibrose und Tumorinvasion. Wir sollten darum GROSS (1971)
folgen und anstelle von Knochenmarkinsuffizienz vom "aplastischen Syndrom" sprechen, das keine pathogenetische Vorstellung
suggeriert. Mit Ausnahme der Markatrophie müssen im folgenden
die anderen aplastischen Syndrome Ausgeklammert werden; auch
die urämische Myelopathie, die Markhemmung, die chronisch-
sklerosierende Myelitis und die Osteosklerosen. Bemerkenswert
ist vor allem, daß nur 69% der Fälle mit dem Myelotomiebefund
einer totalen Markatrophie auch das typische klinische Syndrom
aufweisen - und nur 11% der Fälle mit partiellem Markschwund.
Diese Tatsache sollte vor jeder das Knochenmark belastenden
Therapie bedacht werden. Besonders zu beachten ist aber auch,
daß die übrigen Krankheitsgruppen mit einer Häufigkeit zwischen
7 und 43% hämatologisch als Pancytopenie in Erscheinung treten.

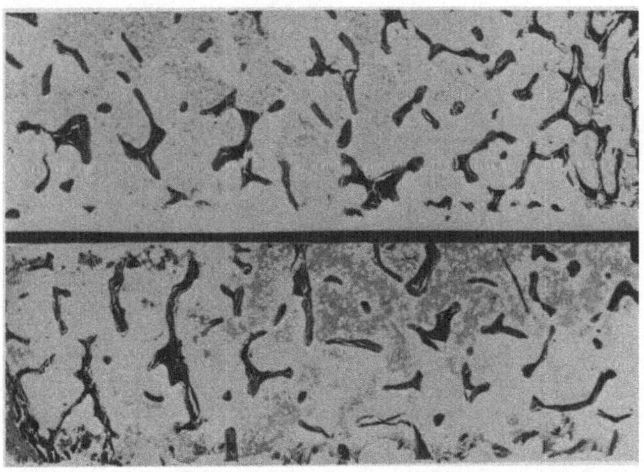

Oben: Totale Markatrophie. Unten: Partielle Markatrophie.
Myelotomie aus dem Beckenkamm. Färbung: Ladewig. V.: 8x

114

Als Markatrophie wird der Schwund des myeloischen Parenchym
in seiner Gesamtheit bezeichnet. Je nach dem Ausmaß des Verlustes und des Ersatzes durch Fettgewebe lassen sich partielle
und totale Atrophie unterscheiden. Diese Unterscheidung hat
prognostische Bedeutung.

Das Bild zeigt nebeneinander einen Fall mit totaler und mit
partieller Markatrophie. Wiederholte Myelotomiekontrollen am
gleichen Patienten und die Autopsiebefunde haben bestätigt,
daß diese Unterschiede in der Regel für den Zustand aller
spongiöser Knochen repräsentativ sind. Das unterschiedliche
Ausmaß, in dem die einzelnen myeloischen Zellsysteme, vor allem bei teilweisem Schwund, betroffen sein können, zeigt die
nächste Tabelle:

Markatrophie

Myeloisches Parenchym

Totale M.A.		Partielle M.A.
	Überwiegender Ausfall der	
Selten Reste	Granulocytopoese	22 %
Einzelne Inseln	Erythrocytopoese	5 %
Kaum Reste	Thrombocytopoese	1 %
	Gemeinsamer Ausfall von	
	G.P. + Thr.P.	11 %
	G.P. + E.P.	6 %
	E.P. + Thr.P.	1 %
100 %	Gesamtausfall	partiell = 7 %

Während der totale Schwund fast immer nur Inseln von Erythroblasten zurückläßt, betrifft ein partieller Ausfall häufiger
und schwerer die Granulocytopoese. Selten ist ein überwiegen-
des Versagen der Erythropoese in Kombination mit Thrombopoese.
Die Blutbefunde spiegeln dieses Markverhalten nur zum Teil.

Markatrophie

Hämatologische Befunde

Totale M.A.				Partielle M.A.
18 %	Erythrocyten	3,5 Mio		66 %
19 %	Leukocyten	4,5 T.		50 %
13 %	Thrombocyten	100 T.		66 %
	Je ein Normalwert			
10 %	19 % E	4,4 Mio	24 %	30 %
(n = 157)	31 % L	5,9 T.	21 %	(n = 249)
	50 % Thr	149 T.	55 %	
	Je zwei Normalwerte			
12 %	100 % L	+ Thr.	44 %	21 %
	0 % L	+ E	30 %	
	0 % E	+ Thr.	26 %	
	Je drei Normalwerte			8 %
52 %	BKS	100 mm in d. 2. Stde.		26 %

Totale und partielle Atrophie unterscheiden sich deutlich
durch verschieden hohe Blutzellzahlen. Bei partieller Atrophie
sind Normalwerte der Granulocyten am seltensten. Mit dem Markbefund stimmt aber nicht überein der häufigere gemeinsame Ausfall von Erythrocyten und Blutplättchen. Die Markhistologie
sagt wohl etwas aus über die Markreserve an differenzierten
Parenchymzellen, aber nichts über den peripheren Zellverlust
und wenig über die Zellausschwemmung. Totale und partielle
Markatrophie verhalten sich auch klinisch verschieden:

Markatrophie

Klinik

Totale M.A.			Partielle M.A.	
159	(172)	Histologisch untersuchte Fälle	266	(287)
		davon:		
51% (54% ♀)		Jünger als 50 J.	35%	(50% ♀)
49% (51% ♀)		Älter als 50 J.	65%	(55% ♀)
58% (53% ♀)		Krankheitsdauer 1 J.	35%	(50% ♀)
42% (58% ♀)		Krankheitsdauer 1 J.	65%	(58% ♀)

Markatrophie

Krankheitsdauer
und Lebensalter

Totale M.A. n = 159			Partielle M.A. n = 266	
34%	(58% ♀)	1 J. 50 J.	10%	(57% ♀)
23%	(46% ♀)	1 J. 50 J.	45%	(45% ♀)
23%	(50% ♀)	1 J. 50 J.	25%	(53% ♀)
19%	(63% ♀)	1 J. 50 J.	43%	(60% ♀)

Man erkennt den geringen Frauenüberschuß in beiden Gruppen.
Nur unter den älteren Kranken mit kurzer Vorgeschichte ist der
Anteil der Männer größer. Der Schwerpunkt der totalen Atrophie
liegt bei den jüngeren Lebensaltern und bei den akuten Ver-
läufen – der der partiellen bei älteren Menschen mit chronischem Krankheitsverlauf. Ähnliches läßt sich auch aus der Vorgeschichte interpretieren:

<u>Markatrophie</u>

<u>Vorgeschichte</u>

Totale M.A.		Partielle M.A.
39%	Unsignifikant oder fehlend	45%
24%	V.a. medikamentöse oder toxische Schädigung	16%
14%	Hepatitis, Mumps	13%
10%	Diabetes, Hyperlipidämie, Hypothyreose, Herzinfarkt	15%
9%	Enteritis, Colitis Magen- oder Gallenblasenresektion	11%
2%	Leberzirrhose, Fettleber	6%
2%	Rheumatische Krankheiten	8%

Bei totalem Markschwund finden sich häufiger allergische oder
toxische Schäden, bei partiellem Ausfall chronische Leberlei-
den und rheumatische Prozesse in der Vorgeschichte. Die mögliche ursächliche Bedeutung von Virusinfekten, Gefäß- und Stoff-
wechselleiden geht auch aus unserem Material hervor. Hier kann
darauf nur kurz hingewiesen werden. Klinik und Vorgeschichte
mußten jedoch erwähnt werden, damit die Übereinstimmung mit
den nachfolgenden Beobachtungen zur strukturellen Pathogenese
überprüft werden kann.

Das histologische Bild der Markatrophie kann folgendermaßen
beschrieben werden: Wir sehen zu Beginn ein mehr oder weniger
eiweißreiches Ödem mit Auflösung der Marksinus und Nekrosen im
Bereich von arteriellen Kapillaren und Arteriolen. Das Ödem
enthält reichlich Lymphocyten, Plasmazellen und Mastzellen.
Sinusendothelien und Reticulumzellen transformieren sich in
Lipomaktrophagen. Das Ödem schwindet und hinterläßt ein zellarmes Fettgewebe, oft mit zarter Fibrosklerose. Darin finden
sich einzelne Markzellnester, überwiegend aus mitotisch akti-

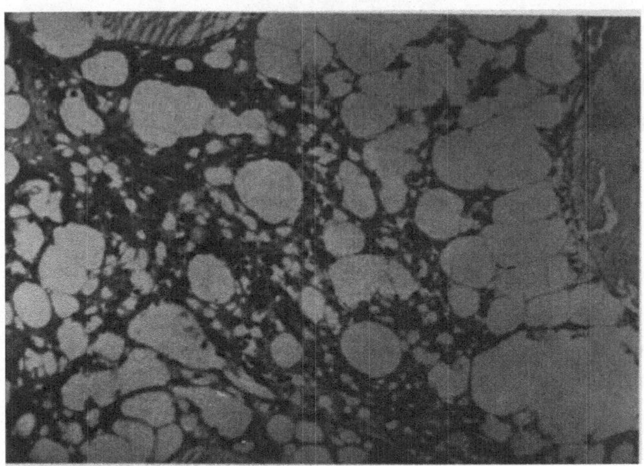

Pat. J.E. M.Nr. 1870. Entzündliches Infiltrat bei totaler
Markatrophie. Färbung: Gallaminblau-Giemsa, V.: 125x

ven, aber nicht ausreifenden Erythroblasten. Die Abbildung
zeigt das Frühstadium der Markatrophie bei einem 31-j. Mann,
in der Vorgeschichte Mumps und Benzolexposition, seit 2 Jahren
anämisch.

Ödemreiches Fettmark, locker infiltriert mit Lymphocyten, Mastzellen und Plasmazellen in der Umgebung einer nekrotischen Ka-
pillare. Die Sinus sind aufgelöst.

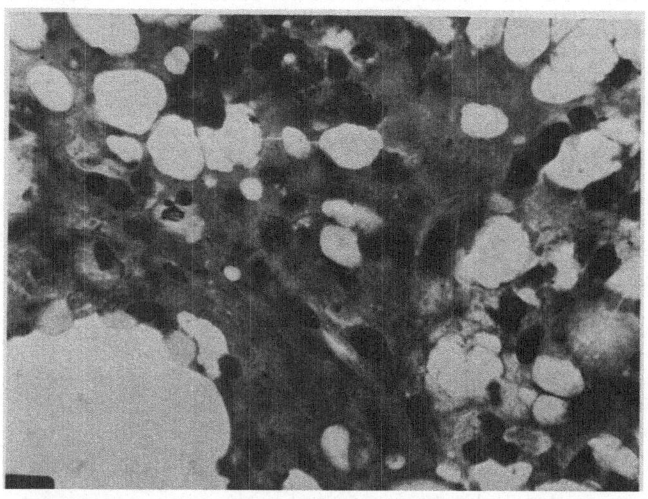

Ausschnitt aus <u>Abb. 2</u>. V.: 560x

Im vergrößerten Bildausschnitt sieht man die vollständige
Wandnekrose je einer längs- und einer quergeschnittenen Ka-
pillare, umgeben von Ödem und Entzündungszellen.

Seltener sind fibrinös-sklerosierende Frühveränderungen, wie
in diesem Fall eines 31-Jährigen, akut erkrankt seit 3 Monaten:

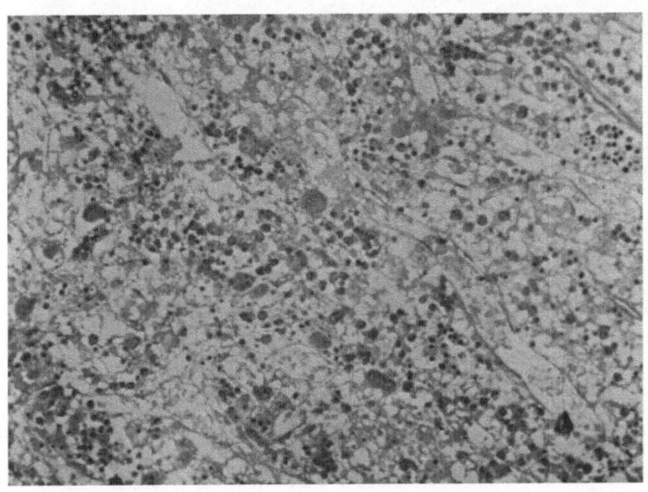

Pat. H.K. M.Nr. 2028. Totale Markatrophie, entzündliche Früh-
veränderungen. Färbung: Gallaminblau-Giemsa, V.: 125x
Man erkennt noch die Reste der reifungsgehemmten Myelopoese.
Dazwischen hämorrhagisch-fibrinöse Exsudate mit spärlicher
Entzündungsreaktion.

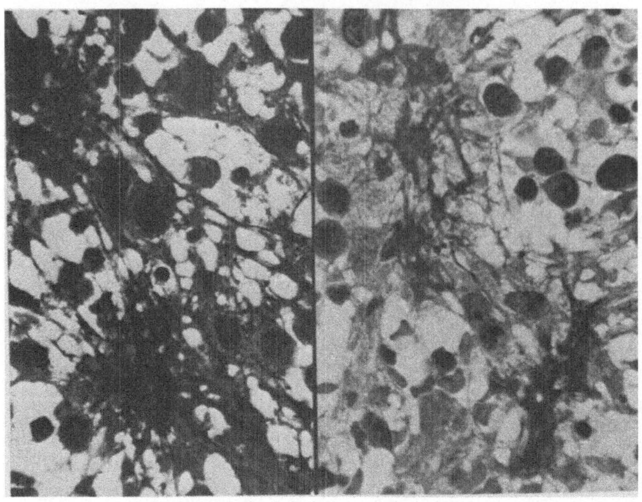

Ausschnitt aus <u>Abb. 4</u>
Färbung: Gömöri bzw. Ladewig, V.: 560x
Im Ausschnitt erkennt man sternförmige Fibrinausfällungen, an
denen sich ein zartes Gitterfasernetz organisiert. Auf Veränderungen dieser Art haben schon FISCHER und SCHÄFER (1971) hingewiesen.

Aus solchen Veränderungen heraus kann es noch zur Regeneration kommen:

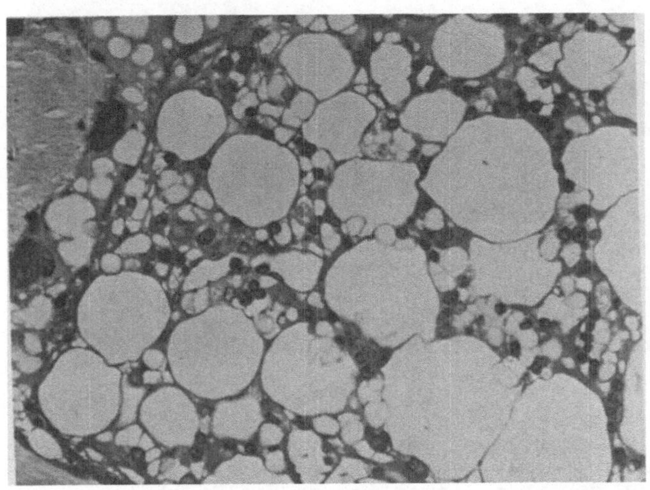

Pat. J.M. H.Nr. 1505. Akute Markatrophie bei L.E.
Färbung: Gallaminblau-Giemsa, V.: 250x
In diesem Fall einer 22-jährigen Frau mit visceralem Erythema-
todes bot das Mark das typische Korrelat des akuten aplastischen Syndroms mit lymphocytenreichem Ödem und Kapillarnekrosen.

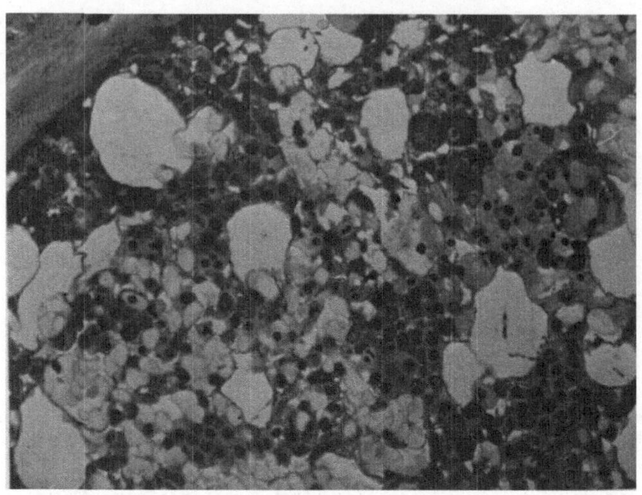

Pat. wie Abb. 6, H.Nr. 1708. Remission nach Therapie.
Färbung: Gallaminblau-Giemsa, V.: 250x
Nach immunsuppressiver Behandlung ist es auch im Mark zu einer
Restitution gekommen. Immer ist es die Erythropoese, die zu-
erst zurückkehrt. Sie zeigt noch die Reifungshemmung.*

---

*Ich verdanke den Fall den Kollegen TE VELDE und SPECK aus Lei-
den.

In chronischen Fällen können gemischtzellige perivasculäre In-
filtrate mit Gefäßschäden bestehen bleiben:

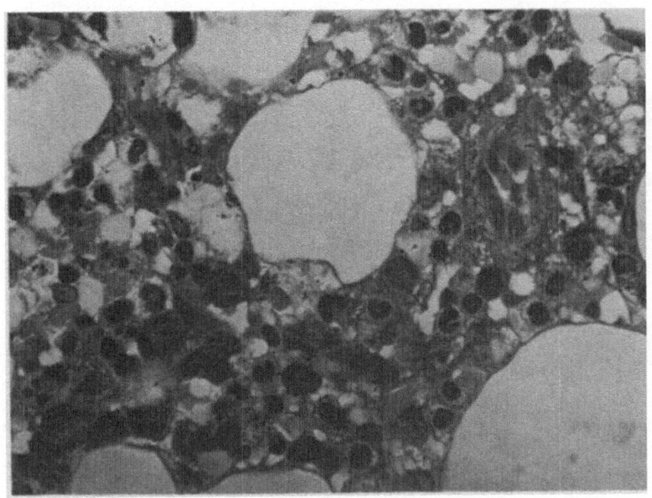

Pat. E.R. M.Nr. 2475. Chronische Myelitis bei totaler Markatrophie.
Färbung: Gallaminblau-Giemsa, V.: 560x
Dies ist der Fall einer 78-jährigen Frau mit Diabetes, früher
angeblich Perniziosa, seit 4 Jahren Anämie. Schließlich bleiben Lymphzellinfiltrate in Beziehung zu Kapillaren zurück.

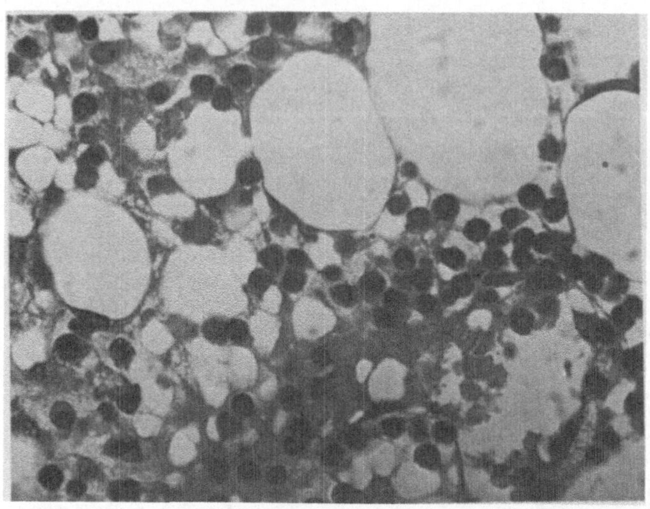

Pat. B.M. M.Nr. 2356. Lymphzellinfiltrat bei totaler Markatrophie.
Färbung: Gallaminblau-Giemsa, V.: 560x

An anderen Stellen finden sich die erwähnten Inseln mit tei-
lungsaktiver, reifungsgehemmter Erythropoese:

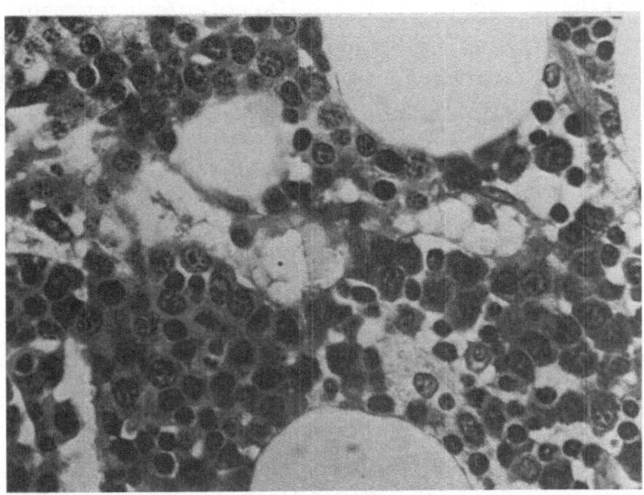

Pat. wie Abb. 9. Insel mit unreifzelliger Erythropoese.
Färbung: Gallaminblau-Giemsa, V.: 560x
Dies war der Fall eines 3-jährigen Jungen mit aplastischem
Syndrom, das seit der frühesten Kindheit bekannt ist.*

In den therapieresistenten Fällen wird schließlich mehr oder
weniger rasch der Endzustand eines an Kapillaren und Entzündungszellen armen Fettmarkes erreicht.

*Für die Überweisung des Falles schuldet der Verfasser Dank
 Herrn Prof. Dr. K. Betke, Dir. der Universitäts-Kinderklinik
 München

Diese Reihenfolge ergibt sich auch aus experimentellen Beobachtungen von aplastischer Markschädigung (UMEHARA e.s. 1970,
KNOSPE und CROSBY 1971). Besonders frappierend ist die Übereinstimmung mit histologischen Verlaufsbeobachtungen nach therapeutischer Bestrahlung (BURKHARDT und BEIL 1972). Dabei finden
sich nur graduell stärkere, im Ablauf identische Veränderungen.
Ähnliches ergibt sich aus einer semiquantitativen Auswertung
unserer Fälle:

Markatrophie

Reticulum und Stroma

Totale M.A.		Partielle M.A.
	Vermehrung von:	
78%	Plasmazellen	70%
71%	Ödem	44%
71%	Gewebsmastzellen	54%
50%	Lymphocyten	26%
36%	Kapillar-Nekrose	20%
28%	Arteriosklerose	37%
22%	Fibrose	18%
66%	Osteoporose	72%

Mit Ausnahme der Arteriosklerose und der Osteoporose sind
alle Veränderungen des Reticulum und des Stroma bei der totalen Markatrophie stärker ausgeprägt.

<u>Markatrophie</u>

<u>Beziehungen zwischen</u>

<u>Krankheitsdauer und Stroma-Veränderungen</u>

(X^2 - Test)

Totale M.A.				Partielle M.A.
5 %	Kr. Dauer	1 J.	– Ödem	–
5 %	"	"	– Plasmazellen	0,1%
5 %	"	"	– Mastzellen	–
5 %	"	"	– Fibrose	–
0,1%	Kapill. Nekrosen		– Ödem	5 %
1 %	"	"	– Mastzellen	0,1%
–	"	"	– Plasmazellen	1 %
–	"	"	– Fibrose	1 %
0,1%	Ödem		– Mastzellen	5 %
5 %	"		– Plasmazellen	5 %
–	"		– Fibrose	0,1%
–	Lymphocyten		– Fibrose	0,1%
0,1%	"		– Plasmazellen	0,1%
1 %	"		– Mastzellen	–
0,1%	Plasmazellen		– Mastzellen	0,1%
–	Osteoporose		– Fibrose	1 %

Die Tabelle zeigt alle Merkmalskombinationen, die mit einer Irrtumswahrscheinlichkeit von 0,1 bis 5% im X^2-Test auftreten. Korreliert sind kurze Krankheitsdauer mit Ödem, Plasmazellen und Mastzellen, bzw. lange Krankheitsdauer mit Fibrose. Korreliert sind Kapillarnekrosen und Ödem mit Entzündungszellen und Fibrose. Hochsignifikant korreliert sind Entzündungszellen miteinander.

Ein besonderes Verhalten des Markreticulum bei der Markatro-

phie im Vergleich mit einer großen Zahl anderer Krankheitsgruppen haben REITER (Inaug. Diss. 1973) und BARUCCHIERI
(Inaug. Diss. 1974) an meiner Abteilung nachgewiesen. Die Menge der Mastzellen bei Markatrophie wird nur bei M. Waldenström
und bei Sklerodermie übertroffen. Auch bei Osteoporose sind
die Mastzellen im Mark vermehrt. Ihr Verteilungstyp entspricht
einer Entzündungsreaktion, ihre Menge geht zusammen mit dem
Parenchymschwund zurück. Das Siderin kommt in abnormer Menge
vor allem in der körnigen Depotform vor, analog der Siderin-
speicherung bei Entzündungsprozessen. Siderin findet sich nur
in Beziehung zu Myelopoese-Resten, nicht im kapillararmen Fettgewebe. Seine Menge ist unabhängig von der Transfusionsbehand-
lung. Auch nach Übertransfusion speichert das atrophische Fettgewebe kein Siderin.

Über die Gefäßveränderungen der Markatrophie wird mein Mit-
arbeiter DEMMLER vortragen. Es findet sich ein Schwund der
Markarterien auf die Hälfte, der Arteriolen und arteriellen
Kapillaren auf je etwa ein Drittel und der Marksinus auf weni-
ger als ein Viertel der Norm. Vergleichbare Veränderungen der
Mikrozirkulation bestehen nur bei der Osteoporose. Die hohe
Inzidenz der Osteoporose bei Markatrophie zeigt die Tabelle.

<u>Markatrophie</u>

<u>Mit Osteoporose</u>

Totale M.A.				Partielle M.A.
65%	n = 77	♂	n = 127	73%
66%	n = 82	♀	n = 137	73%
65% (52% ♀)	Krankheitsdauer		1 J.	28% (52% ♀)
35% (53% ♀)	Krankheitsdauer		1 J.	72% (56% ♀)
46% (50% ♀)	Lebensalter		50 J.	33% (46% ♀)
54% (54% ♀)	Lebensalter		50 J.	67% (56% ♀)

Die Osteoporose bei Markatrophie hängt nicht ab vom Lebensalter, sondern von der Schwere der Atrophie. Frau CHIGNAC
(Inaug. Diss. 1973) hat an unseren Osteoporose-Fällen auch umgekehrt die überzufällige Häufung von Markatrophie in Abhängigkeit vom Schweregrad der Osteoporose nachgewiesen. Für Beziehungen zwischen Gefäßveränderungen und Atrophie von Knochen
und Mark sprechen auch topographische Beziehungen:

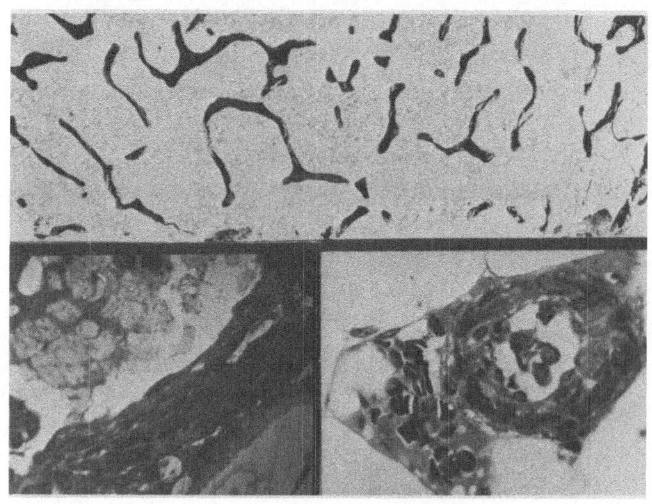

Pat. M.K. M.Nr. 1979. Osteoporose mit partieller Markatrophie,
abhängig von arterieller Hyalinose.
Färbung: Gömöri bzw. Ladewig, V.: 9,5x bzw. 400x
Herdförmig stärkere Markatrophie bei einer 52-jährigen Frau
mit pcP im Bereich von arterieller Hyalinose.

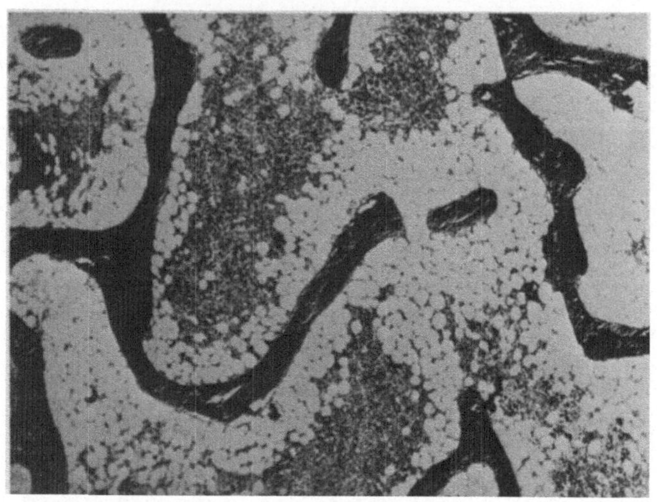

Pat. M. Sch. M.Nr. 1916. Partielle Markatrophie im Bereich der
Bälkchensinus.
Färbung: Gömöri, V.: 22x
Im Fall der 80-jährigen Frau mit Diabetes, aplastischem Syndrom und Osteoporose erkennt man, daß der Markschwund im Bereich der terminalen, bälkchennahen Marksinus, die ausgefallen
sind, beginnt.

Auf den Zusammenhang zwischen entzündlicher Kapillarschädigung
und Atrophie von Mark und Knochen bei rheumatischen Krankheiten hat BURKHARDT (1966) hingewiesen. Nach den Beobachtungen
von DEMMLER (1974) scheint die Osteoporose vor allem vom
Schwund der Sinus abzuhängen, die Markatrophie dagegen mehr
vom Ausmaß entzündlicher Vorgänge. Der schon früher vermutete
wechselseitige Zusammenhang zwischen der Atrophie des Knochenmarkes und des spongiösen Knochens ist damit evident. Mit einem hohen Grad von Wahrscheinlichkeit dürfen wir annehmen, daß
die Zerstörung bestimmter Abschnitte der Mikrozirkulation für
diesen Zusammenhang verantwortlich ist. Dies haben schon UMEHA-
RA und Mitarbeiter 1970, BURKHARDT und DEMMLER 1971, festgestellt. Diese Ergebnisse stimmen überein mit den experimentellen Beobachtungen von KNOSPE und Mitarb. (1968, 1971). Der

fehlende Nachweis von Sinusveränderungen im elektronenmikro-
skopischen Bild (SAMSON c.s. 1972) erscheint kaum geeignet,
diese Feststellungen zu entkräften.

Aus dem Gesagten ergibt sich die Wahrscheinlichkeit, daß die
totale Markatrophie in der Regel hervorgeht aus einer akuten
Schädigung, die das Knochenmark in seiner Gesamtheit trifft,
mit seinem myeloischen und reticulären Parenchym und mit seinem kapillären Stroma. Die Antwort auf diese Schädigung besteht in der schon von ROHR (1940) treffend charakterisierten
Myelitis. Vom Fortbestand dieser Myelitis bzw. von der durch
sie veränderten Immunsituation dürfte es abhängen, ob die Schädigung mit der irreversiblen Zerstörung der mesenchymalen Potenz des Markes endet. Daneben scheinen mildere exogene Schäden zu einem ähnlichen Resultat, nur mit partieller Zerstörung,
führen zu können. Zur Veranschaulichung sei der natürlich ge-
wagte Vergleich mit der diffusen und herdförmigen Glomerulo-
nephritis gestattet.

Die Auswirkungen dieser Prozesse auf Mark und Knochen werden durch eine vorbestehende Angiopathie, wie z.B. Arteriosklerose oder diabetische Mikroangiopathie, verstärkt. Schwere
Angiopathien können auch für sich allein zu partieller Markatrophie und schwerer Osteoporose führen.

Diese Überlegungen werden gestützt durch die erwartungsgemäß bisher wenig befriedigenden Ergebnisse von Markübertra-
gungsversuchen (PHILLIPS c.s. 1972) sowie durch die von Herrn
MEUSERS vorzutragenden Ergebnisse einer gemeinsamen klinisch-
histologischen Studie, die die Abhängigkeit der Prognose vom
Schweregrad der Markatrophie belegt. Weitere histologische Beobachtungen werden nötig sein, um die geweblichen Voraussetzungen der Regeneration und der Therapie der atrophierenden Knochenmarksschäden kennenzulernen.

LITERATUR

1. BURKHARDT, R.:
   Histomorphologische Untersuchungen über die Rolle des
   Knochenmarkes bei rheumatischen Krankheiten. Z. ges. exp.
   Med. 143, 1 - 66 (1967)

2. BURKHARDT, R., K. DEMMLER:
   The vascularization of the bone marrow in aplastic anaemia. 1st. Meeting Europ. Divis. Int.Soc.Haematol.Mailand
   1971

3. BURKHARDT, R., E. BEIL:
   Knochenmarksschäden durch akute und chronische Strahlen-
   wirkungen. In: "Strahlen, Blutgerinnung und Hämostase"
   Herausg. H. Thiel u. R. Marx, Schattauer Stuttgart 1974

4. DEMMLER, K.:
   Mikrozirkulationsstörung und Insuffizienz des Knochenmarkes, 17.Kongr. d. Deutsch. Ges. f. Hämatologie Wien 1974

5. FISCHER, R., H.E. SCHÄFER:
   Zur pathologischen Anatomie der Panmyelopathie und des
   Hypersplenismus. Internist 12, 151 (1971)

6. GROSS, R.:
   Das aplastische Syndrom. Internist 12, 149 (1971)

7. KNOSPE, W.H., J. BLOM, W.H. CROSBY:
   Regeneration of locally irradiated bone marrow. II. In-
   duction of regeneration in permanently aplastic medullary
   cavities. Blood 31, 400 (1968)

8. KNOSPE, W.H., W.H. CROSBY:
   Aplastic anaemia: A disorder of the bone-marrow sinusoi-
   dal microcirculation rather than stem-cell failure? The
   Lancet: Jan 2, S. 20 (1971)

9. MEUSERS, P.J., R. BURKHARDT, E. KÖNIG, G. BRITTINGER:
   Zur Klinik und Prognose der totalen Knochenmarkatrophie.
   17. Kongr. d. Deutsch. Ges. f. Hämatologie Wien 1974

10. PHILLIPS, R.A., D.H. COWAN:
    Human bone marrow transplantation. Med. Clin. of North
    Amer. 56, 433 (1972)

11. ROHR, K.:
    Das menschliche Knochenmark. S. 236 f.f. G. Thieme 1940

12. SAMSON, J.P., C.E. HULSTAERT, J. MOLINAAR, H.O. NIEWEG:
    Fine structure of the bone marrow sinusoidal wall in idio-
    pathic druginduced panmyelopathy. Acta Haematol. 48: 218
    (1972)

13. UMEHARA, S., K. YAGI, M. MURON, M. TERAMOTO, H. HARADA,
    H. ITO:
    Sinocapillaropathy and inflammatory processes in the bo-
    ne marrow as a cause of aplastic anemia. XIV. Internat.
    Congr. of Hematol. Munich (1970)

PATHOGENESE UND KLINIK DER APLASTISCHEN SYNDROME

R. Gross und H.P. Hellriegel

Aus der Mediz. Univ.-Klinik Köln (Dir.: Prof. Dr. R. Gross)

1. Übersicht

Gegenüber Haematologen bedarf es weniger der Erinnerung an das charakteristische und nicht zu übersehende Vollbild als das Aufzeigens der Probleme. Diese gibt es auch bei der Panmyelopathie reichlich. In erster Annäherung erscheinen die klinischen Befunde recht klar als die Folgen des Mangels - auch einer häufig zusätzlich nachgewiesenen krankhaften Funktion und Überlebensdauer - der 3 corpusculären Blutelemente (Abb. 1). Bei näherem Zusehen ergibt sich aber eine beträchtliche Variabilität der Ausdrucksformen und Verläufe. Sie spiegelt sich in

Defekte der

	Erythropoese	Granulopoese	Thrombopoese
Akute Leukose	+ + − + + +	+ + − + + +	+ + − + + +
Agranulozytose	(+)	+ + +	(+)
Panmyelophthise	+ − + + +	+ + − + + +	+ − − + + +
FOLGEN	Blässe Atemnot	Infekte Nekrosen	Blutungen

Abb. 1: Grundlage der klinischen Symptome akuter Leukosen und aplast. Syndrome.

den ganz verschiedenen Bezeichnungen (Übersichten u.a. bei 1,
9, 14, 39), die das Syndrom im Laufe der letzten Jahrzehnte
erhalten hat. Umgekehrt sind die heute bekannten Ursachen so
heterogen, daß man die Panmyelopathie geradezu als ein Muster-
beispiel der einförmigen, von Bau und Funktion bestimmten Reaktionen eines Organs auf ganz verschiedenen Noxen (13) auffassen darf. Da die Therapie und (hier besonders:) die Prophy-
laxe aber nur von den Ursachen ausgehen kann, sind differenzierte Kenntnisse nötig, mit denen wir erst am Anfang stehen.

Werfen wir einen kurzen Blick auf die <u>Geschichte</u> des Syndroms (Abb. 2): Die erste Beobachtung stammt, wie so oft, von
EHRLICH (7). In den Annalen der Berliner Charité beschrieb er
eine junge Frau mit Anämie, Neutropenie, Blutungen unter dem
Titel: "Über einen Fall von Anämie mit Bemerkungen über regenerative Veränderungen des Knochenmarks".

Die folgenden Jahrzehnte brachten – bei spärlichem Zuwachs
in der Kasuistik – eine Reihe von Versuchen, das Syndrom zu
klassifizieren. Vor allem wurde die ursächliche Wirkung von
Röntgenstrahlen, technischen Produkten wie Benzol, Arzneimitteln wie Derivaten des Arsens und des Goldes, zuerst vermutet,
dann erwiesen (Abb. 2). Gleichzeitig tauchten naturgemäß die
ersten Fälle auf, bei denen alle damals bekannten Noxen ausgeschlossen wurden. Damit traten zwangsläufig neben die sekundären Syndrome mit bekannter oder vermuteter Ursache die auf unbekannter Grundlage, oder – wie man unsere allgemeine Unkennt-
nis etwas standesgemäßer umschreibt – die primären oder idiopathischen Formen.

Schon die <u>Definition</u> bringt Schwierigkeiten: Nach dem neuesten und größten amerikanischen Lehrbuch der Haematologie von
1972 (9) ist "die aplastische Anämie eine Störung charakterisiert durch Panzytopenie infolge fettigen Ersatzes des Knochenmarks". Hier ist schon das Subjekt zwar gebräuchlich, aber
unzutreffend, da es – logisch betrachtet – eine Teilmenge (die
Anämie) zum Oberbegriff macht. Auch gibt es in dieser Aussage
kein Prädikat, dem man uneingeschränkt zustimmen kann. Zwar
dominiert die <u>Panzytopenie</u>. Doch können in der Bilanzgröße

Kurze Geschichte des aplastischen Syndroms

- 1888   Ehrlich: Erste Beschreibung eines Falles
- 1904   Chauffard: „Aplastische Anaemie"
- 1911   Hirschfeld: Erste Übersicht Welllit.
- 1923   Sheard : Synops. von 125 publiz. Pat.
- 1941   Bomford: „Refrakt. Anaemie"bei hyperzellul.Mark

- 1897   Santesson: Benzolwirkung
- 1905   Heinecke: Röntgenschäden am Kn.Mark
- 1915   Gavazzeni u.Minelli: Tödl. Aplasie nach Rö. Exp.
- 1916   Evans: Arsenschäden am Kn.Mark
- 1920   Moore u. Foley: Apl. Syndrom nach Salvarsan
- 1924   Mollgaard: Kn.M. Schaden nach Gold.
- 1927   Fanconi: 3 Brüder mit multiplen Defekten

Abb. 2: Geschichte des aplast. Syndroms. Die meisten Angaben Stammen von STURGIS (39).

Blut nur ein (Unizytopenie*) oder zwei Systeme (Bizytopenie) betroffen sein. Diese Verhältnisse sind auch nicht statisch und müssen in der Zeiteinheit gesehen werden:

So waren bei den sorgfältig analysierten (44) Fällen der Jahre 1965 - 1973 der Med. Univ.-Klinik Köln (n = 89) bei Stellung der Diagnose nur 46 % in allen drei Systemen betroffen, im weiteren Verlauf 81 % (Abb. 3). Umgekehrt fanden wir

---

*Zur Vermeidung von Verwechslungen sollte man den schon mit einem anderen Sinn belegten Ausdruck Monozytopenie (= Mangel an Monozyten) vermeiden und (ähnlich wie bei der "Bizytopenie") die lateinische Vorsilbe vor den griechischen Stamm setzen.

bei 53 Kranken, die in Ursache und Verlauf der von SCHULTZ beschriebenen medikament.-allergischen Agranulozytose entsprachen, bei 5 – 10 % eine Beteiligung der Thrombozyten oder der Erythrozyten (15). Selbst wenn wir von der Pathogenese einmal absehen: Was ermöglicht die sichere Abgrenzung? Deshalb möchten wir für alle sogenannten "Aplastischen Anämien" den Ausdruck: Aplastisches Syndrom vorschlagen, der weder zur Pathogenese noch zur Ausdehnung etwas praejudiziert, dazu von dem für die Klinik entscheidenen Kriterium, dem Blut, ausgeht.

Aus den gleichen Gründen ziehen wir für die Veränderung des Knochenmarks den Ausdruck Panmyelopathie (siehe dazu auch 16) vor. Diese Bezeichnung läßt – unter dem Oberbegriff eines Knochenmarkschadens – Raum für die ganz unterschiedlichen mor-

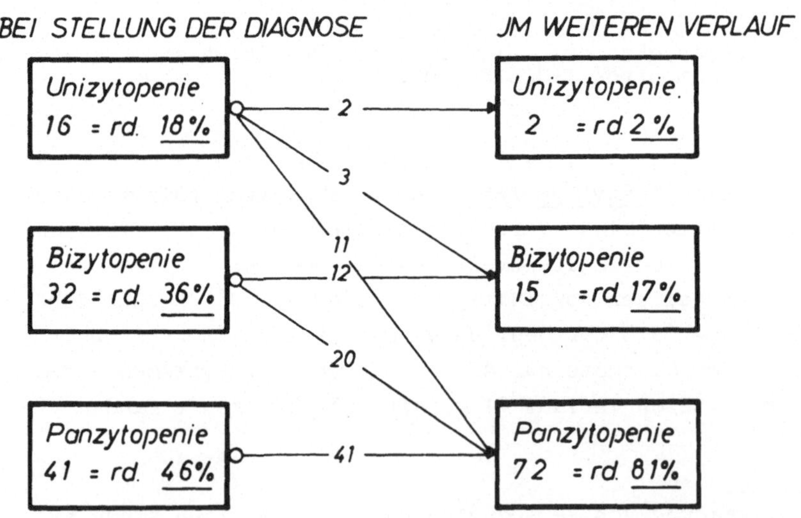

Abb. 3: Beteiligung der 3 Zellsysteme bei Beginn und im weiteren Verlauf des apl. Syndroms (n = 89).

phologischen Substrate (siehe bei 10 und diesen Kongress). Sie schließt auch den Übergang in eine akute Leukämie und damit retrospektiv die evtl. Einordnung in die Praeleukosen ein.

Vor allem besagt der Ausdruck Panmyelopathie nichts über den Zellgehalt des Knochenmarks. Man muß zugeben, daß einzelne oder wenige bioptische Untersuchungen des Organs, im Grunde auch eine Stanze mit histologischer Untersuchung (bei uns in 22/89) nichts Verbindliches über die Gesamtsituation des Knochenmarks aussagen: Weder ist ein Ort für die 1500 g Feuchtgewicht aktiven Knochenmarks (8) des Erwachsenen repräsentativ, noch kann eine Punktion oder Stanze etwas über den Ablauf des Prozesses sagen, wie ihn Abb. 3 ausweist. Serienpunktionen

Semiquantitative Kn.Markveränderungen bei Panmyelopathie

KNOCHENMARK	Verminderung von			≈normal od.Mark-reizung	Summe
	3 System.	2 System.	1 System.		
aplastisch	34	1	—	—	35
hypoplastisch	10	12	3	—	25
normozellulär	1	6	5	5	17
hyperplastisch	—	3	4	5	12
Summe	45	22	12	10	89

Abb. 4: Zelldichte und Beteiligung der einzelnen Systeme im Knochenmark. Nach semiquantitativ ausgewerteten eigenen Knochenmark-Biopsien.

und die neuerdings aufkommende Ganzkörper-Szintigraphie mit ^{59}Fe haben auch in aplastischen Fällen Nester hyperzellulären Knochenmarks ergeben (9).

Die Verteilung unserer einheitlich semi-quantitativ nach BOCK (3) ausgewerteten Präparate (Abb. 4) zeigt jedenfalls, daß:

1. die Biopsien ganz unterschiedlichen Zellgehalt ergeben können;

2. innerhalb des unterschiedlichen Zellgehaltes wiederum die einzelnen Systeme ganz unterschiedlich stark betroffen sein können;

3. an unseren 89 Fällen ein sicherer Zusammenhang mit der Prognose nicht gegeben war.

Zeitliche Abläufe des aplast. Syndroms

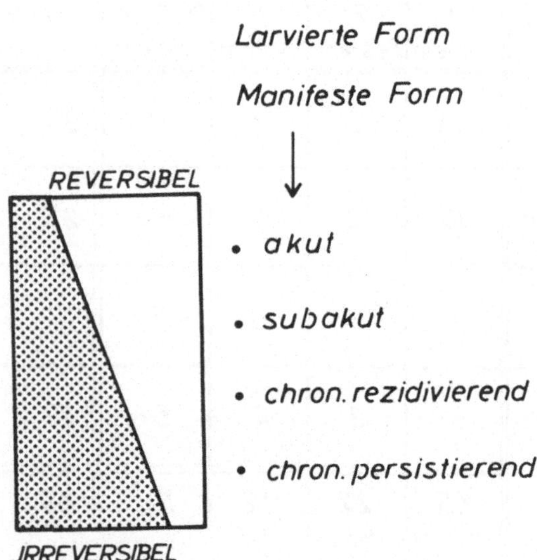

Abb. 5: Einteilung der aplastischen Symptome nach dem klinischen Verlauf.

Deshalb halten wir die seit BOMFORD und RHOADS (4) im amerikanischen Schrifttum übliche Unterscheidung von aplastischen Anämien (mit Knochenmark von vermindertem Zellgehalt) und refraktären Anämien (mit Knochenmark von normaler oder vermehrter Zellzahl) für verständlich, aber nicht glücklich (neuere Übersichten u.a. bei 31, 32).

Ganz offensichtlich überschneiden sich hier auch von Fall zu Fall, ja sogar am gleichen Kranken, Teilungsstörungen, Reifungsstörungen und Ausschwemmungsstörungen. Unter welchen Bedingungen kommt es zu den einzelnen Formen? Hier bleibt einer dynamischen Stammzellphysiologie, bleibt den Kompartiment-Spezialisten noch viel zu erforschen.

Schließlich besagt der Ausdruck Knochenmarkinsuffizienz nur, daß ein Mißverhältnis zwischen dem (ganz unterschiedlichen!) Bedarf der Periphere und der Abgabe von ausgereiften Blutzellen durch das Knochenmark vorliegt. Damit wird die "Knochenmarkinsuffizienz" zugleich vom Bedarf her relativiert, etwa bei ausgedehnten bakteriellen Infektionen oder im Rahmen der allmählichen Erschöpfung bei chronisch erhöhtem Zelluntergang.

Damit kommt auch die übliche Einteilung der aplastischen Syndrome ins rechte Licht (Abb. 5). Diese Gliederung braucht nicht unbedingt den zeitlichen Ablauf wiedergeben. "Akut" kann den terminalen Schub eines chronisch rezidivierenden oder persistierenden Leidens darstellen (10). Auch kann ein Infekt, können äußere Verletzungen ein schon länger bestehendes aplastisches Syndrom erst manifest machen.

Hinsichtlich der Alters- und Geschlechtsverteilung ergaben sich bei uns zwischen Männern und Frauen keine eindeutigen Unterschiede, während in der Lit. zum Teil die Männer, zum Teil die Frauen überwiegen. Dagegen zeigen die meisten Statistiken, wie auch unsere eigene (Abb. 6) eine Häufung in den höheren Altersklassen. Eine zuverlässige Deutung ist uns darüber nicht bekannt geworden: Neben der zunehmenden Belastung durch etwaige Sensibilisierung, Knochenmarkschäden im Rahmen anderer Erkrankungen, häufigere Einnahme von Medikamenten sind die allmähliche Rückbildung des Knochenmarks mit dem höheren

Lebensalter sowie die allgemein schwächere Regenerationsfähigkeit, also typische Alterseinflüsse, zu nennen.

Wie bei allen dramatisch verlaufenden oder zu dauernden Kon-
sultationen führenden Krankheiten wird die Häufigkeit beträcht-
lich überschätzt. Gerade die schweren Blutkrankheiten werden
gewöhnlich schnell in hämatologische Abteilungen oder spezia-
listisch-interessierten Kliniken verlegt, so daß unsere Ein-

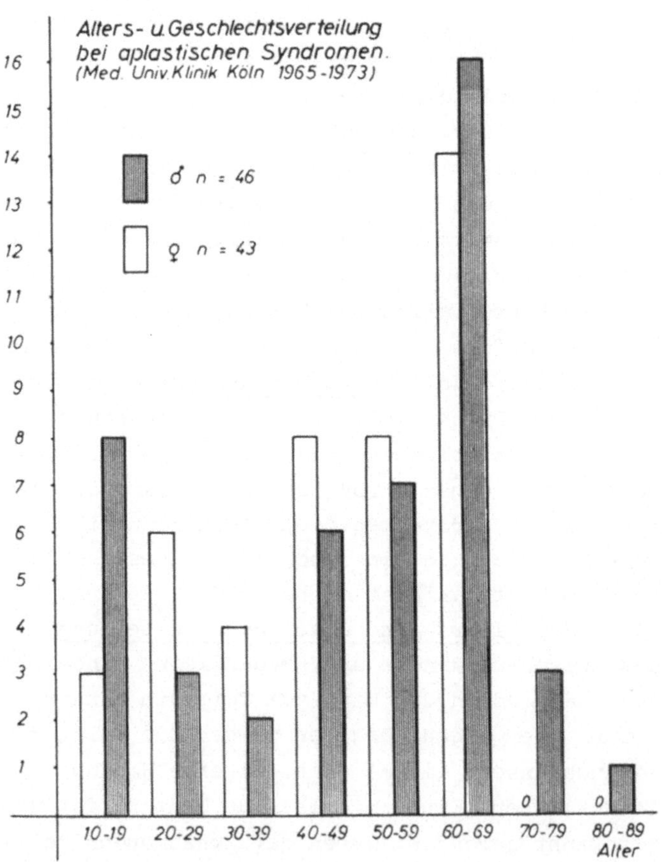

Abb. 6: Alters- und Geschlechtsverteilung (n = 89)

drücke nicht repräsentativ für die Morbidität sind. Selbst
unter diesen Voraussetzungen überschreiten die eigenen Fälle
in den Publikationen selten die Hunderter-Grenze. Im statistischen Jahrbuch des Bundesdeutschen Ministeriums für Jugend,
Familie und Gesundheit (10) läuft das aplastische Syndrom noch
unter "sonstige Erkrankungen des Blutes und der blutbildenden
Organe", so daß diese Zahlen für unsere Fragen wertlos sind.
Auch eine geographische Pathologie des aplastischen Syndroms
ist uns nicht bekannt geworden. Bezeichnend sind in unserer
Sicht zwei Zahlen:

1. Bis zum Jahre 1919 konnte SMITH aus der Weltliteratur nur
   64 Fälle zusammenstellen, SHEARD bis 1923: 125 Fälle (39).
2. Für 1959 - 1969 brachte KEISER (20) aus 16 Krankenhäusern
   der Nord-Ostschweiz, darunter den Universitätskliniken und
   Katon-Spitalen, nur 172 Fälle von erworbener Panmyelopathie
   bei Erwachsenen - im Mittel also jährlich 17 - zusammen.
   Bei einem medizinisch so vorzüglich versorgten Land wie der
   Schweiz, wo über 90 % der Fälle die einschlägigen Kranken-
   häuser erreichen dürften, erscheint uns diese Zahl für die
   Häufigkeit, auch in neuerer Zeit, kennzeichnend.
3. Dazu paßt, daß KLETTER (22) unter rd. 30 000 Sektionen des
   Wien. Pathol. Instituts 1956 - 1970 ein aplastisch. Syndrom
   63 x fand, d.h. bei rd. 0,2 % oder: im Jahr 4 - 5 Fällen.

2. Klinische und hämatologische Befunde

Abb. 7 zeigt für unsere 89 Fälle die Zeit zwischen den ersten
subjektiven Erscheinungen und der Stellung der Diagnose. Der
Beginn der Erkrankung ist häufig schleichend; in anderen Fällen führen ein interkurrenter Infekt, eine persistierende
"Grippe", schlecht heilende Wunden, Pyodermien, Nekrosen,
Nachblutungen nach Zahnextraktionen u.ä. zu einem Blutbild
und damit zur Diagnose.
Abb. 8 zeigt die ersten Erscheinungen nach den spontanen Angaben der Kranken (jedes Symptom getrennt bewertet),

Abb. 9 die klinischen Erscheinungen bei Feststellung der Diagnose.

Wir möchten uns hier auf einige Bemerkungen zum <u>Milztumor</u> (bei uns rd. 12 %) und zu den <u>Drüsenschwellungen</u> (bei uns 14 %) beschränken. Diese Befunde entsprechen der Literatur, wo bis zu 34 % für den Milztumor und bis zu 28 % für Drüsenschwellungen angegeben sind. Eine Hepato- und/oder Splenomegalie, eine Lymphadenopathie sprechen differentialdiagnostisch zunächst für andere Erkrankungen unter dem Bild einer Pancytopenie, vor allem für eine akute Leukose oder Retikulose. Sie schließen aber, wie die Zahlen zeigen, eine echte Panmyelopathie keines-

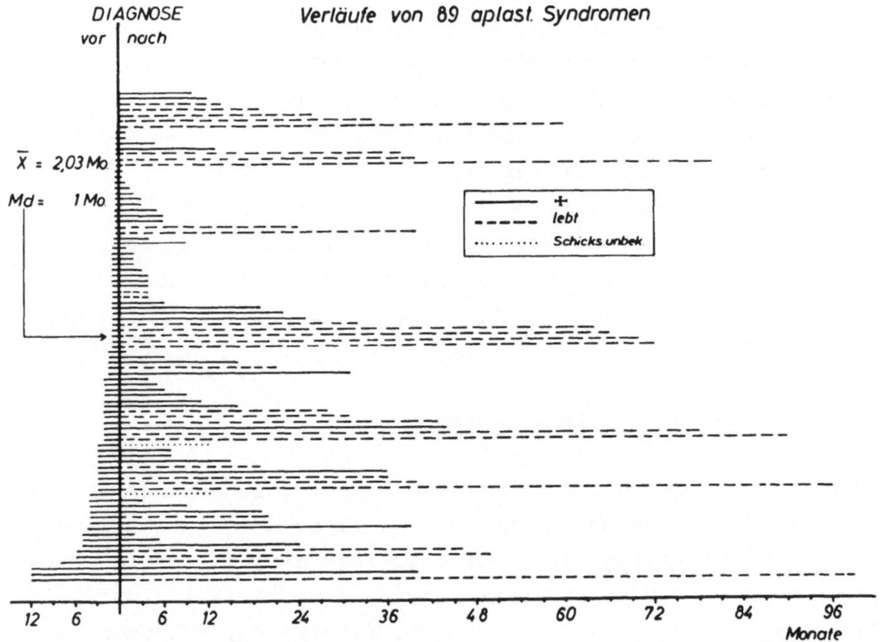

Abb. 7: Verteilung aller 89 eigenen Fälle nach Dauer der retrospektiven Anamnese (links des senkrechten Striches für die erste Stellung der Diagnose) und weiterem Verlauf (rechts des Diagnosestriches).

wegs aus. Im Verlauf dieses Syndroms führen interkurrente bakterielle mykotische Infekte, gehäufte Transfusionen, larvierte Hämolysen in zunehmender Häufigkeit auch zu einem Milztumor, der postmortal meist gefunden wird (9). Hier wie beim pseudohyperplastischen Knochenmark mit leerer Peipherie zeigt sich die schwierige <u>Abgrenzung zum Syndrom des Hypersplenismus</u>. Begrifflich erscheint die Trennung leicht, obwohl einige Autoren auch den Hypersplenismus zu den aplastischen Syndromen gerechnet wissen wollen (z.B. 20). Unabhängig von den verschiedenen Theorien der Entstehung handelt es sich, wie schon der Name sagt, beim Hypersplenismus um eine primär splenogene, beim apl. Syndrom um eine primär myelogene Störung. Umso

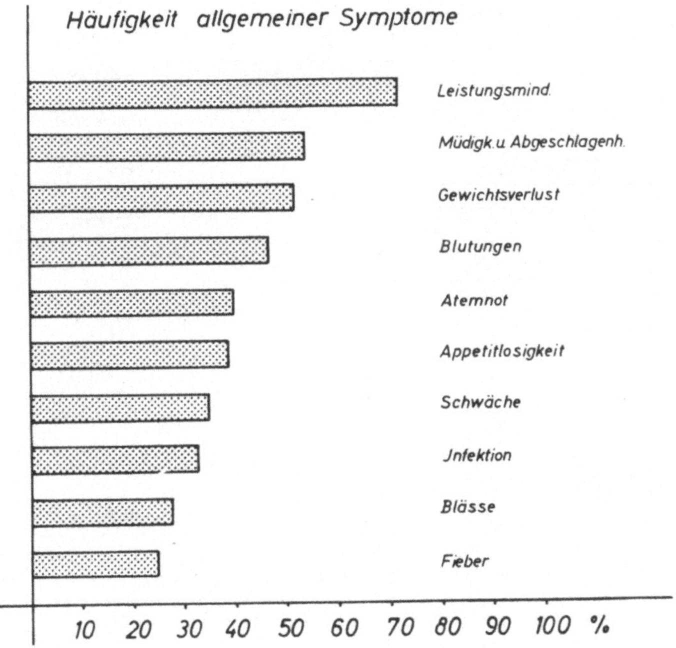

<u>Abb. 8:</u> Anamnestische Angaben (in %) über die ersten subjektiven Störungen. Mehrere Beschwerden sind mehrfach geführt.

schwieriger kann die Differentialdiagnose sein. Sie wird relativiert durch die Tatsache, daß auch bei Panmyelopathie von vielen Autoren die Splenektomie empfohlen wird (Lit. u.a. bei 9).

Neben den gängigen hämatologisch-zytologischen und histologischen Befunden in <u>Blut und Knochenmark</u> (s. Abb. 4) hat man neuerdings moderne zytochemische, zytogenetische, proliferationskinetische Methoden als weitere differntialdiagnostische und prognostische Parameter eingesetzt. Soweit wir sehen, ha-

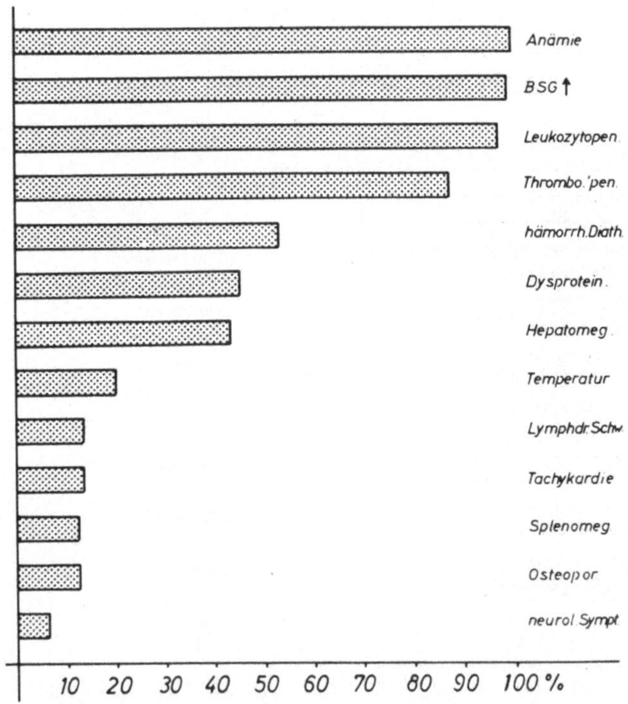

<u>Abb. 9</u>: Häufigkeit der klinischen Erscheinungen bei Stellung der Diagnose (Darstellung wie Abb. 8).

ben sie bisher gerade beim aplastischen Syndrom keine grundlegend neuen Einsichten gebracht. Alles in allem sagen sie aber, daß die verminderten Zellen in der Periphere auch mehr oder minder <u>qualitative Mängel</u> aufweisen. So fanden wir (mit HELLER) (18) die alkalische Leukozytenphosphatase nur bei 13/ 51 (rd. 26 %) normal, bei rd. 20 % erniedrigt (Index unter 20), bei rd. 31 % mäßig (Index 100 - 200), bei rd. 23 % stark erhöht (Index über 200).

Die scheinbare Halbwertzeit der Erythrozyten ($t/_2$, $n = 26$) war nur bei rd. 16 % normal, bei rd. 32 % leicht (25 - 20 Tg.), bei rd. 52 % deutlich (unter 20 Tg.) verkürzt. Die gestörte Eisenverwertung zeigt sich in einem häufig erhöhten <u>Serumeisen</u>. Bei uns hatten 32/73 (= 44 %) Werte über 175 Gamma %. ERSLEV (9) fand den <u>Plasma-Eisenturnover</u> innerhalb von 24^h kaum vom Normalwert abweichend. Er erklärt dies - in Verbindung mit dem erhöhten Plasmaeisen - mit einer höheren Aufnahme durch andere Organe, vor allem durch die Leber, deren Anteile bei Gesunden unter 20 % des Umsatzes liegen. Man muß seinem Schluß zustimmen, daß die Parameter, die normal schon niedrig liegen oder asymptotisch an 0 heranreichen, wie die Retikulozytenzahl oder der Eisenturnover, nicht genügend empfindlich sind, um die verminderte Knochenmarkaktivität zuverlässig zu erfassen.

Besonders interessant erscheint uns die Diskussion um das Erythropoetin, dem wir keine eigenen Befunde beisteuern können. Verschiedene Autoren (z.B. 23, 38) fanden, daß die Blutspiegel und die 24^h-Ausscheidung des Erythropoetins die aller anderen Anämien übertrifft, zum Teil in solchem Ausmaß, daß Kranke mit aplastischen Syndromen bevorzugt für die Herstellung von Erythropoetin-Konzentraten herangezogen wurden. Dieser überraschende Befund wurde mit einem verminderten Erythropoetin-Verbrauch im aplastischen Knochenmark erklärt (38). Dies alles würde ein interessantes Licht auf unsere Therapie werfen, nachdem die (fakultiv) günstige Wirkung der Androgene und Anabolika bei aplastischen Syndromen durchweg mit einer Stimulierung oder besseren Utilisation des Erythropoetins (und

hypothetischer Hormone für die anderen Zellsysteme) erklärt
werden. Neuerdings haben japanische Autoren (17) betont, daß
nur mit einem – dem bisher ganz überwiegend verwendeten –
Ratten-Assay das Erythropoetin vermehrt sei, mit allen anderen
Methoden übereinstimmend vermindert. Diese Befunde bedürfen
dringend einer Überprüfung.

3. Prognose

Die <u>Letalität</u> wird heute mit 65 – 75 % angegeben (Lit. bei 9).
Von unseren 87 Fällen (2 Kranke konnten nicht mehr erfaßt werden) sind 63 % verstorben, 37 % am Leben. Die Überlebenszeit
der inzwischen Verstorbenen lag zwischen 4 Tagen und 44 Monaten, im Mittel bei 23 Monaten, für die Überlebenden zwischen
4 und über 100 Monaten, im Mittel über 38 Monaten. Wir konnten
im Unterschied zu einigen Angaben der Lit. keine schlechtere
Prognose für die Chloramphenicol-Fälle (rd. 30 Monate, n = 17)
gegenüber allen übrigen medizinischen Ursachen (rd. 18 Monate,
n = 25) und den idiopathischen Fällen (rd. 23 Monate, n = 45)
feststellen. Das arithmetische Mittel ist für Statistiken dieser Art wenig geeignet. Es wird einerseits sehr von den Extrem-
werten beeinflußt; andererseits bleiben nach unseren Erfahrungen rd. 20 % in Vollremission oder Teilremission klinisch er-
scheinungsfrei, d.h. sie verlängern die mittlere Überlebenszeit mit zunehmendem Abstand der Statistik. Deshalb kann es
auch keinen allen Erfordernissen gerecht werdenden Parameter
geben. Nach den meisten – auch unseren eigenen – Erfahrungen
haben Patienten mit einer ersten vollen oder weitgehenden Remission eine wesentlich bessere Gesamtprognose. ERSLEV (9)
gibt nach dem neuesten amerikanischen Schrifttum einen Median
der Überlebenszeit von 3 Monaten an. Diese Zahl ist überra-
schend niedrig. Selbst wenn wir die Lebensdauer der noch am
Leben befindlichen nur mit den Monaten einsetzen, die sie bereits hinter sich gebracht haben, erhalten wir einen Median
der Überlebenszeit von 13,5 Monaten, eine 2-Jahres-Überlebens-

quote von 36 %. Die entsprechenden Zahlen von KEISER am Krankengut der Nordostschweiz sind etwa 5 Monate für den Median
und 25 % 2-Jahres-Überlebensquote (20). Fragen wir weiterhin

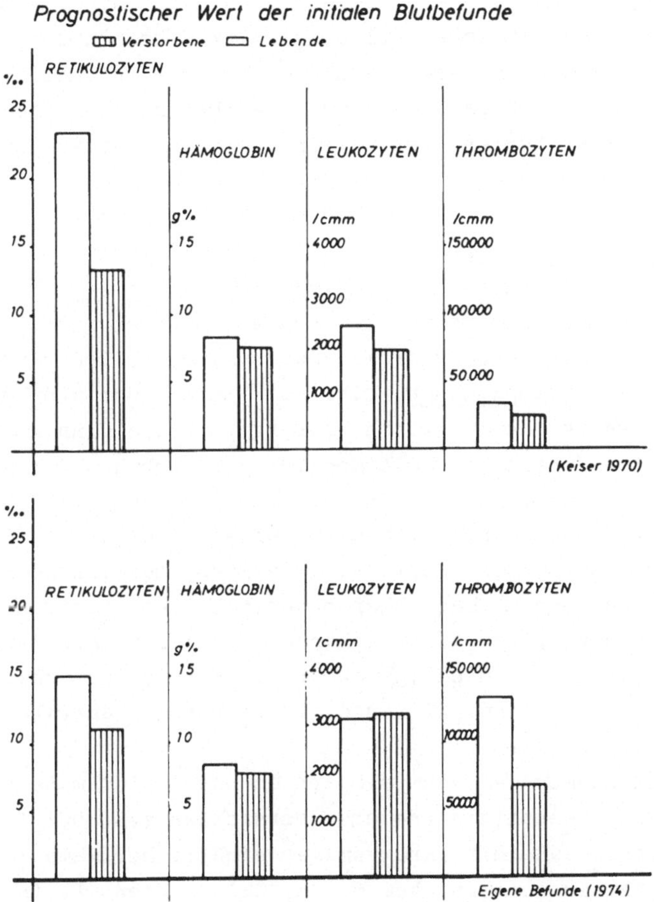

Abb. 10: Durchschnitt der Retikulozyten, des Haemoglobins, der
Leukozyten, der Thrombozyten, jeweils bei den noch
lebenden (weiße Säulen) und bei den verstorbenen Kranken nach Keiser (20) = obere Gruppe und im eigenen
Kollektiv = untere Gruppe.

nach den <u>prognostischen Parametern</u>, so fanden wir für Haemoglobin und Granulozyten im Blut keinerlei Korrelation zur Überlebenszeit (r jeweils unter 0,2); lediglich die Thrombozyten wiesen mit r = 0,35 eine schwache Korrelation auf. KEISER (20) fand die Retikulozyten, die nach verschiedenen Arbeiten (11, 30, 34, 35) keineswegs überwiegend vermindert sind, als zuverlässigstes prognostisches Kriterium. Wir haben in der unteren Spalte der Abb. 10 unsere eigenen Ergebnisse in ähnlicher Form aufgetragen. Danach waren bei uns die Thrombozyten (auch nach den gleichen Kriterien) verläßlicher als die Retikulozyten.

4. Pathogenetische Aspekte

<u>Abb. 11</u> gibt eine Übersicht der heute bekannten wichtigsten Ursachen aplastischer Syndrome. Bei unseren Fällen waren rd. 53 % (n = 47) <u>idiopathisch</u>, d.h. es konnte weder eine der bekannten Ursachen anamnestisch eruiert noch die Einnahme von Medikamenten innerhalb von 6 Monaten vor Ausbruch der Erkrankung ermittelt werden. Vom Rest (n = 42) hatten 17, d.h. rd. 20 % aller Kranken Chloramphenicol allein oder in Kombination mit anderen suspekten Substanzen wie Phenylbutazon oder Indometacin eingenommen. Das Chloramphenicol liegt damit zwar auch bei uns an der Spitze aller sekundären aplastischen Syndrome, aber mit einem noch niedrigeren Anteil als in der Schweizer Statistik (20) mit rd. 27 % und als in einigen amerikanischen Arbeiten (z.B. 37).

Die Mechanismen der Panmyelopathien nach Chloramphenicol (s.u.), durch Hepatitis (neuere Übersichten z.B. bei 19, 24, 33), in Verbindung mit paroxysmaler nächtlicher Hämoglobinurie (neuere Übersichten z.B. bei 6, 25, 26) könnten allein Gegenstand von Referaten sein. Dazu gehört auch die Frage, weshalb bei rd. 90 000 Exponierten von Hiroshima und Nagasaki 1946 – 1967 weder eine Zunahme der apl. Syndrome noch eine höhere Frequenz bei den stärker Betroffenen erwiesen werden konnte, während früher an amerikan. Radiologen eine 17fache, an Pat.

mit bestrahlter Spondylitis eine 30fache Erhöhung des Risikos
gezeigt worden war (21, 45). Wir können in unserem Rahmen verständlicherweise nicht auf Einzelheiten oder spezielle Fragen
eingehen, sondern uns auf einige allgemeine Gesichtspunkte der
Arzneimittelschäden des Knochenmarks beschränken.

Die entscheidende Frage lautete bisher: toxisch oder allergisch? Diese Trennung hat unter Umständen beträchtliche therapeutische Bedeutung, nachdem z.B. kürzlich ein Patient mit isolierter Erythroblastophthise nach 21monatiger vergeblicher Behandlung mit Corticosteroiden und Androgenen innerhalb von
6 Wochen mittels Cyclophosphamid in die volle Remission gebracht wurde (40). Die beiden Grundmechanismen von Arzneimittelschäden wurden früher - mit Recht - möglich scharf ge-

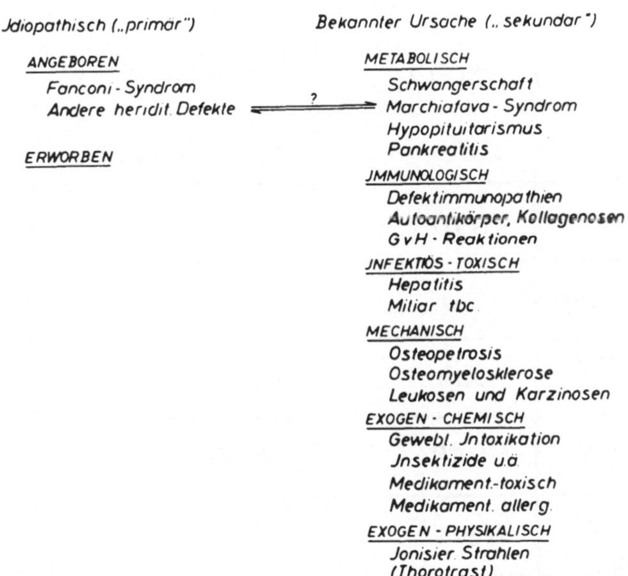

Abb. 11: Ursachen aplastischer Sandrome, nach Gruppen geord-
net.

trennt (s. Abb. 12). Für eine <u>toxische Reaktion</u> sind alle oder
die meisten Menschen empfänglich; sie ist streng Dosis-abhän-
gig. Bei den <u>allergischen Reaktionen</u> bildet nur ein kleiner
Teil der Menschen mit dem Halbantigen Antikörper; die Reaktion
ist in weitem Bereich Dosis-unabhängig. Die praktische Bedeutung – eine Art von "Nebenwirkungs-Index" – ergibt sich aus
dem Produkt der Häufigkeit der allergischen Reaktionen bei
den exponierten und der Verbreitung des jeweiligen Medikaments.
So ist die medikamentös-allergische Agranulozytose nach Thiou-
racilen und Mercaptoimidazol häufiger als nach Pyrazolonderi-
vaten; in der absoluten Zahl der Agranulozytosen überwiegen
aber die letzteren, da ungleich Menschen mehr Schmerzmittel
einnehmen als Thyreostatica.

Möglichkeiten von Medikamenten - Schäden

	TOXISCH	PHARMAKOGENET.	ALLERG.
Gefährdete	Alle	Unterschiedl. viele	Wenige
Genet.Determin.	Nein	Ja	Ja
Dosis-Abhäng.	Ja	Begrenzt	Nein
Mittlere effekt. Dosis	hoch	mässig	gering
Vorhersehbar= keit d.1.Reaktion	Hoch	Selten	Selten
Ausdehnung d. Ursachenspektr.	Nein	Nein	Möglich

<u>Abb. 12:</u> Unterschiede zwischen toxischen, pharmakogenetisch
bedingten und allergischen Schäden des Knochenmarks.

Diese Alternative wird in letzter Zeit relativiert durch eine dritte Gruppe, die in keines der bisherigen Modelle paßt (Abb. 12): Die pharmakogenetische Gefährdung (Lit. u.a. bei 5, 27). Aus den eingehend untersuchten Modellen des Favismus und des G-6-PDH-Mangels oder aus den Narkosezwischenfällen durch Mangel an Pseudocholinesterase kann man schließen, daß ein Teil der Menschen auf hereditärer Basis (etwa als phänotypisch gesunde Heterozygote) erhöht gefährdet ist – entweder durch eine verzögerte Inaktivierung oder Ausscheidung des Wirkstoffs (für Chloramphenicol siehe dazu u.a. 36) oder durch eine primäre Verminderung bzw. Veränderung der Arzneimittel-empfindlichen Enzyme (für Chloramphenicol: s.unt.). Beim heutigen Stand der Pharmakogenetik liegen – über die bereits genannten Modelle hinaus – noch kaum Kenntnisse über das Gefährdungsmuster bestimmter Populationsgruppen oder gar einzelnen Individuen vor.

Ein solcher Mechanismus scheint beim aplastischen Syndrom nach Chloramphenicol vorzuliegen: Durch die Untersuchung besonders von YUNIS (41, 42) wissen wir, daß das Medikament entweder die Messenger-RNS oder die mitochondriale Proteinsynthese hemmt. Die meisten bisher mitgeteilten Panmyelopathien traten nach Tages-Dosen von 3 g und mehr und/oder Gesamt-Dosen über 30 g auf. Insoweit läßt die Gesamtheit der Fälle eine Dosisabhängigkeit erkennen. Schon seit langem gibt es aber in der Lit. Mitteilungen, nach denen apl. Syndrome bei Dosen auftraten, die weit unter dem heute empfohlenen Sicherheitsbereich von Tages-Dosen nicht über 2 g und Gesamt-Dosen nicht über 20 g liegen. So war die niedrigste Gesamt-Dosis bei unseren aplastischen Syndromen 4,5 g Chloramphenicol, die kürzeste Behandlungsdauer 4 Tage. Nach einer Übersicht von BEST (2) hatten von 408 Patienten der Literatur mit Knochenmarkschäden nach Chloramphenicol rund 10 % weniger als eine Gesamt-Dosis von 60 mg/kg, also unter 5 g, erhalten.

Diese Fälle lassen nur 2 Deutungen zu: Entweder sind einzelne Personen auf pharmakogenetischer Basis besonders anfällig – oder es gibt zusätzlich allergische Reaktionen, die mit der

154

toxischen Wirkung in der Dosis-Wirkungs-Kurve interferieren.
Für die erstere Deutung spricht besonders die bekannte Beobachtung von NAGAO und MAURER über Chloramphenicol-Panmyelopathie
bei eineiigen Zwillingen (29).

Ein weiteres Problem ergibt sich in proliferationskinetischer
Sicht: Bei unseren Kranken traten die ersten klinischen Erscheinungen im Mittel 3 1/2 Monate nach der Behandlung auf,
mit einem Bereich zwischen 3 Wochen und 10 Monaten. Diese Zahlen decken sich recht gut mit den Feststellungen von KEISER
(20), der im Mittel auf 3,1 Monate kam. Diese Spätreaktion ist
möglicherweise von einer während der Behandlung regelmäßig
beobachteten, Dosis-abhängigen reversiblen leichten Markde-
pression (9) zu trennen. Wie ist die lange Latenz der aplastischen Syndrome zu erklären? Mit solchen Fragen sind wir an der
Grenze der gesicherten Kenntnisse angelangt. Wir können nur
feststellen, daß Chloramphenicol das Risiko, an einem aplastischen Syndrom zu erkranken, um das 12 - 13fache erhöht (Lit.
bei 9).

ERSLEV (9) hat aus dem Bericht des Councils of Adverse Reactions bis 1967 einundsechzig Wirkstoffe zusammengestellt,
von denen aplastische Syndrome in der Literatur besonders beschrieben wurden. Sie reichen von fast ausschließlich toxischen Effekten, wie etwa bei den Cytostatica, über komplexe
Mechanismen wie beim eben geschilderten Chloramphenicol und
bei verschiedenen Malaria-Mitteln bis zur allergischen Reaktion
durch auch in hohen therapeutischen Dosen atoxische Substanzen
wie den Sulfonamiden oder den Salizylaten.

Werfen wir zuletzt noch einen Blick auf die allergische Seite des Spektrums: Wir wissen einerseits, daß die meisten allergischen und Immunreaktionen innerhalb der Hämatologie ganz
überwiegend die zirkulierenden Elemente des Blutes betreffen.
Wir wissen andererseits aus den schönen Untersuchungen von
GASSER (11, 12) über rein periphere Zytoklasie, Pseudoaplasie
durch Beteiligung junger Blutelemente und echte Aplasie des
Knochenmarks, daß auch dieses Organ an den Antigen-Antikörper-
reaktionen unmittelbar beteiligt sein kann. Das scheint beson-

ders für Immunreaktionen zu gelten, an denen Komplement beteiligt ist. Umgekehrt ist bis heute keine Schädigung des Knochenmarkparenchyms durch antizytoplasmatische Antikörper ohne Beteiligung der Blutzellen bekannt geworden (28). Dies gilt aber nach neueren Befunden (z.B. 40) offenbar nicht für mindestens einen Teil der antinukleären Antikörper. Umgekehrt muß betont werden, daß die in einem aplastischen Mark relativ häufig angetroffene Vermehrung der Plasmazellen noch keinen Beweis für einen immunpathologischen Vorgang bedeutet (10). MIESCHER (28) hat mit Recht betont, daß neben die unmittelbare Schädigung der unreifen Markelemente die Immunvasculitis des Knochenmarks als weitere Ursache einer Panmyelopathie zu setzen ist.

So interferieren an diesem Organ in der Entstehung der aplastischen Syndrome lokale und allgemeine, toxische, idiosynkrasische, immunologische, am Parenchym, am Gefäßbindegewebe, an der Knochenmatrix ablaufende Schäden wie auch Reparationsvorgänge. Sie bedingen die wechselnden klinischen Bilder, die unterschiedliche und unübersehbare Prognose, von einem kurzen "Hauch von aplastischen Syndrom" (43) bis zu foudroyant tödlichen Ausgängen oder langfristig irreversibler Knochenmarkinsuffizienz.
Herrn cand. med. M. ZUEGER danken wir für seine Hilfe.

Zusammenfassung

Anhand von 89 eigenen Beobachtungen der letzten 8 Jahre und der Literatur werden die klinische Symptomatik und Differentialdiagnostik, die klassischen haematol. Erscheinungen und neuere biochemische und biophysikalische Parameter dargestellt. Die Vielfalt der Erscheinungen und Verläufe spricht für möglichst neutrale Bezeichnungen wie aplastisches Syndrom in der Peripherie und Panmyelopathie für die Markveränderungen. Bei einer ursächlichen Gliederung sind sogen. idiopathische (primäre) und sekundäre Formen etwa gleich häufig. Unter den ein-

zelnen Ursachen der letzteren steht weiterhin das Chloramphenicol an der Spitze (bei uns rd. 20 %). Die 3 pathogenetischen
Grundmechanismen der Knochenmark-Schädigung - toxisch, allergisch, pharmakogenetische Anfälligkeit - werden diskutiert.

Prof. Dr. R. Gross,
        Dr. H.P. Hellriegel,
Medizin. Univ.-Klinik
D-5 Köln 41

LITERATUR

1. BEGEMANN, H.:
    (Herausgeb.) Klinische Haematologie, Stuttgart, Thieme,
    (1970)

2. BEST, W.R.:
    Chloramphenicol - associated blood dyscrasias J. Am. Med.
    Assoc. 201, 181 (1967)

3. BOCK, H.E.:
    Das Haemomyelogramm. Klin. Wschr. 1939, II : 1565

4. BOMFORD, R.R. RHOADS, C.P.:
    Refractory Anemia; Clinical and Pathological Aspects.
    Quart. J. Med. 10, 175 (1941)

5. COHEN, S.N., WEBER, W.W.:
    Pharmakogenetics. Pediatr. Clin. North A.M., 19, 21,
    (1972)

6. DACIE J.V. LEWIS S.M.:
    Paroxysmal Nocturnal Haemoglobinuria: Clinical Manifesta-
    tions, Haematology and Natur of the Disease. Ser. Haema-
    tol. 5, 3, (1972)

7. EHRLICH, P.:
    Über einen Fall von Anämie mit Bemerkungen über regenera-
    tive Veränderungen des Knochenmarks. Charité Annalen 13,
    300 (1888)

8. ELLIS, R.E.:
    The Distribution of active bone marrow in the Adult.
    Physics in Med. a. Biology 5, 255 (1961)

9. ERSLEV, A.J.:
    Aplastic Anemia in W.J. Williams, E. Beutler, A.J. Erslev,
    R.W. Rundless (Edit.): Hematology. New York, Mc Graw,
    (1972).

10. FISCHER, R., SCHAEFER, H.E.:
    Zur pathologischen Anatomie der Panmyelopathie und des
    Hypersplenismus. Internist 12, 151 (1971)

11. GASSER, C.:
    Panmyelopathie im Kindesalter. Helv. Paed. Act. 16, 752
    (1961)

12. GASSER, C.:
    Die haemolyt. Syndrome im Kindesalter. Stuttgart, Thieme
    (1965)

13. GROSS, R.:
    Medizin. Diagnostik - Grundlagen und Praxis. Heidelberg,
    Springer, (1969)

14. GROSS, R.:
    Das aplastische Syndrom. Kurze Einführung in einige seiner
    Probleme. Internist 12, 149 (1971)

15.	GROSS, R., SCHULTEN, H.K., HORSTMANN, H., VOGEL, J.,
	ZACH J.:
	Zur Epidemiologie und Klinik der medikamentös-allergi-
	schen Agranulozytose. Med. Welt 18, 1767 (1967)

16.	HARTWICH G., SCHWABEL H.J.:
	Ätiologie und Pathogenese der Panmyelopathien. Med. Klin.
	68, 757 (1973)

17.	HASEGAWA, M., MATSUKI, Y., OZAWA, Sh., Ando, Y.:
	The role of Erythropoietin in aplastic Anemia - some as-
	pect for etiology and treatment of aplastic anemia. Keio
	J. Med. 17, 109 (1968)

18.	HELLER, A.:
	Cytochemische Befunde bei Panmyelopathie. Internist 12,
	161 (1971)

19.	HOENSCH, H., HARTWICH, G.:
	Lebererkrankungen und Panmyelopathien. Med. Klin. 68
	772 (1973)

20.	KEISER, G.:
	Erworbene Panmyelopathien. Schweiz. Med. Wschr. 100, 1938
	(1970)

21.	KIRSCHBAUM, J.D., MATSUO, T., SATO, K., ICHIMARN, M.,
	TSUCCHOMOTO, T., ISHIMARN, T.:
	A study of aplastic anemia in an autopsy series with
	special reference to atomic bomb survivors in Hiroshima
	and Magasaki. Blood 38, 17 (1971)

22.	KLETTER, G.:
	Aplastische Anaemien im Obduktionsgut. Wien. Klin. Wschr.
	84, 145 (1972)

23.	LANGE, R.D., Mc CARTHY, J.M., GALLAGHER, N.J.:
	Plasma and urinary erythropoietin in bone marrow failure.
	Arch. Int. Med. 108, 850 (1961)

24.	LEVY, R.N., SAWITSKY, A., FLORMAN, A.L., RUBIN, E.:
	Fatal aplastic anemia after Hepatitis. New Eng. J. Med.
	273, 1118 (1965)

25.	LEWIS, S.M., DACIE, J.V.:
	The aplastic Anaemia - Paroxysmal nocturnal Haemoglobinu-
	ria Syndrome. Birt. J. Haem. 13, 236 (1967)

26.	LEWIS, S.M., SIRCHTA,G.:
	PNH: Disease or defect? Br. J. Haematol. 23, Suppl.: 71,
	(1972)

27.	LÖHR, G.W., WALLER, H.D.:
	Pharmakogenetik. Stuttgart, Thieme, 1968

28.	MIESCHER, R.A.:
	Die Immunpathologie des Knochenmarks. Haemat. Bluttrans-
	fusion 4, 43 (1968).

29. NAGAO, T., MAURER, A.M.:
Concordance for Druginduced aplastic anemia in identical twins. New Engl. J. Med. **281**, 7 (1969)

30. NOWOTNY, P., SCHULZ, K., BAST, G.:
Zur Diagnostik der Panmyelopathien. Fol.Haem. (Leipzig) **9**, 277 (1969)

31. POETTGEN, W.:
Chronische refraktäre Anaemien mit hyperplastischem Knochenmark. Dtsch. Med. Wschr. **96**, 1633 (1971)

32. SCHILLER, M., RACHMILEWITZ, E.A., IZAK, G.:
Panzytopenia with hypercellul. Hematopoietic Tissue. Israel J. Med. Sci. **5**, 69 (1969)

33. SCHROETER, J.:
Panmyelopathie nach akuter Hepatitis. Münch. Med. Wschr. **114**, 1138 (1972)

34. SCHULTEN, H.:
Knochenmarkinsuffizienz, in: Handb. ges. Haematologie, herausgegeb. von L. Heilmeyer, A. Hittmair, Bd IV/2 München, Urban & Schwarzenberg, 1963

35. SCHWENKE, H., SCHNEIDER, D.:
Therapie und Diagnose (Zytohistomorphologie) der Panmyelopathien. 8. Tg. Ges. Inn. Med. DDR, 130 (1973)

36. SHURLAND, L.G., WEISBERGER, A.S.:
Delayed Clearence of Chloramphenicol from Serum in Patients with hematological Toxicity. Blood **34**, 466 (1969)

37. SMICK, K.M., CONDIT, Ph.K., PROCTOR, R.L., SUTCHER, V.:
Fatal aplastic anemia. An epidemiol. study of its relationship to the drug chloramphenicol. J. chron. Dis. **17**, 899 (1964)

38. STOHLMAN, F.jr.:
Erythropoiesis. New Engl. J. Med. **267**, 342 (1962).

39. STURGIS, C.W.:
Hematology, Springfield, Thomas, 1948

40. VILAN, J., RHYNER, K., GANZONI, A.M.:
Pure red cell aplastia: Successfull Treatment with Cyclophosphamide. Blut, **26**, 27 (1973)

41. YUNIS, A.A.:
Chloramphenicol-induced bone marrow suppression. Semin. Hemat. **10**, 225 (1973)

42. YUNIS, A.A., BLOOMBERG, G.R.:
Chloramphenicol Toxicity: Clinical Features and Pathogenesis. Progr. Hemat. **4**, 138 (1964).

43. ZACH, J., CISSÉE, H., GROSS, R.:
Klinisch-haematol. Befunde bei Panmyelopathien. Internist **12**, 169 (1971)

44.   ZUEGER, M.:
      Das aplastische Syndrom. Inaugur. Dissert. Köln, in
      Vorbereitung.

45.   ICHIMARU, M., ISHIMARU, T., TSUCHIMOTO, T., KIRSHBAUM,J.D.:
      Incidence of aplastic anemia in A- bomb survivors. Hiro-
      shima and Nagasaki, 1946 - 1967. Rad, Res. <u>49</u>, 461 (1972)

ISOLIERTE APLASTISCHE ANÄMIE

W. Hunstein

Aus der Medizinischen Universitäts-Poliklinik Heidelberg
(Dir.: W. Hunstein)

Die isolierte aplastische Anämie ist definiert durch das isolierte Fehlen oder die extreme Verminderung der roten Vorstufen im Knochenmark. Nomenklatur und Wesen der Erkrankung stimmen überein. Während früher viele verschiedene Bezeichnungen
verwendet wurden (Lit. s. 5, 8), hat man sich im deutschen
Schrifttum auf den von BEGEMANN (1947) eingeführten Terminus
"isolierte aplastische Anämie" geeinigt. Im angloamerikani-
schen Schrifttum finden wir in den letzten Jahren "pure red
cell anaemia (PRCA)" als vorherrschenden Terminus.

Die Krankheit ist sehr selten, aber von besonderem pathophysiologischen Interesse. Diese Besonderheit begann schon mit
der Erstbeschreibung durch KAZNELSON (1922). Sie erfolgte unter dem scheinbar irreführenden Titel "Zur Entstehung der
Blutplättchen". KAZNELSON konnte mit seiner Beobachtung einer
isolierten aplastischen Anämie beweisen, daß wie von WRIGHT
angenommen, die Blutplättchen megakaryocytären Ursprungs und
nicht, wie von SCHILLING postuliert, Endprodukte ausgestoßener
Normoblastenkerne sind. Sein Fall hatte nämlich normale Plätt-
chenzahlen, aber keinerlei Erythroblasten.
Das Referat gliedert sich in 3 Teile:
1. Diagnostische Kriterien, Klinik
2. Ätiologische Klassifizierung
3. Einblicke in die Pathophysiologie.

<u>1. Diagnostische Kriterien, Klinik.</u> Von SEAMAN u. KOLER

(1953) wurden folgende diagnostische Kriterien festgelegt:
1. Schwere chronische normocytäre oder makrocytäre normochrome
   Anämie mit Verminderung oder Fehlen der Reticulocyten.
2. Zellreiches oder doch zellhaltiges Mark mit intakter Granu-
   lo- und Thrombopoiese bei Fehlen oder ausgeprägter Hypoplasie der Erythropoiese.
3. Normales weißes Blutbild, doch besteht bei einem Drittel
   der chronischen Fälle eine Eosinophilie (20)
4. Normale Thrombocyten, keine hämorrhagische Diathese.
5. Kein Nachweis einer extramedullären Hämopoiese.
Man kann mithin bei einer aregeneratorischen Anämie nur dann
eine isolierte aplastische Anämie diagnostizieren, wenn Knochenmark und peripheres Blut hinsichtlich der anderen Mark-
stränge normal sind. Entscheidend für die Diagnose ist letztlich der Markbefund.

Das <u>klinische Bild</u> ist für die chronischen Formen der Erkrankung erwartungsgemäß unergiebig. Leitsymptome sind die pro-
gressive Anämie und deren Folgen, wesentlich das Fehlen der Retikulocyten, wobei Werte von 1 - 2 ‰ uns schon alarmieren
sollten wegen der Scheu vieler technischer Assistentinnen, das
völlige Fehlen von Retikulocyten anzugeben. Schon vor der meist
bald notwendigen Substitutionstherapie mit Bluttransfusionen
ist der Serumeisenspiegel erhöht. Milztumor und Lymphknoten-
vergrößerungen fehlen.

Bei der akuten Erythroblastophthise wird das klinische Bild
von der jeweiligen Grundkrankheit geprägt.

<u>2. Ätiologische Klassifizierung.</u>

In Anlehnung an DIGIACOMO et al. (1966) kann man zwischen angeborenen und erworbenen Formen unterscheiden. Über die angeborenen chronischen und erworbenen Beobachtungen beim Kind wird
Herr Gasser nachfolgend berichten. Ich möchte auch an dieser

Stelle dafür plädieren, den Namen GASSER für diese Gruppe eben-
so als Synonym zu verwenden, wie wir das für die BLACKFAN-DIA-
MOND'sche Anämie gewohnt sind. Es ist sein Verdienst, diese
Gruppe als Einheit erkannt und beschrieben zu haben.

Aetiologische Klassifizierung
der isolierten aplastischen Anaemie PRCA

```
I.  angeborene Formen (BLACKFAN-DIAMOND)
II. erworbene Formen
    A.  postinfektiös bei Kindern und
        Jugendlichen (GASSER)
    B.  postinfektiös bei Erwachsenen
    C.  nach Toxineinwirkung
    D.  neoplastisch-praeleukaemisch
        bei Leukaemien
        bei Carcinomen
    E.  bei Thymom
    F.  bei Mangelernährung
    G.  bei haemolytischer Anaemie
    H.  bei Uraemie
    J.  ohne erkennbare Ursache = primär
```

nach DiGIACOMO et al. (1966)

Die postinfektiöse Phthise der Erwachsenen (B) verläuft in aller Regel akut und ist rasch reversibel. Ihre Aufdeckung geschieht meist zufällig oder ist Resultat sorfältiger hämatologischer Überwachung bei nicht-hämatologischen Erkrankungen
(21). Sie kann im Markbefund morphologisch durch das Auftreten
von Riesenproerythroblasten charakterisiert sein bei Fehlen
der reiferen Formen. Typisch sind große Vakuolen. Sie entsprechen vergrößerten Zytozentren, so daß morphologische Hinweise
auf eine Karyokinese-Störung als eine der möglichen Ursachen

für die akute Erythroblastopenie gegeben sind. Bei karyome-
trischen Untersuchungen wurden Kerne der Größenklasse K 16 gefunden mit Durchmessern bis 26 μ (4). Die Unterscheidung dieser Zellen von Megakaryozyten ist schwierig aber zumeist möglich anhand des tiefblauen homogenen Zytoplasmas und der "Cy-
toplasmaöhrchen" sowie am Fehlen der Makro- und Normoblasten.

Die Gruppe C ist für Erwachsene nicht gut belegt, meist handelt es sich um medikamentös bedingte Aplasien, welche mit der
post- oder parainfektiösen Gruppe überlappen. Kombinationen
mit Agranulocytosen kommen vor (9).

Auch bei Leukämien und Carcinomen (D) sind isolierte aplastische Anämien beschrieben worden. Besonders gut belegt ist diese Komplikation bei einem Bronchial-Carcinom durch ENTWISTLE
et al. (1964). Hier gelang erstmals der Nachweis von Erythro-
blastenantikörpern.

Am bekanntesten ist das Auftreten der Erythroblastopenie bei
Thymom. Bei diesem Tumor des vorderen Mediastinums bestehen
keine eindeutigen Beziehungen zwischen histologischer Klassifizierung und immunologischer Aktivität (24). Andererseits bestehen keine Zweifel am gehäuften Zusammentreffen des spindel-
förmigen epithelialen Zelltyps und der isolierten aplastischen
Anämie.

Selbstverständlich sind keineswegs alle isolierten aplastischen Anämien mit Thymom vergesellschaftet. MYATA et al. (1971)
haben 50 in Japan publizierte Fälle in dieser Hinsicht untersucht. Die Hälfte dieser Fälle hatte keine Thymusgeschwulst.
Männer und Frauen waren in beiden Gruppen gleichmäßig verteilt,
es bestand keine Alterspraevalenz.

Als nächste Gruppe findet sich Mangelernährung (F). Dieser
Terminus steht für Beobachtungen von isolierten aplastischen
Anämien bei Kwashiorkor, einem schweren Eiweißmangelzustand
in tropischen Gebieten. Auch bei Kwashiorkor sind Riesen-Proerythroblasten gefunden worden, was auf eine pathogenetische
Gemeinschaft, zumindest für einige dieser Fälle, schließen
läßt.

Unter G finden sich aplastische Krisen bei hämolytischen

Anämien und zwar sowohl bei angeborenen wie erworbenen Formen.
Erstmals wurde ein derartiges Ereignis von LYNGAR (1942) publiziert.

Auch bei Urämien sind Aplasien der Erythropoese bekannt, na-
mentlich bei akuter Anurie. Es bestehen keine Beziehungen zwischen Höhe des Rest-N bzw. anderer harnpflichtiger Substanzen
und Ausmaß der Anämie. Hier müssen also andere als bei der
renalen Anämie übliche Faktoren ins Spiel treten. Wahrscheinlich handelt es sich um Serumfaktoren, die auch verhindern,
daß sich gut dialysierte Patienten mit ihrer Erythropoese
vollständig normalisieren. Diese Faktoren verschwinden bekanntlich erst nach erfolgreicher Transplantation, bei der
sogar Polycythämien beschrieben worden sind (10). In unserer
Arbeitsgruppe hat UHL die Existenz eines solchen nicht dialy-
sablen Serumfaktors anhand von Untersuchungen an Knochenmarkkulturen nachgewiesen.

3. Pathophysiologie

Das Zusammentreffen von Aplasie und Thymom und anderen immunologischen Besonderheiten hat schon früh die Aufmerksamkeit
auf pathogenetisch wirksame Immunprozesse gelenkt. Gleichwohl
haben nur 5 % der Patienten mit Thymom eine Aplasie, während
ein Großteil der Aplasien auch ohne Thymusgeschwulst auftritt.

In einer Tabelle haben GOLDSTEIN u. MACKAY (1969) die immunologischen Abnormitäten bei 56 Patienten zusammengestellt
(Lit. s. 17). Es fanden sich sowohl histologische als auch
serologische Abnormitäten, die Gammaglobuline waren verändert
und/oder es bestanden immunologische Begleitkrankheiten. So
ist es nicht verwunderlich, daß viele Autoren bei dieser Erkrankung nach Antikörpern gesucht haben (1, 6, 12 - 15, 25).

Welche pathophysiologischen Interpretationen sind möglich:
Für die akuten Formen wären direkte Toxineinwirkungen oder die
Bildung von Antikörpern im Rahmen einer allgemeinen Boosterung
bei Infekt denkbar. Verständlicherweise fehlen entsprechende

*Immunologische Abnormitäten
bei 56 Patienten mit Thymom und PRCA
(zus.gestellt von GOLDSTEIN u. MacKAY, 1969)*

Typ der Immun-Abnormität	Fallzahl
A. HISTOLOGIE	
Lympho-Aggregate im KM	3
B. SEROLOGIE	
Coombs Test	8
ANF oder LE-Zelltest	9
Muskel-AK	3
C. DYSGAMMAGLOBULINAEMIE	
A-[oder Hypo-]gammaglobulinaemie	3[6]
Hypergammaglobulinaemie	5
Myelom	1
Kryoglobulinaemie	1
D. AUTOIMMUNOLOG. BEGLEITKRANKH.	
Myasthenia gravis	11
Polymyositis	2
SLE	1
AHA	3

Befunde wegen der Akuität und raschen Reversibilität der Erkrankung ebenso wie wegen ihrer Seltenheit.

Bei den chronischen Formen sind cytotoxische Faktoren nachgewiesen worden (25). Außerdem gibt es offenbar Erythroblastenkern-Antikörper, nachgewiesen mit dem Immunfluoreszenztest. Erythropoetinhemmfaktoren sind umstritten, nach neueren Untersuchungen aber kaum zu erwarten (1). Für Immunpathomechanismen sprechen übrigens auch die gelegentlich erfolgreich mit Immunosuppressiva und/oder Glukocorticoiden behandelten Beobachtungen (3, 7, 18, 22). Einschränkend muß man sagen, daß Spontonremissionen häufig und selbst nach Kobaltgabe (23) Erfolge beschrieben sind.

In den letzten Jahren ist die Gruppe von KRANTZ bei der Aufklärung der Pathogenese besonders erfolgreich gewesen. Sie haben Antikörper mit verschiedenen Methoden nachgewiesen, ihre letzte Publikation betrifft einen Erythroblastencytotoxizitäts-Nachweis. Hierbei werden Patientenmark oder Spendermark mit Patientenserum, genauer Immunglobulin G, zusammengegeben. Dann fügt man in einer zweiten Phase frisches Plasma hinzu. Gemessen wird die Erythroblastenzerstörung am Fe^{59}-Freisetzungsindex. Dieser Test war positiv bei 4 von 7 Patienten, bei einem konnte ein Hemmfaktor nachgewiesen werden. Der Test ist offenbar komplementabhängig, das verwendete frische Plasma zumindest hitze-labil und Zymosan-, Suramin- und EGTA-hemmbar.

Diese Methode könnte als Modell zur Aufklärung anderer ätiologisch unklarer Anämien diesen, z.B. zur Aufklärung der Tumor- und Infektanämie (25). Vielleicht stellt es sich heraus, daß das Krankheitsmodell der isolierten aplastischen Anämie nur die Spitze eines Eisberges darstellt und nur das Extrem eines auch sonst verwirklichten Pathomechanismus ist.

LITERATUR

1. AL-MONDHIRY, H., E.D. ZANJANI, M. SPIVAK, R. ZALUSKY,
   A.S. GORDON:
   Pure red cell aplasia and thymoma: loss of serum inhibitor of erythropoiesis following thymectomy. Blood 38,
   1971, 576 - 582

2. BEGEMANN, H.:
   Über eine isolierte aplastische Anämie mit vollständigem
   Fehlen der Erythroblasten (Erythroblastophthise) Klin.
   Wschr. 44, 1947, 850

3. BÖTTIGER, L.E., A. RAUSING:
   Pure red cell anemia: Immunosuppressive treatment Ann.
   int. Med. 76, 1972, 593 - 597

4. CAZAL, P., P. IZARN, J. EMBERGER:
   Erythroblastopénie aigue de Gasser

5. DIGIACOMO, J., ST.W., ST.W. FURST, D.D. NIXON:
   Primary acquired red cell aplasia in the adult. J. Mt.
   Sinai Hosp. 33, 1944, 382 - 395

6. ENTWISTLE, C.C., P.H. FENTEM, A. JACOBS:
   Red cell aplasia with carcinoma of the bronchus. Brit.
   med. J. 1964, II, 1504

7. FLEURY, J., J.P. SOULIER, DE MENIBUS, C.H., ET HAZARD:
   Aplasie érythroblastique chez un adolescent Nouv. rev.
   franc. Hemat. 10, 1970, 583 - 596

8. HEIMPEL, H., W. HUNSTEIN:
   Die isolierte aplastische Anämie Hbd. inn. Med. II. Bd.
   2. Teil p. 652 - 661 Springer, Berlin-Heidelberg-New York
   1970

9. HAUSWALDT, Ch., W. HUNSTEIN, E. PERINGS:
   Amidopyrin-Agranulozytose mit gleichzeitiger Erythroblastopenie Dtsch. med. Wschr. 91, 1966, 1832

10. JEPSON, J.N., N.K.M. DE LEEUW, M.H. GAULT:
    Characteristics of erythropoeisis following human renal
    transplantation Transplantation Proc. 3, 1971, 353 - 357

11. KAZNELSON, P.:
    Zur Entstehung der Blutplättchen Verh. Dtsch. Ges. inn.
    Med. 34, 1922, 557

12. KRANTZ, S.B.:
    Studies on red cell aplasia Blood 39, 1972, 347 - 360
    III. Treatment with horse antihuman thymocyte gamma glo-
    bulin.

13. KRANTZ, S.B., V. KAO:
    Studies on red cell aplasia I. Demonstration of a plasma
    inhibitor to hemseynthesis and an antibody to erythro-
    blast nuclei Proc. Nat. Acad. Sci. 58, 1967, 493 - 500

14. KRANTZ, S.B., W.H. MOORE, S.D. ZAENTZ:
Studies in red cell aplasie. V. Presence of erythroblast
cytotoxicity in G-globulin fraction of plasma. J. Clin.
Invest. 52, 1973, 324 - 336

15. KRANTZ, S.B., V. KAO:
Studies in red cell aplasia. II. report of a second patient with an antibody to erythroblast nuclei and a' remission after immunosuppressive therapy. Blood 34, 1969
1 - 13

16. LYNGAR, E.:
Samtiding opptreden av anemiske kriser hos 3 barn en familie med hemolytisk ikterus. Nord. Med. 14, 1942, 1246

17. MIYATA, M., R. MATSUYAMA, T. ITOH:
A consideration for the relationship between pure red
cell anemia and Thamus with report of two cases. Acta
haematol. Jap. 34, 1971, 438 - 451

18. SAFDAR, S.H., S.B. KRANTZ, E.B. BROWN:
Successful immunosuppressive treatment of erythroid aplasia appearing after thymectomy. Brit. J. Haematol. 19,
1970, 435 - 443.

19. SEAMAN, A.J., R.D. KOLER:
Acqured erythrocytic hypoplasia: a recovery during cobalt
therapy. Acta haemat. (Basel) 9, 1953, 153

20. SCHMID, J.R., J.M. KIELY, G.L.:
Lease et al.: Aquired pure red cell agenesis: report of
sixteen cases and review of the literatur. Acta Haematol
30, 1963, 255 - 270

21. SCHMIDT, H., N. UHL, W. HUNSTEIN:
Isolierte aplastische Anämie (akute benigne Erythroblastopenie Gasser) bei Colitis ulcerosa. Med. Klin. 65,
1970, 772 - 776

22. VILIAN, J., K. RHYNER, A. GANZONI:
Immunosuppressive treatment of pure red-cell aplasia
Lancet 1971 III, 51 (letter)

23. VOYCE, M.A.:
A case of pure red-cell aplasia successfully treated with
cobalt. Brit. J. Haemat. 9, 1963, 412 - 418

24. WATANABE, H., N. TAMAOKI:
Thymic abnormalities and their complications in human
material. Acta Haematol. Jap. 34, 1971, 411 - 419

25. ZAENTZ, S.D., S.B. KRANTZ:
Studies on red cell aplasia VI. Development of two-stage
erythroblast cytotoxicity method and role of complement.
J. Lab. Clin. Med. 82, 1973, 31 - 43

GRANULOZYTOPENIEN (AGRANULOZYTOSEN)

K. Wagner

Aus der III. Med. Abteilung des Landeskrankenhauses Graz

Abkürzungen: Gpe = Granulozytopenie G = Granulozyten
Npe = Neutrozytopenie   N = Neutrozyten
Gpo = Granulozytopoiese

Unser Wissen um Störungen, die primär in G und deren Bildung zu suchen sind, wurde durch drei Forschungsrichtungen wesentlich gefördert:

a) Im Anschluß an die 1922 erfolgte Beschreibung der Agranulozytose durch SCHULTZ (71) wurde nach einer Pause von mehreren Jahren zuerst von klinischer Seite (5, 16, 24, 49, 62, 65) eine Arzneimittelallergie vermutet und 1951 von MOESCHLIN und WAGNER (54) der Nachweis für ein Leukozytenagglutinin bzw. für einen Serumfaktor dieses Wirkungsprinzips erbracht. In den folgenden Jahren versuchten zahlreiche Forscher die Immunreaktion dieser und anderer Immunoleukopenien näher zu charakterisieren (17, 19, 32, 35, 36, 52).

b) Vor allem von pädiatrischer Seite wurde mit der Beschreibung vieler häufig erblicher Anomalien die Bedeutung von Dysfunktionen der G erkannt. Im Kielwasser der Erythrozytenforschung lernte man zahlreiche intra- und extrazelluläre Störungen erkennen, die bestimmte Funktionsstörungen der G nach sich ziehen. In Fortführung dieser Untersuchungen werden sich in der Zukunft gerade für toxische Blutschädigungen exaktere Differenzierungsmöglichkeiten ergeben.

c) Entscheidende Impulse gingen von der experimentellen Hämatologie aus. Seit der ersten Granulozytenkinetikstudie am Menschen (15, 28, 29) weitete sich mit zunehmenden Erkenntnissen über Kinetik und Regulationsmechanismen das Gesichtsfeld für pathogenetische Betrachtungen der Gpo unter normalen und pathologischen Verhältnissen (28). Nach FLIEDNER

ist die Gpo als ein oszillierendes Zellsystem vorzustellen,
das alle Merkmale eines durch negative Rückkoppelung re-
gulierten Regelkreises besitzt. Von den hintereinander ge-
schalteten Zellspeichern mit jeweils mehreren Zellkompart-
ments kommt dem Stammzellspeicher eine Schlüsselstellung
zu. Die in ihm ruhenden Zellen können durch verschiedene
Stimuli (Granulopoietin?) zum Eintritt in den Prolifera-
tionsspeicher (Myeloblasten, Promyelozyten, unreife und reife Myelozyten) gebracht werden. Nach durchschnittlich 6 Tagen Durchgangszeit erfolgt der Eintritt in den Reifungsspeicher (Metamyelozyten, Jugendliche, stabkernige und seg-
mentkernige G), wo mit einer mittleren Durchgangszeit von
etwa 4 Tagen keine weitere Zellteilung, sondern nur Ausreifung erfolgt. Die reifen Zellen werden in wechselndem Aus-
maße in einem Reservespeicher des Knochenmarkes deponiert
bzw. in den Funktionsspeicher abgegeben, der sich aus einem
zirkulierenden und einem marginalen Pool (normale Relation
etwa 1 : 1) zusammensetzt. Aus dem Funktionspool verschwinden die reifen G mit einer Halbwertszeit von etwa 7 Stunden
durch Auswanderung und Zerstörung. Auf die Bedeutung peri-
pher zirkulierender Stammzellen für die Homöostase der Gpo
kann nur hingewiesen werden (28). Nicht unerwähnt bleiben
soll die Bedeutung der chemischen Regulation der Zellteilung durch das System der Chalone und Antichalone für die
Kontrolle der Gpo, da die von den G produzierten Chalone
zu den bestuntersuchten zählen (W. R. PAUKOWITS, 68, 80).
Isolierte Gpe sind überwiegend bei gesteigertem peripherem
Untergang reifer G, bei Verteilungsstörungen, gewissen erbli-
chen Schäden und zumindest passagär durch verschiedene chemische Schädigungen zu erwarten. Bei den letztgenannten sind bei
bestimmten Noxen Mitbeteiligungen mehrerer Zellsysteme voraus-
zusehen. Bei der Bedeutung des Stammzellspeichers, auf dessen
Ebene alle Blutzellsysteme in einem wahrscheinlich dynamischen
Gleichgewicht stehen (40), werden solche Mitbeteiligungen verständlich.
Medikamente, die zwei oder drei verschiedene Zytopenieformen

hervorrufen können (n. DAUSSET u. BARGE).

Verschiedene Zytopenieformen treten gewöhnlich bei verschiedenen Patienten auf.

Medikamente	Hämolytische Anämie	Thrombopenische Purpura	Leukopenie
Chinin	+^{o}	+^{o}	(+)
PAS	+^{o}	+^{o}	+
Phenacetin	+	(+)	(+)
Chlorpromazin	+	+	+
Amidopyrin	+^{o}	+^{o}	+
Salazosulfapyridin	+	+	+
Isoniazid (INH)	+	+	(+)
Stibophen	+	+	−
Chinidin	+^{o}	+^{o}	−
Antazolin	+	+	−

o bedeutet Ausnahme, () bedeutet nicht serologisch nachgewiesen.

Diesen Tatsachen sollte eine klare Nomenklatur Rechnung tragen:

Leukopenie

Granulozytopenie   Lymphozytopenie

Neutropenie Basopenie Eosinopenie

Die nicht glücklich gewählte Bezeichnung "Agranulozytose" wird für schwere Formen von Gpe bzw. Npe mit klinischen Folgeerscheinungen verwendet.

Die primär auf die G beschränkten Störungen können qualitativer und/oder quantitativer Art sein. Quantitative Störungen mit ungestörter Funktion des einzelnen G, aber verminderter effektiver Gpo, sind als Gpe den Granulozytopathien mit Ausfall einer oder mehrerer Funktionen des häufig morphólog. unauffälligen G gegenüberzustellen. Die Verhältnisse sind aber komplizierter, weil Produktionsstörungen auch mit Bildung ineffektiver und damit kurzlebigerer Zellen einhergehen können und eine Abgrenzung primärer und reaktiver Veränderungen nicht immer möglich ist.

Die klinischen Erscheinungen schwerer Gpe (Agranulozytosen) werden durch den Ausfall der neutrophilen G, die bekanntlich Mikroorganismen phagozytieren und abtöten und daher für die Abwehr bakterieller und mykotischer Infekte bedeutungsvoll sind, verursacht. Eine Beschränkung auf die Npe ist daher folgerichtig. Abgesehen von reaktiven Veränderungen sind die Verhältnisse bei den eosinophilen und basophilen G noch weitgehend unklar. Unterhalb des kritischen Wertes um 1000 N ist das Infektionsrisiko bei gleichzeitiger Lymphozytopenie größer. Prognostisch sind eine mit der Npe reziproke Monozytose und Hypergammaglobulinämie hervorzuheben.

Die Tatsache, daß bei vielen der bekannten Störungen oft nur wenige Fälle bekannt sind, erklärt die oft nur beschreibende Darstellung und Schwierigkeit einer systematischen Einordnung. Gerade bei den medikamentös induzierten Schädigungen kursieren viele oft ungenügend erhärtete Vermutungen und fehlen vielfach entscheidende Untersuchungen nach dem letzten Stande unseres Wissens.

Untersuchungsprogramm bei Granulozytopenien:

Grundprogramm:
    Komplettes Blutbild,
    Leukozyten-Tagesprofil, ev. Langzeitkontrollen,
    Alkalische Leukozytenphosphatase,
    LE-Test,
    Serum: LDH, Harnsäure, Ges. Eiweiß, Elektrophorese, Lysozym,
    Knochenmark: Zytologie, Histologie

Spezielle Untersuchungen:
    Größe der Leukozytenpools: Adrenalin-, Prednisolon-, Endo-
                               toxintest
    Leukotoxine und Leukoagglutinine
    Leukokinetik
    Karyotyp
    Schillingtest

Wenn man als Kriterien einer Klassifikation quantitativer
Granulozytenveränderungen Produktions-, Abbau- und Verteilungsstörungen annimmt, so ergibt sich nach FINCH folgende Einteilung:

  Legende: I - V Haupttypen

         a - c medikamentös induzierte Schädigungen

I.   Verminderte effektive Gpo

    a) zytolyt. od. radiomimetisch

    b) metabolische Interferenz: Chemotherapietyp

                             Phenothiazintyp

    c) idiosynkratisch: akut

                 chronisch

II. Verstärkte ineffektive, verminderte effektive Gpo

    a) Megaloblastosen

III. Verkürzte Überlebenszeit reifer Granulozyten

    a) medikamentös-allergische Agranulozytose

       (Aminopyrintyp)

IV. Kombination von I oder II und III

    a) Folsäure-Antagonisten,

       med.-allergische Agranulozytosen

V.   Pseudoneutropenien (Verteilungsänderungen)

    a) hydrophyle Kolloide,

       artfremde Proteine.

AdI. Über die Klinik einschlägiger Erkrankungen orientiert die
folgende Tabelle (Abb. 1).

Viele dieser Störungen treten familiär mit häufig bekanntem
Erbgang auf und zeigen Beziehungen zu anderen Erkrankungen wie
FANCONI Panzytopenie oder idiopathisches aplastisches Syndrom.
Da sie meist schon in der frühesten Kindheit auftreten, werden vorwiegend Pädiater mit diesen Erkrankungen befaßt. Mögliche Spätmanifestationen, erscheinungsarme Verlaufsformen
und verbesserte Lebenserwartungen durch antibiotische Behandlung machen sie aber auch dem Internisten wissenswert. Am Beispiel der nicht familiären chronischen Npe zeigt sich die oft
schwierige Abtrennung von toxischen Schädigungen, wenn keine
Vorbefunde bekannt sind. Auf die große Zahl erworbener Schä-

Krankheitsbild: Marg. und Knochenmarksreserveppol vermindert Neutrozytenturnover: vermindert Neutrozytenüberlebenszeit: normal in vivo Aufnahme von ^{3}H-Thymidin: Vermindert **Befunde:**	Infantile Agranulozytose (Kostmann) = Agranulocytosis infantilis hereditaria .	benigne familiäre Neutropenie	maligne familiäre Neutropenie	zykl. Neutropenie	Neutropenie mit Pankreasinsuffizienz	Neutropenie mit Immunglobulinveränderungen (z.B. bei Thymom)	Neutropenie mit Alymphozytose	Neutropenie mit verschiedenen konst. Defekten, Dyskeratosis cong. mit famil. Pancytopenie, Zinsser-Engman-Cole-Syndrom	chron. Neutropenie mit hypoplastischem Mark
Milzvergrößerung	-	-	-	-	(+)	(+)		(+)	+
Vererbung: autosomal rezessiv	+		+						
autosomal dominant		+		+?	(+)?	(+)?			
Chromosomenveränderungen	(+)								
Leukopenie		+	+						
Neutropenie	+	(+)	+	+		+			
Monozytose	+	+		+	+	+		(+)	
Eosinophilie		+							
Lymphopenie							+		
Knochenmark: hypoplastisch				+		+	+	+	
hyperplastisch	+				+				
reifungsgestört	±	(±)	±	±		±			
normal		+	(+)						
Hypergammaglobulinämie	+		+						
Auftreten: frühkindlich	+		+	+	+	+	+		
später		+	+	+			+		
zyklischer Verlauf				+	(+)				
Infektionen	++	(+)	++	+	+	+	+	+	+
Leukoagglutination				(+)					

Abb. 1

digungen der Gpo infolge Markverödung (Entzündungen, Ernäh-
rungsstörungen (72)) und Markverdrängungen (Hämoblastosen,
Metastasen) soll hier nicht näher eingegangen werden.

Besondere Beachtung verdienen mit Lymphozytopenien kombinierte Npe wegen der auftretenden immunologischen Störungen.

Die durch chemische Agenzien bzw. Medikamente verursachten
Npe sind eine überaus komplexe Gruppe. Jeder Versuch, sie nach
Wirkungsmechanismen zu ordnen bleibt unbefriedigend. Sicherlich bestehen auch Querverbindungen zu Granulozytopathien etwa
durch mangelhafte Enzymausstattung. Man sollte daran denken,
wenn die auftretende Zytopenie familiär gehäuft, oft erst nach
längerer Medikation, dosisunabhängig und meist in Richtung
einer sich anbahnenden Panzytopenie auftritt. Der Mangel oder
die Instabilität des reduzierten Glutathions, das für die Erhaltung der Zellintegrität wichtig ist, findet in Veränderungen der Glukose-6-Phosphatdehydrogenase, der Glutathionreduktase (autosomal dominant) und der Glutathionsynthetase (autosomal rezessiv) mögliche Ursachen. Ein Mangel an den beiden
letztgenannten führt über hämolytische Anämien hinaus auch zu
Panzytopenien (78, 79). Im Gegensatz zum seltenen Glutathion-
synthetasemangel ist ein Glutathionreduktasemangel in etwa 2 %
hierorts zu erwarten (LÖHR u. Mitarb.).

Allgemeine Hinweise für toxische Gpe sind:
Dosisabhängigkeit, langsame Entwicklung, häufig Panzytopenie
und langsame oft unvollständige Erholung.

Die meisten toxischen Schädigungen gehen wohl auf das Konto
der zytostatischen Therapie. Hierfür bedeutsam erscheinen die
mangelnde Selektivität der verwendeten Substanzen, die häufig
niedrigere Mitoserate von Tumorzellen gegenüber normalen myeloischen Vorstufen (9, 29, 57), mangelnde Überschaubarkeit der
Therapie durch verschiedene Zusatzmedikationen (z.B. Allopuri-
nol und 6-Mercaptopurin) und ungenügende Behandlungskontrollen.
Der Zeitpunkt für das Auftreten einer Schädigung ist nicht
voraussehbar und kritische Grenzwerte für die Neutrozyten sind
unterschiedlich anzusetzen. Derartige toxische Schädigungen
der Gpo können durch Hemmung der Proliferation (Mitosegifte,

alkylierende Substanzen, Antimetaboliten), fehlende Schutz-
mechanismen (Enzymdefekte, Änderung der Zellmembran), Entstehung zytotoxischer Intermediärprodukte und einen Antagonis-
mus zu Stoffwechselreaktionen, die bei Fehlen eines normalerweise vorhandenen Alternativstoffwechsels unter besonderen Umständen lebensnotwendig werden können, verursacht sein (81).
Nicht immer wird daran gedacht, daß eine unter einer Strahlen-
behandlung aufgetretene Leukopenie vorwiegend durch einen raschen Abfall der strahlensensiblen zirkulierenden Lymphozyten
verursacht sein kann.

Unter den einzelnen Typen von Gpe sind nach FINCH verschiedene Arten einer medikamentös-induzierten Schädigung anzunehmen:

I.   Gestörte effektive Gpo:
a)   Cytolytisch od. radiomimetisch:
         Alkylierende Substanzen (Nitrogen-Mustard, Zyklophos-
         phamid, Chlorambucil, Uracil-Mustard, Busulfan, Tri-
         äthylenmelamin, Alkeran), DNS-Depolymerisation (Procar-
         bacine), DNS-Bindung (Dactinomycin), Mitosehemmer (Vin-
         blastin, Vinchristin, Kolchizin).
b)   Antimetabolisch:
1.   Chemotherapietyp:
         Purin- und Pyrimidinantagonisten (Zytosinarabinosid,
         5-Fluorouracil, 6-Mercaptopurin, 6-Thioguanin, Azo-
         thiaprin, Methotrexat, Hydroxyurea), weitere Substan-
         zen (Chloramphenicol, Amphotericin, Benzole).
2.   Phenothiacintyp:
         Phenothiacine (Promazin, Chlorpromazin), Dibenzazepine,
         Thyreostatica (Thiouracilderivate, Carbimacol, Methima-
         col), Sulfonamide (Sulfathiazole, -pyridine, -diazine,
         Chlordiazide), Antibiotica (Ampicillin, Cephaloridin,
         Griseofulvin, Gentamycin, Lincomycin, Methicillin,
         Streptomycin), Antihistaminica (Pyribenzamin), Antikon-
         vulsiva. Weitere Substanzen: (Penicillamin, DDT, Etha-
         crynsäure u.a.)

178

c)   Idiosynkrasie:
        akut: Chinin, Chinidin, Plasmochin, Indomethazin, Pro-
        cainamid, Allopurinol, Nitrofuradantin, Thiazide, Thiaze-
        pam, Sulfonamide, Phenylbutazone, Thyreostatica,
        chronisch: Chloramphenicol, Phenylbutazon, Benzolderi-
        vate, Goldsalze.

II.   Ineffektive Gpo:
        Nucleinsäuren-Synthesestörung (Methotrexat, Zytosinara-
        binosid, Diphenylhydantoin, Pyrimethamin), weitere Schä-
        digungen (Akute Alkoholintoxikation, Chloramphenicol,
        nach Röntgenbestrahlungen).

Ad I a Die Zytotoxität, abhängig von Dosis und Dauer der Be-
       handlung, geht auf die Zerstörung von DNS zurück. Ent-
       weder erfolgt Genesung in 7 bis 10 Tagen oder bei vor-
       geschädigtem Knochenmark ein langwieriger Verlauf mit
       vereinzelten Übergängen in myeloproliferative Erkran-
       kungen.

Ad I b Die hier genannten Störungen sind beim Chemotherapie-
       typ mit Ausnahme geringer individueller Schwankungen
       streng abhängig von Dosis und Dauer der Behandlung und
       gewöhnlich reversibel. Angedeutete zyklische Schwankun-
       gen der N können auf einer "Verwirrung" des "Feedback-
       Mechanismus beruhen (76). Die durch Chloramphenicol,
       Benzol und andere Stoffe verursachten Npe zeigen im
       Gegensatz zu den durch Antimetaboliten eine Abhängig-
       keit von unbekannten Wirtsfaktoren und leiten zum Phe-
       nothiazintyp über, wo die Interferenz mit der DNS-Syn-
       these bedeutungsvoll, die Streuung der Reaktion breiter
       und nicht streng dosisabhängig ist. Die Rolle von Wirts-
       faktoren ist beträchtlich. Bevorzugt betroffen werden
       scheinbar ältere Leute, Frauen und die weiße Rasse (63).
       Die Häufigkeit des Auftretens wird heute mit etwa 1 :
       1200 angegeben (63). Auftreten meist zwischen dem 20.
       und 90. Tag. Im manifesten Stadium weitgehende Aplasie
       des Knochenmarkes, die über Rundzellinfiltrate, später
       mäßige Leukozytose und belanglose Eosinophilie relativ
       rasch in Heilung übergehen kann.

Ad I c Das Auftreten einer Npe schon wenige Tage nach Verabreichung einer Substanz, mit der anamnestisch schon vorher einmal Kontakt bestanden haben kann, also die Dosis-
und Zeitunabhängigkeit sowie das Fehlen von Antikörpern
sprechen für eine besondere Hyperreagibilität, wobei in
einzelnen Fällen Hinweise für eine Störung der DNS-Synthese und eine Störung der Stammzelldifferenzierung erhoben wurden. Perakute Verläufe etwa durch Indomethazin
(26) oder Procainamid (77) können häufig klinisch stumm
verlaufen. Chronische Verlaufsformen werden aber gelegentlich irreversibel. Nach Ausschaltung der Noxe entwickeln sich häufig leichte passagere Monozytosen und
Eosinophilien.

Ad II Eine vermehrte ineffektive Gpo verbunden mit verminderter Produktion reifer, häufig kurzlebiger G hat ihre
Ursachen in Reifungsstörungen, intramedulärem Zelluntergang und Ausschwemmungsstörung in den zirkulierenden
Funktionspool. Führende klinische Befunde sind: hyperplastisches Knochenmark, leichte Erhöhung von Serum-
harnsäure und Lysozym, starke Erhöhung von LDH. Als klinisches Beispiel seien angeführt: Megaloblastosen, Prä-
leukämien, myeloproliferative Erkrankungen, Heilphasen
von Agranulozytosen, CHEDIAK-HIGASHI-Syndrom. Größere
Schwankungen im Auftreten medikamentös-induzierter ineffektiver Gpo zeigen sich unter Diphenylhydantoin im
Gegensatz durch Metothrexat.

Ad III Npe durch verkürzte Überlebenszeit reifer zirkulierender N entstehen dann, wenn infolge vermehrten Zellunterganges (Leukotoxine, Leukozytenantikörper, verstärkte Sequestration in der Milz) oder Verbrauch der Nach-
schub aus dem hyperaktiven Knochenmark nicht ausreicht.
Weitere klinische Besonderheiten sind das Auftreten einer leichten myeloischen Reaktion, das Fehlen einer
kompensatorischen Monozytose, der erhöhte Leukozyten-
turnover und ein Anstieg des Serumlysozyms. Mit Wegfall

der Noxe erfolgt rasche Normalisierung, doch können
Leukotoxine und Leukoagglutinine auch direkt das Mark
schädigen (46).

Klinische Beispiele sind:

a) Chronisch benigne Neutropenie bei Kindern (25, 70,
83). In den ersten 6 bis 20 Lebensmonaten auftretend,
geringe Infektanfälligkeit, Knochenmark normal, hohe
Spontangenesungsrate.

b) Chronische idiopathische Neutropenie bei Erwachsenen:
Dauer 1 - 3 Jahre, vorwiegend Frauen erkranken (45),
keine Infekte, keine Splenomegalie, Ätiologie unbekannt, doch viele gemeinsame Züge mit der frühkindlichen chronischen benignen Neutropenie.

c) Nicht erbliche primäre splenogene Neutropenie:
Sie korreliert mit häufigen Infekten. In 70 % Splenomegalie, Splenektomie in 96 % effektiv (21). Es
scheint eine selektive Affinität des RES für die
Neutrophilen in der Milz zu bestehen. Ähnliche Verhältnisse liegen beim sekundären Hypersplenismus unterschiedlicher Grundkrankheiten vor.

d) Immunoleukopenien:
Seit über 20 Jahren haben diese Leukopenien trotz
ungeheurer Anstrengungen nichts von ihrer Problema-
tik verloren. Ihre Bedeutung wird vielfach überschätzt. Die Entstehung der verschiedenen Iso-, Au-
to- und allergischen Leukozytenantikörper, ihre Charakterisierung, ihr Nachweis und ihre klinische Bedeutung stellen uns vor zahlreiche offene Fragen,
die in den letzten Jahren an verschiedenen Stellen
durch zahlreiche hervorragende Kenner abgehandelt
wurden (siehe Übersichten).

Die größte Transparenz zeigen die durch Bluttransfusionen, Schwangerschaften oder Organübertragungen
hervorgerufenen Isoimmunoantikörper seit der näheren
Identifizierung der leukozytären Isoantigene.

<u>Leukozytenantigene</u>

n. W.R. MAYR (51)

Nur an Granulozyten: NA1 - NA2, NB1, Vaz, 9a.
Auch an allen anderen Zellen: ABO-Blutgruppen, HL-A-
System, 5a - 5b.

Die sehr seltene neonatale isoimmune Leukopenie
kommt nur durch granulozytenspezifische, nicht durch
andere Antikörper, die rasch von allen Geweben gebunden werden, zustande. Weitere serologische Untersuchungen werden daher eine bessere Übereinstimmung
kindlicher Leukopenien (nicht nur Npe) mit dem serologischen Befund bei der Mutter erbringen. In einzelnen Fällen können auch diaplazentär übertragene Autoantikörper eine neonatale Leukopenie verursachen
(75). Diese Leukopenien sind meist kurzdauernd.

Die leukozytären Autoantikörper, 1952 erstmalig von DAUSSET
u. Mitarb. (19) beschrieben, habe eine große thermische Ampli-
tude (4 - 47°), sind IgG oder IgM, reagieren mit allen Leukozyten, kommen gleichzeitig häufig mit Erythrozyten- und Throm-
bozyten-Autoantikörpern vor, werden zweckmäßig mit dem Anti-
humanglobulinkonsumptionstest oder direkten Fluoreszenz-Anti-
humanglobulintest nachgewiesen (74) und führen zu chronischen
Zytopenien. Für die exakte kausale Beurteilung kommt dem Ausschluß von vorangegangenen Schwangerschaften, Bluttransfusionen und antinukleären Antikörpern (LE) Bedeutung zu. Der Nachweis einer Spezifität solcher Autoantikörper gegen bestimmte
Leukozytenantigene wie im Falle autoimmunhämolytischer Anämien
(WIENER 1953, Anti-e) steht noch aus. Ihrer Häufigkeit nach
überwiegen symptomatische Leukozyten-Autoantikörper gegenüber
den idiopathischen. Der klinische Verlauf ist wenig dramatisch.

Die regulär akut verlaufende allergische meist medikamentös
allergische Npe trägt auf Grund klinischer Besonderheiten
(Schleimhaut- und Organnekrosen, Angina, Gliederschmerzen,
Schüttelfröste, Ikterus usw.) die Bezeichnung "Agranulozytose
Schultz". Das ihr von den meisten Autoren zugrunde gelegte
immunologische Modell stammt von MIESCHER (52). Danach wird

das Medikament (HAPTEN) an ein Protein (wahrscheinlich Plasma-
protein) gebunden zum Vollantigen, das die Antikörperbildung
veranlaßt. Bei neuerlicher Zufuhr des Haptens erfolgt die An-
tigen-Antikörperreaktion und der lösliche Antigen-Antikörper-
Komplex lagert sich unspezifisch an gewisse Rezeptoren der G,
wobei es auch zur Bindung von Komplement kommt. In vivo konnte
in der akuten Phase ein Abfall des Serumkomplements (38) und
in vitro eine Komplementbindung nachgewiesen werden (8). Diese
zelluläre Bindung von Komplementfaktoren läßt die Assoziation
zu einer möglichen Zellschädigung zu. Die agglutinierten G
werden vorwiegend in Lunge und Milz abgefangen. Die vorhin genannten Ausführungen stellen damit gewisse Parallelen zur Npe
im anaphylaktischem Schock und beim ARTHUS-Phänomen dar. Daraus
ergeben sich auch Anhaltspunkte für eine zusätzliche Knochenmarksschädigung neben der peripheren Zytoklasie etwa im Sinne
einer anaphylaktischen Krise des myeloischen Gewebes (55). Zu
denken wäre auch an eine Markschädigung durch heterologe Antikörper (39, 61). In Knochenmarkskulturen sensibilisierter Kaninchen konnte nach Zufuhr desselben Antigens eine deutliche
Senkung der DNS-Syntheserate festgestellt werden (11). Das ge-
nannte Modell für die allergischen Agranulozytosen weist aber
eine Reihe von Widersprüchen und Unsicherheiten auf, die HARTL
(36) treffend hervorgehoben hat: z.B. fehlende Korrelation von
Npe und positiver Serologie, nur kurzfristiger Leukoaggluti-
ninnachweis, häufig fehlende Autospezifität u.a. Viele Fakten
wie die Tatsache, daß nur unmittelbar nach Einsetzen der Gra-
nulozytoklasie entnommenes Blut beim normalen Empfänger zur
Leukopenie führt (56, 58) könnten nach HARTL (36) dafür sprechen, daß bei der genannten Versuchsanordnung der Antigen-Anti-
körperkomplex übertragen werde.

Die Zahl der allergische Agranulozytosen auslösenden Medikamente ist bereits sehr groß (Übersichten siehe 6, 7, 37, 64
u.a.). Bei vielen dieser Substanzen sind aber Bedenken wegen
Vorliegens anderer oder zusätzlicher Ursachen anzumelden.

Ad IV Kombinationstypen. Die Kombination einer verminderten
effektiven und einer vermehrten ineffektiven Gpo mit verkürzter

Überlebenszeit zirkulierender Granulozyten findet sich nach FINCH (27) bei verschiedenen Hämoblastosen mit sekundärem Hypersplenismus, bakterieller - und Pilzsepsis, Megaloblastosen, Myelokathexis (48, 84), Dys- und Paraproteinämien, akuter Alkoholintoxikation, medikamentös induziert durch Folsäure-Antagonisten und eigentlich auch zum Teil bei allergischen Arzneimittelagranulozytosen.

Ad V Pseudoneutropenien. Sie entstehen durch Verschiebung aus dem zirkulierenden in den marginalen Pool, sind meist passager, selten aber auch permanent etwa bei konstit. benignen Npe, ferner scheinbar gehäuft in der männlichen Negerbevölkerung und ohne klinische Auswirkungen anzutreffen. Bekannte Beispiele sind: 2 - 5 Minuten nach dem Start einer Hämodyalyse über eine Dauer von 1 Stunde (43, 60), bei Endotoxinämien (2) und nach Verabreichung artfremder Proteine und Hydrophiler Kolloide (47).

Immer aber gibt es nicht einwandfrei beurteilbare Neutropenien wie zum Beispiel bei Hyperglyzinämien (73), Orotazidurie (42), Hypercarotinämie (31), bei Verbrennungen (23) und Bewohnern kalter Zonen (59).

Eine Betrachtung der Gpe ist nicht ohne Ausblick auf die Granulozytopathien möglich, zumal einzelne dieser wie LAZY-leucocyte-Syndrom oder CHEDIAK-HIGASHI-Syndrom mit Gpe einhergehen können. Für einzelne dieser defekten Enzymausstattungen sind zusätzliche Schädigungen auslösend für Zytopenien.

A) Störung der Mobilität und Chemotaxis
   CHEDIAK-HIGASHI-Syndrom
   LAZY-leucocyte-Syndrom (53)
   Komplementdefekte (1)
   Antikomplementäre Hemmfaktoren
B) Störung der Phagozytose
   Komplementdefekte (82)
   Tuftsinmangel (12)
C) Störung der intrazellulären Bakterizidie
   Chronische granulomatöse Erkrankung (CGD)
   a) Geschlechtsgebunden (4)

b) Autosomal rezessiv (3)

   Varianten: Lipochrome Histiozytose (30)

   Jobs-Syndrom (20)

   Kombination mit G-6-PD-Mangel (13, 14)

  Myeloperoxydasemangel (69, 33)

D) Kombinierte Störungen

  Zellabhängig: Chediak-Higashi-Syndrom

  Serumabhängig: Störung der Chemotaxis und Bakterizidie (34)

E) Weitere Störungen der Enzymausstattung

  Mangel an Glutathionsynthetase u. Glutathionreduktase (78, 79)

Ein Überblick über die an der Infektabwehr beteiligten Faktoren läßt das nötige Untersuchungsprogramm verstehen.

1. Keimmuster

2. Dinitrochlorbenzoltest

3. Immunglobulinbestimmungen

4. Komplementbestimmung

5. SCHICK-Test

6. Isoagglutinintiter

7. Rektumbiopsie

8. Zelluläre Untersuchungen

  a) Lymphozyten: PHA-Stimulation

  b) Granulozyten: Nitroblau-Tetrazolium (NBT) – Test

                Intrazell. Abtötung v. Staphyl. aureus

                Intrazell. Abtötung v. Cand. albic.

                Prüfung der Chemotaxis

                Myeloperoxidase

     Monozyten: Intrazell. Abtötung v. Cand. parap.

Während die zellgebundene Immunantwort auf die Makrophagen gerichtet ist, beeinflußt die humorale durch neutralisierende Antikörper nicht nur bestimmte Virulenzfaktoren, sondern auch Phagozytose und intrazelluläre Bakterizidie, also die leukozytäre Abwehrleistung. Dazu kommen noch phagozytosefördernde Antikörper (Opsonine), die allein oder mit Unterstützung der 1. bis 4. Komplementkomponente wirken (66). Verschiedene Komplementkomponenten beeinflussen auch die Chemotaxis (22). Nicht

näher differenzierte Serumkomponenten nehmen auch Einfluß
auf Chemotaxis und Bakterizidie. Das Zielobjekt ist dabei nicht
nur etwa ein Erreger, sondern wie im Falle des TUFTSIN-Mangels
auch der reife G, der zur Phagozytose stimuliert wird (12).
Die Abtötung von Erregern in den Phagolysosomen erfolgt unter
Einwirkung von entstehendem Wasserstoffperoxyd, Jod-Jonen und
lysosomaler Myeloperoxydase (44). Mangel an einzelnen dieser
Substanzen verursacht eine gestörte intrazelluläre Bakterizidie
wie im Falle der chronic granulomatous disease (CGD), wo keine
Bildung von H_2O_2 erfolgt. Waren zuerst vorwiegend Pädiater mit
derartigen Störungen konfrontiert, so wurden in letzter Zeit
infolge besserer Überlebenschancen auch bei Erwachsenen verschiedene dieser Abwehrstörungen festgestellt, z.B. autosomal
rezessiv vererbte Formen der CGD bei Frauen (3), die Kombination von CGD mit G-6-PD-Mangel (13) oder in jüngster Zeit se-
rumabhängiges reduziertes Abtötungsvermögen der G für Candida
albic., in einigen Fällen auch serumabhängige Störungen der
Chemotaxis und intrazellulären Abtötung für Staphyl. aur. (34).

Die Klinik dieser Granulozytopathien zeigt daher viele gemeinsame Züge mit der der Gpe; auf ihre Wiedergabe muß an dieser Stelle verzichtet werden.

Ich habe mich bemüht, Ihnen einen Überblick über die vorwiegend quantitativen Störungen der G zu geben. Abschließend möchte ich sagen, daß für die weitere Erforschung dieses Zellsystems das beim erythrozytärem System bereits Erreichte Vor-
bild sein soll. Am Beispiel des TUFTSIN-Mangels zeigt sich aber
deutlich, daß die Funktion dieser Zellen nur unter Berücksichtigung vieler extrazellulärer Faktoren zu verstehen ist, die
es weiterhin zu ergründen gilt.

LITERATUR

1. ALPER, CH., A. ABRAMSON, N. JOHNSTON, J.H. JANDL, F.S.
   ROSEN:
   Increased susceptibility to infection associated with abnormalities of complement-mediated functious and of the
   third component of complement (C3). New Engl. J. Med. 282,
   349, 1971.

2. ATHENS, J.W., HAAB, O.P., RAAB, S.O. MAUER, A.M., ASHEN-
   BRUCKER, G. CARTWRIGHT, G.E. u. WINTROBE, M.M.:
   Leukokinetic studies. IV. The total blood, circulating
   and marginal granulocyte pools and the granulocyte turnover rate in normal subjects. J. Clin Invest. 40, 989,
   1961.

3. AZINI, P.H., BODENBENDER, J.G., HINTZ, R.L. u. KONTRAS,
   S.B.:
   Chronic granulomatous diseasis in thre female siblings.
   J. Amer. Med. Ass. 206, 2865, 1968.

4. BERENDES, H., BRIDGES, R.A. u. GOOD. R.A.:
   A fatal granulomatosis of childhood: The clinical study
   of a new Syndrome. Minn. Med. 40, 309, 1957.

5. BOCK, H.E.:
   Über die serologische Stellung der Agranulozytose insbesondere der Amidopyrinagranulozytose. Verh. dtsch. Ges.
   inn. Med. 47, 213 - 219, 1935.

6. BOCK, H.E.:
   Agranulozytose, Med. Klin. 68, 775 - 780, 1973.

7. BOCK, H.E. HARTL, W.:
   IV. Deutscher Ärztekalender 42, 1969. G.G. Urban u.
   Schwarzenberg, München-Berlin-Wien 1969.

8. BOCK, H.E., W. HARTL u. E. GENTH:
   In vitro-Bindung von Komplement an Leukozyten, Schweiz.
   med. Wschr. 100, 617 - 622, 1970.

9. BOLL, J.:
   Granulozytopoiese unter physiologischen und pathologi-
   schen Bedingungen, Springer-Verlag, Berlin-Heidelberg-
   New York, 1966.

10. CARTWRIGHT, C.E., ATHENS J.W. und WINTROBE, M.M.:
    BLOOD 24, 780, 1960.

11. CHARPMAN, N.D., PARKHOUSE R.M.E. u. DUTTON, R.N.:
    Proc. Soc. exp. Biol. (N.Y.), 117, 708, 1964.

12. CONSTANTOPOULOS, A., NAJJAR, V.A. u. SMITH, J.W.:
    Tuftsin deficiency: A new syndrome with defective phago-
    cytose. J. of Ped. 80, 4, 564 - 572, 1972.

13. COOPER, M.R., L.R. DECHATELET, C. E. Mc CALL, M.F. LAVIA,
    C.L. SPURR u. R.L. BACHNER:

Complete deficiency of leucocyte glucose-6-phosphate de-
hydrogenase with defective bactericidal activity, J. clin.
Invest. 51, 769, 1972.

14. COOPER, M.R., DECHATELET, L.R. Mc CALL, C.E., LAVIA, M.F.
     SPURR, C.L. u. BACHNER, R.L.:
     Leucocyte G-6-PD-deficiency, Lancet 2, 110, 1970.

15. CRONKITE, P., FLIEDNER T.M., RUBINI, J.R., BOND. V.P. und
     HUGHES W.L.:
     Dynamics of proliferating cell systems of man studied with
     tritiated thymidine. J. clin. Invest. 37, 887, 1958.

16. DAMESHEK, W. u. A. COLMES:
     The effect of wrugs in the production of agranulocytosis
     and with particular reference of amidopyrin pensitivity,
     J. clin. Invest. 15, 85, 1936.

17. DAUSSET, J.:
     Immuno hematologie biologique et clinique. Flammarion,
     Paris, 1956.

18. DAUSSET J. u. A. BARGE:
     Drug allergy, cytopenie and cross reactions in man. Ciba-
     Foundation. J. u. A. Churchill, Ltd. London 1967.

19. DAUSSET, J. NENNA A. u. BRECY, H.:
     Leukoagglutinins Blood, 9, 696 - 720, 1954.

20. DAVIS, S.D., SCHALLER, J. u. WEDGWOOD, R.J.:
     Job's syndrome: Recurrent "cold" staphylococcal abscesses,
     Lancet 1, 1013, 1966.

21. DOAN, C.A., BRUCE, M.D. and WISEMAN, K.:
     Hypersplenie cytopenic syndromes: A 25 jear experience
     with special veterenee to splenectomy, in Proc. 5, int.
     Congr. Int, Soc, Hemat. Grune u. Stratton, New York 1956.

22. DOUGLAS, ST.D.:
     Discorders of phagocyte function. Blood 35, 851, 1970.

23. VAN DUYN, J. 2nd.:
     Degenerative white blood cell pictur as an indication of
     toxemia from burns. Arch. Surg. 50, 242, 1945.

24. EISLER, B.:
     Zur Kausalgenese der Agranulozytose. Klin. Wschr. 16,
     787 - 789, 1937.

25. FANCONI, G.:
     Klinische Demonstrationen. Ann. Paediab. 157, 308, 1941.

26. FAMULARO, L., CINQUE N.A., und BRAITO A.:
     Therapeutic indications for indomethacin in pediatrics.
     Minerva Pediatr. 19, 1750, 1967.

27. FINCH ST.C.:
     Granulocytopenia in W.J. Williams, E. Beutler, A.J. Ers-
     lev u. R.W. Rundless:
     Hematology, Mc Graw-Hill Book Comp. New York u.a. S. 628 -
     654. Tab. d. Einteilung S. 631.

188

28. FLIEDNER, TH.M.:
Kinetik u. Regulationsmechanismen des Granulozytenum-
satzes, Schweiz. med. Wschr. 104, 98 - 107, 1974.

29. FLIEDNER T.M., CONKRITE E.P. u. BOND V.P.:
Schweiz. med. Wschr. 89, 1061, 1959.

30. FORD, D.K., PRICE, G.E., CHARLES, F.A.C. u. VASSAR, P.S.:
Familial lipochrome pigmentation of histiocytes with hy-
perglobulinemia, pulmonary infiltration, splenomegaly,
arthritis und susceptibility to infection. Amer. J. Med.
33, 478, 1962.

31. GJERLOW, J.:
Granulocytopenia as a sequel to carotenemia. A case with
cufaneous xanthosis as a sequel to long-term excessive
consumption of carrots. T. Norsk. Laegeforen, 86, 33,
1966.

32. GOUDSMIT R. u. van LOGHEM J. J.:
Studies on the occurrence of leukocyte antibodies. Vox
Sang (Basel) 3, 58 - 67, 1953, 4, 89, 1953.

33. HAFERKAMP, O.:
Morphologische Aspekte der Immunantwort. Verh. dtsch. Ges.
inn. Med., 78, 733, 1972.

34. HAFERKAMP. O., BULTMANN, B., KLEEBERG, U.R., HAAS, R.J.,
BOROWSKI, K., WILDFEUER A., SCHACHENMAYR, W. HEYMER, B.
NIETHAMMER, D. u. KLEIHAUER, E.:
Serumabhängige Funktionsstörungen von Granulozyten. Dtsch.
med. Wschr. 99, 182 - 189, 1974.

35. HARTL, W.:
Drug allergic agranulocytosis. Sem. hemat. 2, 313 - 337,
1965.

36. HARTL, W.:
Zur Pathogenese und Klinik der Agranulozytose Schultz.
Immunhämatologie (Tübingen symposion 1969). F.K. Schattau-
er Verl. Stuttgart-New York, S. 151.

37. HARTL, P.W.:
Drug induced agranulocytosis. In Girdwood, R.E. (Ed.)
Blood discorders due to drugs and other agents. Excerpta
med. Monograph. (Amst.) 147 - 186, 1973.

38. HARTL, W. und GENTH, E.:
Serumkomplementspiegel u. Immunglobulinkonzentration bei
arzneimittelallergischer Agranulozytose Schultz. Klin.
Wschr. 47, 25 - 30, 1969.

39. HAUSWALDT. CH., HUNSTEIN, W. u. U. COHRS:
Tierexperimentelle Erzeugung von Knochenmarksfibrosen
durch wiederholte Ovalbumininjektion beim Kaninchen.
Schweiz. med. Wschr. 44, 1471, 1967.

40. HELLMAN S. und GRATE H.E.:
Enhanced erythropoieses with concomitant diminished gra-
nulopoiesis in pre-irradiated recipent mice; evidence for
a common stern cell. J. exp. Med. 127, 605, 1968.

41. HENNEMANN H.H. und SCHULTZE K.H.:
Der Komplementgehalt menschlicher Seren bei autoimmuno-
logisch bedingten Krankheiten des Blutes. Z. klin. Med.
155, 237 - 248, 1958.

42. HUGULEY, C.M. jr., BAIN, J.A., RIVERS, S.L. und SCOGGINS,
R.B.:
Refractory megaloblastic anemia associated with excretion
of orotic acid. Blood, 14, 615, 1959.

43. KAPLOW, L.S. und GOFFINET, J.A.:
Profound neutropenia during the early phase of hemodialysis, J. Amer. Med. 203, 1135, 1968.

44. KLEBANOFF, S.J. und SCHULTZ, J.:
(Hg.) Biomestry of the Phagocytic Process (North-Holland
Publishing Comp.: Amsterdam-London 1970), 89.

45. KYLE, R.A. und LINMAN J.W.:
Chronic idiopathic neutropenia: Newly recognized entity?
New Engl. J. Med. 279, 1015, 1968.

46. LAWRENCE, J.S., CRADDOCK, C.G. jr. und CAMPBELL, T.N.:
Antineutrophilie serum, its use in studies of white blood
cell dynamics. J. Lab. Clin. Med. 69, 88, 1967.

47. LEUSEN, J.R. und ESSEX, H.E.:
Leukopenia and changes in differential leucocyte counts
produced in rabbits by dextran and acacia. Amer. J. Physiol. 172, 231, 1951.

48. LIPTON, A.:
Chronic idiopathic neutropenia. Therapy with corticoste-
roids and mercaptopurine. Arch. Intern. Med. 123, 694,
1969.

49. MADISON, F.W. und SQUIER, T.L.:
The etiology of primäre granulocytopenia. J. Amer. Med.
Ass. 102, 755, 1934.

50. MAUGH, Th.H.:
Chalones: Chemical Regulation of Cell Division, Science
176, 1407, 1972.

51. MAYR, W.R.:
Die klinische Bedeutung der leukozyt. Isoantigene 85,
373 - 378, 1973.

52. MIESCHER, P.:
Immunhämatologie der Thrombozyten und Leukozyten. Ergebn.
inn. Med. Kinderheilk. 7, 170 - 243, 1956.

53. MILLER, M.E., OSKI, F.A. und HARRIS, H.B.:
Lacy-leukocyte syndrome, Lancet 1, 665, 1971.

54. MÖSCHLIN, S. und K. WAGNER:
Leukozytenagglutinine als Ursache von Agranulozytosen.
Schw. med. Wschr. 82 - 1104 - 1106 (1952).

55. MÜLLER, W.:
Zur Pathogenese der Arzneimittelagranulozytose, Acta haemat. (Basel) 12, 304, 1954.

56. MÜLLER, W.:
Immunhämatologische Untersuchungen bei Leukopenien und
Agranulozytosen. Klin. Wschr. 34, 1057, 1956.

57. MÜLLER, D.:
Klin. Wschr. 42, 224, 1964.

58. MÜLLER, W. und J. WEINREICH:
Die klinische Bedeutung des Nachweises von Leukozyten-
agglutininen. Fol haematol. N.F. 4, 313, 1960.

59. MUCHMORE, H.G., BLACKBURN, A.B., SHURLEY, J.T., PIERCE,
C.M. und Mc KOWN, B.A.:
Neutropenia in healthy men at the South Polar Plateau.
Arch. intern. Med. (Chicago), 125, 646, 1970.

60. PAPADIMITRIOU, M., BAKER, L.R., J, SEITANIDIS, B. SEVITT,
L.H., und KULATILAKE, A.E.:
White blood counts in patients on regular hemodialysis,
Brit. med. J. 4, 67, 1969.

61. PENTIMALLI, E.:
Verh. dtsch. Ges. Path. 37, 221, 1953.

62. PEPPER, O.H.P.:
The history of agranulocytotic angina. J. Amer. med. Ass.
97, 1100 - 1101 (1931).

63. PISCIOTTA, A.V.:
Agranulocytosis induced by certain phenothiazine deriva-
tives. J. Amer. Med. Ass. 208, 1862, 1969.

64. PISCIOTTA, A.V.:
Drug induced leukopenia and aplastic anemia. Clin. Pharm.
Ther. 12, 13, 1971.

65. PLUM, P.:
Agranulozytose und Amidopyrin, experimentell beleuchtet.
Verh. dtsch. Ges. inn. Med. 47, 208 - 213, 1935.

66. RABINOVITCH, M.:
Phagocytosis: the engultment stase. Semin. Hemat. 5, 134,
1968.

67. RUNDLESS. R.W.:
Classification of granulocyte discorders, In W.J. WILLI-
AMS, E. BEUTLER, A.J. ERSLEV und R.W. RUNDLESS: Hematolo-
gy, M. Graw-Hill Book Company a Blakiston Publication,
New York usw. 1972.

68. RYTÖMAA, T. und KIVIMEMI, K.:
Control of granulocyte production I. Chalone and Anti-

chalone, two specific humoral regulators. Cell Tissue kinetics 1, 329, 1968.

69.   SALMON, S.E., CLINC, M.J., SCHULTZ, J. und LEHRER, R.J.:
Myeloperoxidase deficiency: A genetic leukocyte defect,
New Eng. J. Med. 282, 250, 1970.

70.   SALOMONSEN, L.:
Granulocytopenia in chilren, Acta Pediat. scand. 35, 189,
1948 (Suppl.)

71.   SCHULTZ W.:
Über einen Fall von Agranulozytose mit Lokalisation im
Ösophagus nebst einigen allgemeinen Bemerkungen über die-
sen Krankheitszustand. Münch. med. Wschr. 76, 1667, 1929.

72.   SHAPIRO, J.L.:
Changes in Differential leukocyte count in prolonged total
alimentary starvation. Fed. Proc. 23, Transl. Suppl. 447,
1964.

73.   SOVIANO, J.R., TAITZ, L.S., FINBERG, L. und EDELMANN,
C.M. jr.:
Hyperglycinemia with Ketoacidosis and Leukopenia, Meta-
bolie studies on the nature of the defect. Pediatries,
39, 818, 1967.

74.   SPIELMANN, W.:
Leukozyt. Auto- und Isoantikörper. In "Immunhämatologie"
(Tübingen Symposion 1969). F.K. Schattauer-Verl. Stutt-
gart-New York.

75.   STEFANINI, M., MELC H. und D. SKINNER,:
Transitory congenital neutropenia, Amer. J. med. 25,
749, 1958.

76.   STOHLMAN F.:
Ir (Edited): Hemopoietic Cellular Proliferation, Grune
u. Stratton, New York, 1970.

77.   TALMERS, F.N. und TELMOS, A.J.:
A case report: Procaineamide hydrochloride (Pronestyl)
indeced agranulocytosis. Mich. Med. 64, 655, 1965.

78.   WALLER, H.D.:
Medikamentnebenwirkungen bei Varianten der Enzymausstatt.
d. Organ. Therapiewoche 48, 2369 - 2371, 1969.

79.   WALLER, H.D., G.W. LÖHR, E. ZYSNO, W. GEROK, D. VOSS und
G. STRAUSS:
Glutathionreduktasemangel mit hämat. u. neurol. Störung.
Klin. Wschr. 43, 413, 1965.

80.   WEISS, P.:
Spezificity in grouth control, in Biological Specificity
and Growth edited by E.G. Butler, 195. Princeton Univer-
sity Press, Princeton, N.J. 1965.

81.   WILMANNS, W.:
Toxische Knochenmarksschäden unter zytostatischer Therapie, Therapiewoche 48, 2383, 1969.

82. WINKELSTEIN, J.A., R.H. DRACHMANN:
     Deficiency of pneumococcal serum opsonizing activity in
     sickle-cell disease, New Engl. J. Med. 279, 459, 1968.

83. ZUELZER, W.W. und BAJOGHLI M.:
     Chronic granulocytopenia in childhood, Blood 23, 359,1964.

84. ZUELZER, W.W.:
     Myelokathexis - a new form chronic granulocytopenia. New
     Eng. J. Med. 270, 699, 1964.

ERYTHROAPLASIE UND PANMYELOPATHIE IM KINDESALTER

Conrad Gasser

Universität Zürich, 8032 Zürich, Schweiz

Das Thema umfaßt zwei Krankheitsbilder, die im Schrifttum un-
glücklicherweise mit dem gleichen Namen "aplastische Anämie"
belegt sind. Eine rein aplastische Anämie i.e.S. bedeutet
pathogenetisch den isolierten Ausfall der Erythropoese (Aplasie der Erythropoese) im Sinne von KAZNELSON (1922) und BAAR
(1927). Historisch gesehen bedeutet "aplastische Anämie" nach
PAUL EHRLICH (1888) den Ausfall des gesamten Knochenmarkes im
Sinne der Panmyelopathie.

A. APLASIE DER ERYTHROPOESE (ERYTHROBLASTOPENIE) ODER APLA-
STISCHE ANAEMIEN IM KINDESALTER

1. Chronische kongenitale Erythroblastopenie oder congenital hypoplastic anemia (Josephs; Diamond-Blackfan)

Synonyma dafür sind: pure red cell anemia (LESCHER und HUBBLE,
1932), essentielle Erythroblastopenie (GLANZMANN 1948), chronic congenital aregenerative anemia (SMITH 1949), Erythrogene-
sis imperfecta (CATHIE 1950), neuerdings spricht man auch von
Pure red cell aplasia (PRCA). Die kongenitale chronische Erythroblastopenie ist eine sehr seltene Erkrankung. Heute ist
der Nachweis der Heredität für den Einzelfall erbracht. HAMIL-
TON, DAWSON und GALLOWAY (1974) beobachteten das Vorkommen bei
Mutter und Tochter und postulieren deswegen eine autosomale,
dominante Vererbung. Familiäres Auftreten wurde schon früher
beschrieben (BURGERT, DIAMOND, KENNEDY und PEASE (1954),..
Chromosomenstörungen wurden bis jetzt nicht beobachtet. Beide
Geschlechter erkranken. Die Kinder haben oft eine eigenartige

Physiognomie (CATHIE). Es sind meist Früh- oder Mangelgeburten mit Zurückbleiben im Wachstum, schon vor Einsetzen der Therapie. Die Krankheit manifestiert sich meist im ersten Halbjahr, doch ist konnatales Auftreten ungewöhnlich. Die Anämie entwickelt sich langsam. Es fehlen Vergrößerung von Milz und Lymphknoten. Auch abnorme Pigmentierung gehört nicht zum Bilde, oder sie ist exogen-therapeutisch bedingt. (Transfusions-Hämosiderose). Hämatologisch zeigt das periphere Blut Erythrozyten von normaler Form und Größe bei normalem Färbeindex und Erythrozytendurchmesser. Man findet keine Regenerationszeichen wie Polychromasie und basophile Tüpfelung; auch die Retikulozyten fehlen oder sind stark vermindert. Die Neutro-, Lympho- und Thrombopoese sind nicht verändert. Das Knochenmark ist zellreich, mit elektivem Fehlen der Erythroblasten aller Reifungsstufen, bei normaler Neutro- und Thrombopoese. Im Gegensatz zur akuten Erythroblastopenie fehlen Riesenproerythroblasten. Bei vollständigem Schwund der Retikulozyten im Blut und der Erythroblasten im Mark sprechen wir auch von rein aplastischer Anämie (Typus KAZNELSON-BAAR). Sind die Retikulozyten im Blut und die Erythroblasten im Mark nur vermindert, so sprechen wir von der congenitalen hypoplastischen Anämie, (Typus JOSEPHS-DIAMOND-BLACKFAN). Blutchemisch ist eine Erhöhung des Serumeisenspiegels hervorzuheben. Da letzterer bei Einsetzen der Erythropoese absinkt, dürfte Nichtgebrauch die Ursache der erhöhten Serumeisenwerte sein. Das Erythropoetin (Erythropoesis-stimulating Factor (ESF) der unbehandelten Fälle ist erhöht, mutmaßlich wegen Nichtverwertung. Einzelne Autoren (JEPSON und LÖWENSTEIN 1966) fanden auch eine Vermehrung eines Inhibitors (anti ESF), dessen pathogenetische Bedeutung noch unklar ist. Die Überlebenszeit der Erythrozyten ist bei frühkindlichen Formen annähernd normal. Im Urin soll nach ALTMANN und MILLER vermehrt Anthranilsäure als Folge eines pathologischen Tryptophan-Stoffwechsels ausgeschieden werden, ein Befund, der von den meisten Autoren nicht bestätigt wird. Therapie der Wahl ist heute die Corticoid-Behandlung (GASSER, HILL und HUNTER 1951). Durch die Corticoide gelingt

es in unbehandelten Fällen fast immer, die Erythropoese in
Gang zu bringen, indem zunächst die unreifen, dann die reifen
Erythroblasten im Knochenmark in Übermaß erscheinen, gefolgt
von einer Retikulozytenkrise im peripheren Blut. Nach Absetzen
der Corticoide setzt die Erythropoese wieder aus. Es bedarf
deswegen einer Dauertherapie über Monate und Jahre. Leider ist
der Erfolg viel schlechter bei den Fällen, die Zeichen einer
Transfusions-Hämosiderose aufweisen. Phytohämagglutinin, Ko-
balt, Folsäure, Vitamin B_{12} sowie Riboflavin wirken bei Aplasie der Erythropoese meist nicht. Eisentherapie ist kontrain-
diziert. In seltenen Fällen verläuft die <u>kongenitale hypoplastische Anämie mit Mißbildungen.</u> So beobachteten wir das Syndrom bei einem Mädchen mit geistigem und körperlichen Entwick-
lungsrückstand, angeborenem Herzfehler und Wolfsrachen. Zwei
weitere, nicht verwandte Knaben zeigten Mißbildungen der Hände,
indem anstelle der Daumen ein fünfter Finger eingesetzt war.
Triphalangial-thumbs-Syndrom von AASE und SMITH (1969). Auch
diese Fälle sprachen auf Corticoid-Therapie an. Neben der genannten konstitutionellen, hypoplastischen Anämie gibt es auch
eine gutartige, erworbene (?), sog. "temporäre" oder "transitorische Erythroblastopenie" (LOVRIC, WRANNE) bei älteren
Säuglingen und Kleinkindern. Diese haben eine spontane Hei-
lungstendenz.

2. <u>Benigne Erythroblastopenie bei lymphatischer Konstitution
   des Kleinkindes</u>

Bei dieser im Säuglings- und im frühen Kleinkindesalter sich
manifestierenden chronischen konstitutionellen Neutropenie mit
Lymphozytose läßt sich öfters im Knochenmark eine deutliche
Tedenz zu Erythroblastopenie nachweisen.

3. <u>Chronische Erythroblastopenie durch Riboflavin-Mangel bei chronischer Ernährungsstörung (KWASHIORKOR)</u>:

Bei schwerer Unterernährung kommt es zu einem Ausfall der Erythropoese, wobei aetiologisch der Mangel an Fiboflavin festzustehen scheint. Die ausschließliche Zufuhr von Riboflavin heilt diese Form von chronischer Erythroblastopenie.

4. <u>Chronische Erythroblastopenie mit Thymom des Erwachsenen</u>

Diese Erkrankung ist beim Kind erst einmal beobachtet worden. Beim Erwachsenen sind auch mehrere Fälle von Kombination mit <u>Agammaglobulinämie und autoimmunhämolytischer Anämie</u> beschrieben worden. Das gleichzeitige Auftreten von so extrem seltenen Krankheitsbildern wie chronische Erythroblastopenie, Thymom und Myasthenie spricht dafür, daß alle Ausdruck einer gemeinsamen biochemischen Störung sind. (DREYFUS)

5. <u>Akute Erythroblastopenien (GASSER) und aplastische Krisen (OWREN)</u>

Der akute Ausfall der Erythropoese ist ein passageres Phänomen, das meist nur 1 - 2 Wochen dauert und deswegen bei der normalen Lebenszeit der Erythrozyten von 4 Monaten kaum Folgen zeitigt. Trifft jedoch die akute Erythroblastopenie ein Individuum mit angeborener oder erworbener hämolytischer Anämie, so kommt es nicht nur zum Retikulozytenschwund und Fehlen der Erythroblasten im Knochenmark, sondern wegen der verkürzten Lebensdauer der Erythrozyten zu akuter, schwerer Anämie. Diese aplastischen Krisen beschrieb OWREN erstmals bei konstitutioneller Kugelzellanämie. Wir konnten 1949 den Nachweis erbringen, daß dieses Phänomen ganz generell vorkommt, und setzten es in Analogie zur akuten Agranulozytose und akuten Thrombozytopenie. Die akute Erythroblastopenie kann in jedem Alter und bei beiden Geschlechtern auftreten. Es erkranken vorwiegend allergisch stigmatisierte Individuen und solche mit Neigung zu abnormen Blutreaktionen (Dyshämie). Doch bedarf es eines exogenen, auslösenden Momentes. So beobachten wir das Auftreten nach Medikamenten und Toxinen, Virusinfektionen, bakterieller Septikämie und chirurgischen Interventionen. Bei unterernährten Säuglingen (KWASHIORKOR) mit Mangel an Eiweiß, Folsäure und Vitamin B_{12} kann ebenfalls eine akute Erythroblastopenie auftreten, wobei dann die Krise länger dauert und damit auch eine Anämie mit sich bringt. (KHO, L.K.). Der <u>hämatologische Ablauf</u> akuter Erythroblastopenien ist von großer Gesetzmäßigkeit. Ungefähr 9 Tage nach der Einwirkung des die Erythroblastopenie auslösenden Agens schwinden die Zeichen der erythropoetischen Regeneration, wie Polychromasie und Retikulozyten im peripheren Blute, zufolge Ausfall der Erythroblasten aller Reifungsstufen im Knochenmark. Hier erscheinen ganz vereinzelte Riesenproerythroblasten, die in ihrer Struktur, Aufbau und färberischem Verhalten an primitive Retikulumzellen erinnern. Der Kern ist außerordentlich groß rund-oval, von feiner Struktur, mit großen, irregulären Nukleolen. Vereinzelte dieser Elemente befinden sich im Stadium atypischer, polyploider Endomitosen. Dieser Ausfall der Erythropoese dauert nur wenige Tage, es kommt anschließend zu einer überschießenden Erythropoese, wobei die Riesenproerythroblasten verschwinden, sich immer reifere Erythroblastenformen bilden und schließlich, ca. 1 Woche nach der Krise, besteht in Knochenmark und Blut eine starke Retikulozytose. Anschließend normalisieren sich die Retikulozyten- und Erythroblastenwerte. Im Prinzip ist die <u>aplastische Krise</u> bei hämolytischen Anämien mit akuter Erythroblastopenie absolut identisch, in ihrer Auswirkung aber verschieden. WEICKER hat in seinen Studien über die <u>Zellteilungsstörungen der Erythropoese</u> die akute Erythroblastopenie analysiert. Nach ihm kommt es zu einem temporären Ausfall der hemi-homoplastischen Teilung der Proerythrobalsten, so daß die nachfolgenden Erythroblastengenerationen ausfallen. Gleichzeitig kommt es durch Endomitose zu Riesenproerythroblasten, die nicht nur

nicht zu Grunde gehen, sondern teilungsfähig bleiben, d.h. sie
stellen das potentielle Reservoir für die neu zu bildenden
Erythroblasten dar. Der akuten Erythroblastopenie liegt somit
ein der chronischen Form grundverschiedener Mechanismus zugrunde. Bei letzterer liegt der Teilungsblock schon <u>vor</u> der
Proerythroblastengeneration, d.h. es werden auch keine Proerythroblasten aus ihrem potentiellen Vorstufen der Retikulumzel-
le gebildet. Daher gibt es auch keine Riesenproerythroblasten.
Ein Beweis für die grundverschiedenen Teilungsstörungen ist
unsere Beobachtung einer akuten Erythroblastopenie mit Auftreten von Riesenproerythroblasten nach Mumps bei einem Kinde mit
chronisch-aplastischer Anämie in Dauerremission unter Corticoid-
behandlung. Das Auftreten der aplastischen Krise bei hämolytischen Anämien bedeutet Lebensgefahr. Verdächtig auf eine akute
Erythroblastopenie bei hämolytischen Anämien ist eine rasch
fortschreitende Anämie ohne Verstärkung des Ikterus und mit
Verschwinden der sonst für diese Erkrankung so typischen Blut-
retikulozytose und Markerythroblastose. Akute Erythroblastopenien können bei jeglicher hämolytischen Anämie auftreten, so
bei erworbenen hämolytischen Anämien (SEIP 1955) und bei Hämoglobinopathien (CHERNOFF und JOSEFHSON 1951). LINKE gelang es,
die akute Erythroblastopenie auch tierexperimentell bei hämolytischer Anämie künstlich hervorzurufen. Merkwürdigerweise
treten solche Krisen nach Splenektomie bei Kugelzellanämie
nicht mehr auf.

   Die <u>akute Erythroblastopenie bei chronischen Ernährungsstö-
rungen wie KWASHIORKOR</u> ist im pathogenetischen Mechanismus
gleich. Wegen den bestehenden schweren Mangelzuständen wie
Eiweiß-, Eisen- oder Folsäuremangel oder Vitamin B_{12}-Defizit
trifft das Geschehen auf eine schon kranke Erythropoese. Hämatologisch sind solche Fälle nicht mehr ganz rein, indem megaloblastäre Zellstrukturänderungen gleichzeitig vorkommen
können (KHO). Auch einer unserer ersten Fälle betraf ein Kind
mit megaloblastärer Anämie. Da für die Regeneration ungenügend
Aufbaumaterial vorhanden ist, dauern hier die Krisen länger.

6. Immunoformen der Erythroblastopenie = immunaplastische Anämie = hämolytisch-aplastisches Syndrom

Spekulationen über Beziehungen zwischen Aplasie der Erythropoese und einer Antigen-Antikörper-Reaktion wurden seit mehreren Jahren schon gemacht. 1954 konnten wir (BONHAM-CARTER, CATHIE und GASSER) anhand klinisch-hämatologisch-serologischer Beobachtungen nachweisen, daß sowohl Isoantikörper wie Autoantikörper an solchen pathogenetischen Vorgängen beteiligt sind. Antierythrozytäre Stoffe, seien es blutgruppenspezifische Isoantikörper oder blutgruppenunspezifische Autoantikörper wirken auf die Gesamterythropoese ein. Bei einer gewöhnlichen hämolytischen Anämie werden nur die ausgereiften, gealterten Erythrozyten zerstört und die Retikulozyten im Blute wie die Erythroblasten im Mark sind stark vermehrt. In seltenen Fällen vernichten die antierythrozytären Immunstoffe auch die resistenteren Retikulozyten, während im Mark die Hyperplasie der Erythroblasten fortbesteht. Diese Funktionsstörung nannten wir eine immun-pseudoaplastische Anämie. Es kann aber auch vorkommen, daß antierythrozytäre Immunstoffe sogar die Erythroblasten im Mark angreifen und vernichten, und dieses Bild nennen wir dann die immun-aplastische Anämie. Letztere Form gleicht dem Bild der konstitutionellen hypoplastischen Anämie (Chronische Erythroblastopenie) vom Typ KAZNELSON-BAAR oder JOSEPHS-BLACK-FAN-DIAMOND. Die pseudoaplastische Anämie durch blutgruppenspezifische Isoantikörper ist naturgemäß am häufigsten im Neugeborenenalter, und zwar beim Morbus haemolyticus neonatorum durch Rhesus-Antikörper. Wir konnten den Befund an vielen Fällen belegen. Durch diese Iso- Immun- Antikörper kann es in seltenen Fällen aber auch zu immun-aplastischer Anämie mit Erythroblastenschwund kommen (GIBLETT, VARELA und FINCH 1956). Die Erythroaplasie durch Autoantikörper bei immunhämolytischer Anämie ist seltener, aber ein sehr wichtiges und prognostisch ernstes Zeichen. Die Prognose der autoimmunhämolytischen Anämien ist an und für sich schlechter, da diese Antikörper nicht wie die Rhesus-Antikörper nur passiv übertragen werden,

sondern sich ständig neu bilden und zudem wegen ihrer Agressi-
vität gegen körpereigene wie -fremde Erythrozyten die Bluter-
satztherapie weitgehend illusorisch machen. Bei Zerstörung
der Retikulozyten und gar der Erythroblasten im Mark kommt es
zu doppeltem Ausfall der Erythropoese, da nicht nur zerstört,
sondern auch nicht gebildet wird. Aus diesen Überlegungen re-
sultieren auch die therapeutischen Maßnahmen. Bei der durch
blutgruppen-spezifische Isoantikörper bedingten Formen der
Erythroaplasie braucht es Ersatz mit blutgruppenverträglichen
Erythrozyten, bei schweren Fällen in Form eines Blutaustau-
sches. Durch zusätzliche Corticoidbehandlung versucht man, die
Belegung der Patientenerythrozyten mit noch vorhandenen Isoantikörpern zu verhindern. Bei den durch blutgruppen-unspezi-
fische Autoantikörper bedingte immunaplastische Anämie ist die
Verwendung von Corticoiden in höchsten Dosen die Therapie der
Wahl. Die Dosis muß so hoch sein, daß die Autoantikörper-Bil-
dung vollständig unterdrückt wird, d.h. die Coombsteste (direkt und indirekt) müssen negativ werden. Erst dann entwickelt
sich wieder die Markerythroblastose, gefolgt von der Retikulozytose und dem Hämoglobinanstieg. In schweren, chronischen
Fällen muß die Splenektomie als zusätzliche Maßnahme erwogen
werden.

7. Erythroblastopenien bei Nierenversagen:

Im Prinzip müssen wir die Erythroaplasien beim akuten und beim
chronischen Nierenversagen unterscheiden: Die akute Erythroblastopenie bei Anurie bzw. bei akutem Nierenversagen unterscheiden RICHET, ALAGILLE und FOURNIER (1954) erstmals die verschiedenen Formen. Dabei kommt es häufig zwischen dem dritten
und fünften Tage der Anurie zu einem starken, aber selten voll-
ständigen Schwund der Erythroblasten im Knochenmark. Es besteht kein Reifungsdefekt, und man findet keine Riesenproerythroblasten. Mit Einsetzen der Diurese erscheinen die neugebildeten Erythroblasten wieder. Wir selbst beobachteten eine

vollständige Erythroaplasie bei einem hämolytisch-urämischen
Syndrom (GASSER, GAUTIER, STECK, SIEBENMANN und OECHSLIN 1955).

B. PANMYELOPATHIEN IM KINDESALTER

Vorbedingung für die Diagnose einer Panmyelopathie ist auch im
Kindesalter der hämatologische Befund einer Panzytopenie des
peripheren Blutes mit Anämie, Neutropenie und Thrombopenie.
Die Lymphopenie gehört nicht zu den obligaten Erscheinungen.
Das Bild einer Panmyelopathie umfaßt das Versagen nicht nur
des Knochenmarkes, sondern des gesamten hämatopoetischen Systems. So haben wir keine vikariierend einspringende extramedulläre Hämatopoese in Milz, Leber und Lymphknoten zu erwarten mit
Auftreten von Erythroblasten und unreifen myeloischen Elementen
im peripheren Blut. Damit unterscheidet sich die Panmyelopathie
pathogenetisch von den ausschließlich das Knochenmarkgewebe be-
treffenden Erkrankungen wie der Osteomyelofibrose und Marmorknochenkrankheit.

Die Ursachen einer Panzytopenie sind sehr vielgestaltig, ihr
Wirkungsmechanismus jedoch oft unklar. Durch Antikörper bedingte Immuno-Panzytopenien sind wohl selten, aber für die Pathogenese der Panmyelopathien im allgemeinen sehr interessant.
Dabei können serologisch verschieden wirksame Immunstoffe in
Aktion treten, wobei es sich allerdings meist um blutgruppenunspezifische Auto- oder Panagglutinine handelt. EVANS et al.
(1951) haben erstmals auf die Kombination von erworbener, hämolytischer Anämie durch Autoantikörperbildung und erworbener
Thrombopenie hingewiesen. Auch wir, GASSER und HOLLÄNDER (1951),
beobachteten bei einem 7 Wochen alten Säugling, wie sich aus
einer erworbenen hämolytischen Anämie vom Auto-Antikörperty-
pus mit zunächst pseudoleukämischem Blutbild während des Spi-
talaufenthaltes eine tödliche Immunopanzytopenie entwickelte.

Heute ist die Kenntnis der exogenen, das Knochenmark schädigenden Stoffe besonders wichtig. Dabei unterscheiden wir eine
Gruppe mit Substanzen, die regelmäßig das Knochenmark schädi-

gen, und eine zweite Gruppe mit therapeutisch viel gebrauchten Mitteln, die nur <u>gelegentlich</u> bei einzelnen Individuen, und zwar auch bei geringer Dosierung, zu Knochenmarkschädigung führen können. Keine chemische Substanz darf als absolut ungefährlich bezeichnet werden. Im Kindesalter sind die <u>medikamentös</u> ausgelösten Panmyelopathien gut bekannt. Neben dem <u>Chloramphenicol</u> als Hauptvertreter der Antibiotica dürfen die <u>Sulfonamide</u> wegen ihrer Gefährlichkeit nicht unterschätzt werden. Eine große Zahl akuter Panmyelopathien treten infolge einer <u>infektiösen</u> Erkrankung auf. So kommen, besonders nach <u>viralen</u> Infektionskrankheiten (Masern, Hepatitis epidemica, Parotitis epidemica, Rubeolen, Varizellen), sowohl isolierten Zytopenien wie auch Panmyelopathien vor. Auch <u>bakterielle</u> Erkrankungen können die Ursache sein. Wir beobachteten eine akute, deletäre Panmyelophtise bei Pertussis (ohne Chloramphenikoltherapie). Manchmal ist es schwer zu entscheiden, ob die Infektion oder ihre medikamentöse Behandlung die Panmyelopathie zur Folge hatte. Möglicherweise spielt eine konstitutionelle, <u>individuelle Bereitschaft</u> auch für das Zustandekommen eines Knochenmarksversagens bei nicht hereditären Formen eine Rolle (Praedisposition).

Während sich also bei den meist akut verlaufenden "sekundären" Panmyelopathien die Einwirkung einer exo- oder endogenen Noxe oder eine vorangehende Infektionskrankheit oft finden läßt, kennen wir, besonders im Kindesalter, chronische <u>idiopathische Panmyelopathien,</u> die schleichend beginnen und bei denen keine Ursache oder ein auslösendes Moment gefunden werden kann. Bei diesen "primären", Panmyelopathien unbekannter Ursache kommt es ebenfalls zum Versagen des Knochenmarkparenchyms in quantitativer oder qualitativer Hinsicht, das heißt, die einzelnen Blutzellsysteme fehlen, reifen nicht aus oder liefern minderwertige Produkte (ineffektive Myelopoese).

In Bezug auf Blut- und Knochenmarkbefunde sind besonders die chronischen, idiopathischen, <u>erworbenen</u> Formen von den <u>konstitutionellen, familiären und hereditären</u> Formen schwer abzugrenzen. Auch hier ist eine konstitutionelle Disposition für

abnorme Blutreaktionen (Dyshämie) anzunehmen. Wir können die
verschiedenen chronischen und idiopathischen Panmyelopathien
des Kindes übersichtsmäßig einteilen in:

1. chronische idiopathische Panmyelophtise unbekannter Ursache
   (ohne Familiarität), (ohne Mißbildungen und Pigmentanomalien),
2. konstitutionelle familiäre Panmyelopathie Typus ESTREN DA-
   MESHEK (ohne Mißbildungen und Pigmentanomalien),
3. konstitutionelle, oft hereditäre, infantile Panmyelopathie
   Typus FANCONI (mit Mißbildungen und Pigmentanomalien).

1. Die chronische idiopathische Panmyelopathie (ohne Familiarität, Mißbildungen und Pigmentanomalien)

Bei dieser Form kommt es ohne erkennbare Ursache und zunächst
unbemerkt zu schleichendem Knochenmarksversagen. Der Beginn
der Erkrankung ist oft nicht festzustellen. Äußerlich findet
man außer Blässe und gelegentlicher Neigung zu Hämatomen sowie
zunehmender Müdigkeit keine klinischen Befunde. Milz- und Drüsenschwellungen fehlen, die Leber ist nicht vergrößert, die
Familienanamnese ist stumm und die Kinder zeigen keine gröbe-
ren Mißbildungen oder Pigmentierungen. Erst eine genaue Untersuchung läßt auch bei diesen Kindern kleine konstitutionelle
Besonderheiten entdecken (z.B. abnorme Kopfformen, Vierfinger-
linien, Klinodakylie, Eipkanthus).

2. Konstitutionelle familiäre Panmyelopathie Typus ESTREN–DAMESHEK (ohne Mißbildungen und Pigmentanomalien)

Das familiäre Auftreten wurde 1947 als "familial hypoplastic
anemia of childhood" erstmals beschrieben. Das Befallensein
mehrerer Familienmitglieder an Panmyelopathie ist selten und
betrifft meist Fälle von Fanconi-Anämie. Häufiger sind hingegen Stammbäume mit Befall verschiedener Blutsysteme bei ein-

zelnen Familienangehörigen. Sie sind diesem Syndrom nicht zu-
zurechnen.

3. Konstitutionelle infantile Panmyelopathie Typus FANCONI
   (mit Mißbildungen und Pigmentanomalien)

Diese 1927 erstmals als "familiäre, infantile, perniziosaartige Anämie (perniziöses Blutbild und Konstitution)" beschriebene Panmyelopathie konstitutioneller Art ist heute in der Weltliteratur durch über 200 Fälle belegt. Zwei Drittel der Fälle
sind familiär, ein Drittel sporadisch. Mit einer Ausnahme
(Fall IMMERSLUNG) handelt es sich bei den familiären Fällen
um Geschwistererkrankungen. Bei einem nicht unbedeutenden Prozentsatz besteht Konsanguinität. Genetisch wird die Erkrankung
monomer-autosomal-rezessiv vererbt. SCHROEDER (1964) und SCHMID
(1965) fanden in Gewebskulturen von Lymphozyten eine außeror-
dentliche Brüchigkeit der Chromosomen, zum Teil mit Stückaus-
tausch (Translokation), vergleichbar dem Effekt einer schweren
Bestrahlung in vitro. Vereinzelt wurden auch Endoreduplikati-
onen gefunden. Außer der obligaten Chromatidenbrüchen findet
man bei gewissen Fällen das familiäre Auftreten einer Enzymo-
penie, wie Mangel an Hexokinase (LÖHR et al. 1962), Glutathi-
ons-Reduktase (SCHRÖTER 1970). Interessant ist auch die Beziehung zu akuter Leukämie. Diese tritt nicht nur in Familien
mit Fanconi-Anämien signifikant häufiger auf, sondern auch bei
anderen Erbkrankheiten mit Chromatidenbrüchen-Nachweis, so beim
Bloom-Syndrom, Louis Bar-Syndrom, bei der Kostmann' Agranulozytose, dem Glutathion-Reduktase-Mangel und bei der unbehandelten Perniziosa. Daraus ergeben sich interessante Spekulationen über die Beziehungen zwischen Chromosomenstörungen, Mißbildungen und malignen Hämatopathien (SCHROEDER und KURTH 1971).
Die Fanconi-Anämie ist eine Erkrankung des beginnenden Schul-
alters (Durchschnittsalter 8. Lebensjahr). Wenige Fälle findet
man im Kleinkindesalter, und Fälle im Neugeborenenalter sind
auf andere Hämatopathien verdächtig. Vereinzelte Fälle mani-

festieren sich erst im Erwachsenenalter. Für die Diagnose bedarf es außer dem Befund der Panzytopenie mit Panmyelopathie folgender Symptome: Nachweis der Familiarität, abnorme endogene Pigmentierung (vor Beginn der Transfusionstherapie), abnormale Skelettveränderungen (Radius bis Daumen, Kleinwuchs, Mikrocephalie), Nierenmißbildungen, Hypogonadismus u.a. Doch für die Diagnose braucht es nicht das volle Mosaik der Symptomatologie. Eine besondere Abart ist das FANCONI-ZINSSER-Syndrom. Die Hautaffektion ist als eine zusätzliche Mißbildungsvariation fakultativer Art anzusehen. Hier kommt es zusätzlich zu einer "dyskératose congénitale" mit retikulärer Atrophie der überpigmentierten Haut, Nägeldystrophie und Leukoplakie. (BAZEX und DUPRÉ 1957). Diese Fälle sind ebenfalls dem Fanconi-Syndrom zuzuordnen und die Hautaffektion als eine Mißbildungsvariante anzusehen.

Hämatologische Befunde bei Panmyelopathie im Kindesalter

Die peripheren Blutbefunde sind die einer Panzytopenie mit Anämie, Leukopenie und Thrombozytopenie. Die Anämie ist meist normo- bis hyperchrom, wobei, besonders bei den idiopathischen und konstitutionellen Formen, ovaläre Pseudo-Megalozyten oder Elliptozyten sowie vereinzelt Poikilozytosen vorkommen. Das Erythrozytenvolumen ist normal, gelegentlich auch erhöht. Bemerkenswert ist ein erhöhter Gehalt an foetalem Hämoglobin. Größere Bedeutung für Pathogenese und Therapie hat der Nachweis gesteigerter Hämolyse bei erworbenen und hereditären Panmyelopathien. Die Retikulozytenzahl ist deswegen für die Diagnose ein schlechtes Kriterium, da sie oft normal oder sogar absolut vermehrt ist. Als erst wiesen DACIE und GILPIN auf die Kombination von hämolytischer Anämie und Fanconi-Anämie hin. Einen Beweis für die verstärkte Hämolyse im Sinne eines autohämolytischen Begleitprozesses erbrachte der Befund einer verkürzten Lebensdauer der Erythrozyten im Ashby-Versuch bei zwei unserer Fälle von Fanconi-Anämie (GASSER 1954). Es bestehen

auch Beziehungen zur <u>paroxysmalen nächtlichen Hämoglobinurie
Marchiafava (PNH)</u>, eine im Kindesalter außerordentlich seltene hämolytische Anämie LEWIS und DACIE 1967. Wir beobachteten
ihr Auftreten bei einer chronischen idiopathischen Panmyelopathie nach erfolgreicher Splenektomie. (DUBOIS-FERRIÈRE, BAMAT-
TER und GASSER). Die PNH wird heute mehr als ein Begleitsymp-
tom verschiedener Erkrankungen der pluripotentiellen hämatopoetischen Stammzellen bzw. der Stromazellen aufgefaßt, also
nicht als ein Vorstadium oder gar ursächliches Moment. Bei den
<u>Leukozyten</u> findet man <u>Neutropenie</u> mit Werten meist unter 1000
absolut, eine vollständige Agranulozytose ist jedoch selten.
Der Prozentsatz der Eosinophilen ist wechselnd und kann diagnostisch nicht verwertet werden. Die Monozyten sind meist nur
relativ, selten absolut vermehrt. Die Lymphozyten sind bei den
idiopathischen und konstitutionellen Formen nicht oder nur
leicht vermindert. Unreife myeloische Elemente fehlen fast immer, da keine extramedulläre Hämatopoese einspringt. Die <u>Throm-
bozyten</u> sind praktisch immer schon im Beginn vermindert. Mit
dem Gehalt an Thrombozyten entscheidet sich meist auch die
Prognose. Die Thrombozytopenie ist nicht nur oft das erste
Symptom, sondern meist auch das letzte, das in einem Heilungs-
prozeß verschwindet.

   <u>Knochenmarkbefunde</u>: Der Zellreichtum schwankt vom Bilde eines
<u>aplastischen Fettmarkes</u> mit Schwund des Knochenmarkparenchyms
(besonders bei den akuten, toxischen Panmyelophthisen) über
den Zustand einer <u>Hypoplasie</u> des Markparenchyms mit retikulo-
fibrösen Herden bis zu den <u>pseudohyperplastischen, zellreichen
Formen</u>. Rund die Hälfte aller Panmyelopathien im Kindesalter
zeigt ein scheinbar hyperplastisches Mark (ineffektive Myelopoese). Der Zellreichtum ist nicht abhängig vom Alter des Patienten und nur mäßig von der Dauer der Erkrankung. Doch ist
der Endzustand der meisten Panmyelopathien ein Schwund des
Markparenchyms mit retikulofibröser Gewebsumwandlung. Letztere
gilt allgemein als prognostisch ungünstig, doch sind auch solche Fälle zum Teil reversibel. Die <u>Erythropoese</u> ist besonders
bei den pseudohyperplastischen Formen relativ vermehrt (Fehl-

diagnose "hämolytische Anämie"). Es besteht nur in seltenen Fällen ein Megaloblastenmark. Hingegen findet man Zellatypien in Form von Mehrkernigkeit und starker Karyorrhexis und gelegentlich erkennt man auch Phagozytose von Erythroblasten durch Makrophagen. Die Neutropoese liegt meist stark darnieder, ein unreifes Promylozytenmark, wie bei Agranulozytose, ist aber selten. Häufig findet man Riesenneutrophile und mehrkernige Formen. Die Eosinophilen sind auch bei nicht toxischen, allergischen Reaktionen oft stark vermehrt. Die Thrombopoese ist charakterisiert durch Verminderung oder Fehlen der Megakaryozyten. Der Megakaryozytenschwund ist ein prognostisch ominöses Zeichen. Die Veränderungen des retikuloendothelialen Systems sind diagnostisch von größter Bedeutung. Als ein im Knochen fest haftendes Gewebe kommt es bei der Markaspiration nur in Fragmenten mit, weswegen für die Beurteilung Knochenmarkschnitte aus Biopsiematerial wünschenswert ist. Doch kann eine sorgfältige Analyse guter Knochenmarks-Ausstriche (aus verschiedenen Entnahmestellen) schon im Frühstadium der Panmyelopathie Veränderungen erkennen lassen. Dabei soll man die Präparate besonders in Richtung der lymphoid-plasmozytär-mastozytären Hyperplasie durchsuchen. Diagnostisch wichtig ist die Vermehrung der undifferenzierten großen lymphoiden Retikulumzellen, wobei diese bald als rundliche Formen, bald als sternförmig ausgezogene oder geschwänzte Elemente in Erscheinung treten. Auch die kleinen lymphoiden Retikulumzellen sind meist vermehrt. Da im Kindesalter die Durchsetzung mit Lymphozyten an und für sich reichlich ist, ist Vermehrung der lymphoiden Retikulumzellen diagnostisch schwer zu verwerten. Gut erkennbar ist die Vermehrung der plasmazellulären Retikulumzellen. Dabei handelt es sich um normale, gelegentlich mehrkernige Zellen. Ihre Vermehrung ist für die Diagnose einer Panmyelopathie fast notwendig, differentialdiagnostisch kann dieser Befund jedoch kaum verwertet werden. Das gilt auch für das vermehrte Auftreten der Makrophagen. Neben den üblichen Einschlüssen von Pigment findet man vor allem starke Fettphagozytose, dann aber auch gelegentlich Aufnahme von Erythrozyten, Erythroblasten und Neutrophilen (Abräumungsfunktion?). Die <u>Gewebsmastzelle</u> gilt als wichtiges diagnostisches Kriterium. Ihr Vorkommen ist jedoch nicht obligat und auch prognostisch nicht sicher verwertbar. Man findet sie auch bei benignen isolierten Zytopenien, so besonders bei der kongenitalen aplastischen Anämie Josephs-Blackfan-Diamond. In den Spätstadien der retikulo-fibrösen Gewebsumwandlung überwiegen in den kleinen Herden von retikulärem Stroma die <u>Fibroblasten</u>, Fibrozyten und adventitiellen Zellen. Nicht selten, besonders im Wachstumsalter des Kindes, ist das Auftreten von <u>Osteoblasten</u> und <u>Osteoklasten</u>.

Im Anschluß an die Knochenmarkveränderungen bei erworbenen und idiopathischen Panmyelopathien sei kurz auf die Besonderheiten der <u>Panmyelopathien bei Stoffwechselerkrankungen</u> eingegangen, da diese differentialdiagnostisch jeweils auszuschließen sind. Meist handelt es sich um <u>Speicherungsretikulosen</u>, die mit oder ohne Hepatosplenomegalie einhergehen können, wie MORBUS GAUCHER, NIEMANN-PICK und bei HISTIOZYTOSIS. Auch andere metabolische Störungen wie Nierenerkrankungen, führen gelegentlich mit zur Panmyelopathie, so die <u>Zystinose</u> (LIGNAC-FANCONI). Hier wird das Zystin als doppelbrechende Kristalle in den retikuloendothelialen Elementen eingelagert. Beim <u>renalen, sekundären Hyperparathyreoidismus</u> kann es durch Fibroosteodystrophie zur fibrösen Umwandlung des Knochenmarks kommen, wobei die Vermehrung der Osteoblasten und Osteoklasten diagnostisch wegweisend ist. Hier soll auch noch die <u>Dysostosis multiplex Pfaundler-Hurler (Gargoylismus)</u> erwähnt werden, bei der es zur Speicherung eines Mukopolysaccharids in vielen Geweben kommt (Aldersche Granulationsanomalie). Wir konnten die gewebsmastzellähnlichen Gebilde im Knochenmark beschreiben (GASSER 1949).

<u>Therapeutische Probleme der Panmyelopathien</u>

Die Prognose der kindlichen Panmyelopathien ist heute noch sehr ernst, aber nicht mehr hoffnungslos. Heute gelingt es

durch die kombinierte Testosteron-Corticoid-Therapie (SHAHIDI
und DIAMOND) in einem erheblichen Prozentsatz, den deletären
Krankheitsverlauf aufzuhalten und das Knochenmark wieder an-
zuregen. Als therapeutische Maßnahmen empfehlen wir: Bei akuten und exogen bedingten Panmyelopathien ist das Wichtigste
die Feststellung des schädlichen Agens und die Verhütung weiterer Exposition. Bei den immunoplastischen Formen mit Auto-
antikörpernachweis sind Glucocorticoide indiziert. Im weiteren
gelten für alle akuten und chronischen Panmyelopathien folgende therapeutische Gesichtspunkte: Leichte Fälle erworbener Art
erholen sich oft nach einigen Frischbluttransfusionen. Bei zunehmender Panzytopenie aber müssen zusätzlich Hormonpräparate
gegeben werden, und zwar eine Kombination von Corticosteroiden
mit Testosteronderivaten oder Anabolika. Wir haben alle unsere
Patienten mit Anabolika behandelt, da diese weniger virilisie-
ren. Die Nebenerscheinungen sind aber bei dieser hohen Dosierung und langen Verabreichung (mindestens 3 Monate) auch bei
Anabolika nicht ganz zu vermeiden, und ihr mögliches Erscheinen ist anzukündigen. Mit Ausnahme der Stimm- und Skelettveränderungen sind die Nebeneffekte aber reversibel. Die Corticoide, für sich allein gegeben, haben die erwarteten Hoffnungen nicht erfüllt. Sie werden aber gebraucht bei starker thrombopenischer Blutungsneigung zum Bremsen der oft vorhandenen
Begleithämolyse sowie als Antidot gegen die durch die Anabolika bedingte vorzeitige Skelettreifung. Außer der Kombination
dieser beiden Hormongruppen kommen den Transfusionen von
Frischblut und Thrombozytenkonzentraten mehr unterstützende
Bedeutung zu. Außer der Hepatitisgefahr kann die häufige Transfusionstherapie, trotz gelegentlicher Erfolge, zu Transfusions-
hämosiderosen führen und bei nicht histokompatiblen Spendern
zu Sensibilisierung kommen. Zurückhaltung mit Transfusionen
ist heute besonders notwendig wegen der zunehmenden Bedeutung
der Knochenmarksübertragung, um das Risiko der GVHD (graft
versus hostdisease) und der graft rejection möglichst klein zu
halten. Histokompatibilität ist hier Voraussetzung. Dazu muß
durch Trennung der benötigten Stammzellfraktion von den stö-

renden immunokompetenten Zellen ein kompatibles Material gewonnen, welches den mit Immunsuppressiva vorbehandelten Patienten übertragen wird. (THOMAS und STORB 1970). Die <u>Splenek-
tomie</u> hat sich uns in der Therapie der kindlichen Panmyelopathie bei auserwählten Fällen, die auf Anabolika und Corticoide
nicht ansprachen sowie ein noch nicht aplastisches Mark aufwiesen, bewährt. Die Wirkung ist besonders gut bei hämolyti-
schem Begleitsyndrom und thrombopenischer Blutungsneigung.
<u>Antibiotica</u> dürfen bei Infektionen wegen der Gefahr der Mo-
niliasis nur kurzfristig und nicht prophylaktisch gegeben werden, Gammaglobuline sind hier eher angezeigt.

LITERATUR

1. AASE, J.M. and SMITH, D.W.:
    Congenital Anemia and Triphalangeal Thumbs, consistent
    normochromic anemia with a low reticulocyte count and in-
    crease fetal hemoglobin. J. Pediat, $\underline{74}$: 471, 1969.

2. ALTMANN, K.K., and MILLER, G.:
    A Disturbance of Tryptophan Metabolism in Congenital Hy-
    poplastic Anemia. Nature (London), $\underline{172}$: 868, 1953.

3. BAAR, H.:
    Progressive postinfektiöse Erythrophthise Fol. haemat.
    (Leipzig), $\underline{35}$: 111, 1928.

4. BAZEX, A., und DUPRÉ, A.:
    Ann. Derm. Syph. (Paris), $\underline{84}$: 497, 1957.

5. BLOOM, G.E., WARNER, S., GERALD, P.S. and DIAMOND, L.K.:
    Chromosome abnormalities in constitutional aplasic anemia.
    New. Eng. J. Med. $\underline{274}$: 8, 1966.

6. BONHAM-CARTER, R.E., CATHIE, I.A.B., und GASSER, C.:
    Aplastische Anämie (chronische Erythroblastophthise) be-
    dingt durch Autoimmunisierung. Schweiz. med. Wchschr.,
    $\underline{84}$: 1114, 1954).

7. BURGERT, E.O., KENNEDY, R.L.J., PEASE GERTRUDE:
    Congenital hypoplastic anemia, Pediatrics $\underline{13}$: 218, 1954.

8. CATHIE, I.A.B.:
    Erythrogenesis imperfecta. Arch. Dis. Childhood, $\underline{25}$: 313,
    1950.

9. CHERNOFF, A.J., und JOSEPHSON, A.M.:
    Acute Erythroblastopenia in Sickle-Cell-Anemia and In-
    fectious Mononucleosis. Am. J. Dis. Child., $\underline{82}$: 310, 1951.

10. DACIE, I.V. und GILPIN, A.:
    Refractory anemia (Fanconi Type), Arch. Dis. Child., $\underline{19}$:
    100, 1944.

11. DIAMOND, L.K., und BLACKFAN, K.D.:
    Hypoplastic Anemia. Am. J. Dis. Child., $\underline{56}$: 464, 1938.

12. DICKE, K.A., VAN HOOFT, J.I.M., and VAN BEKKUM, D.W.:
    The selective elimination of immunologically competent
    cells from bone marrow and lymphatic cell mixtures. II.
    Mouse spleen cell fractionation on a discontinuous albu-
    min gradient. Transplantation, 6 : 562, 1968.

13. DOSIK, H., LILLIAN, Y., HSU, G.J., TODARO, S.L., LEE, K.,
    HIRSCHORN, Eva, SELIRIO and A.A. ALTER:
    Leukemia in Fanconi's Anemia: Cytogenetic and Tumor Virus
    Susceptibility Studies, Blood $\underline{36}$: 3, 1970.

14. DREIFUS, B., AUBERT, P., PATTE, D., FREY, A., und LE BOL-
    LOCH-COMBRISSON, A.:
    Erythroblastopénie chronique avec tumeur du thymus. Nou-
    velle Revue Française d'Hématologie $\underline{2}$: 739, 1962.

15. EHRLICH, P.:
Über einen Fall von Anämie mit Bemerkungen über regenerative Veränderungen des Knochenmarkes. Charité-Ann., Berlin, 13 : 300, 1888.

16. ESTREN, S. and DAMESHEK, W.:
Familial Hypoplastic Anemia of Childhood. Amer. J. Dis. Child. 73 : 671, 1947.

17. EVANS, R.S., TAKAHASHI, K., DUANE ROSE, T., PAYNE ROSE, and CHI-KONG LIU.:
Primary thrombocytopenic purpura and acquired hemolytic anemia. Arch. of Int. Med. 87 : 48, 1951.

18. FANCONI, G.:
Familiäre infantile perniziosaartige Anämie (perniziöses Blutbild und Konstitution). Jb. Kinderheilkunde, 117 : 257, 1927.

19. GASSER, C.:
Akute Erythroblastopenie. 10 Fälle aplastischer Erythroblastenkrisen mit Riesenproerythroblasten bei allergisch-toxischen Zustandsbildern. Helv. paediatr. Acta, 4 : 107, 1949.

20. GASSER, C.:
Diskussion zu Alder A.: Konstitutionell bedingte Granulationsveränderungen der Leukozyten und Knochenveränderungen. Schweiz. Med. Wchschr. 80 : 1095, 1950.

21. GASSER, C. und HOLLÄNDER, A.:
Anémie hémolytique acquise provoquée par des auto-anticorps, accompagnée de purpura thrombocytopénique, chez un nourisson de 7 semaines. Rev. Hemat. Paris, 6 : 316, 1951.

22. GASSER, C.:
Aplastische Anämie (chronische Erythroblastophthise) und Cortison. Schweiz. med. Wchnschr. 81 : 1241, 1951.

23. GASSER, C.:
Pure Red Cell Anemia due to Auto-Antibedies. Sang, tome 26 : 1, 1955.

24. GASSER, C., GAUTIER, E., STECK, A., SIEBEMANN, R.E. und OECHSLIN, R.:
Hämolytisch-urämische Syndrome: Bilaterale Nierenrindennekrose bei akuten erworbenen hämolytischen Anämien. Schweiz. med. Wchnschr. 85 : 905, 1955.

25. GASSER, C.:
Aplasia of Erythropoieses. Acute and Chronic Erythropenias or Rare (Red Cell) Aplastic Anemias in Childhood. Pediat. Clin. N. Amer. 1957, 445.

26. GASSER, C.:
Sekundärer (renaler) Hyperparathyreoidismus mit Skelettveränderungen, hämolytischer Anämie und Knochenmarksver-

sagen (Osteoblasten-Osteoklastenmetaplasie). Helv. paediat. Acta 14 : 580, 1959.

27. GASSER, C.:
Erworbene hämolytische Anämien (Übersicht). Handbuch der gesamten Hämatologie 3 : 562, 1960 (Urban & Schwarzenberg, München).

28. GASSER, C.:
Besonderheiten der kindlichen Panmyelopathien, Schweiz. med. Wchnschr. 100, 46 : 1948, 1970.

29. GIBLETT, E.R., VARELA, J.E., und FINCH, C.A.:
Damage of the bone marrow due to Rhesus- Antibody. Pediatrics 17 : 37, 1956.

30. HAMILTON, P.J., DAWSON, A.A. und GALLOWAY, W.H.:
Congenital erythroid hypoplastic anemia in mother and doughter. Arch. Dis. Childhood 49 : 71, 1974.

31. HEYN, R.M., ERTEL, I.J. and TUBERGEN, D.G.:
Course of acquired aplastic anemia in children treated with supportive care. J.A.M.A. 208 : 1372, 1969.

32. HOEFNAGEL, D., SULLIVAN, M., Mc JUTYRE, O.R., GRAY, J.A. und STORRS, R.C.:
Panmyelopathy with congenital anomalies (Fanconi) in two cousins. Helv. paediat. Acta 21 : 230, 1966.

33. IMERSLUND, O.:
Hypoplastik anemi med multiple misdannelser (Fanconi-anemi). Nord. Med. 50 : 1301, 1953.

34. JEPSON, J.H. and LOWENSTEIN, L.:
Inhibition of erythropoieses by a factor present in the plasma of patients with erythroblastopenia. Blood 27 : 425, 1966.

35. JOSEPHS, H.W.:
Anemia in infancy and early childhood. Medicine 15 : 307, 1936.

36. KAZNELSON, P.:
Zur Entstehung der Blutplättchen, Verhandl. deutsch. Ges. inn. Med. 34 : 557, 1922.

37. KILLANDER, A., LUNDMARK, K.M. and STIG SJÖLIN:
Idiopathic aplastic anemia in children, Acta Paediat. Scan. 58 : 10, 1969.

38. KHO, L.K., ODANG, O., THAJEH, S., and MARKUM, A.H.:
Erythroblastopenia (pure red cell aplasie) in childhood in Djakarta. Blood 19 : 168, 1962.

39. LEWIS, S.M. and DACIE, I.V.:
The aplastic anemia-paroxysmal nocturnal haemoglobinurie syndrome, Brit. J. Haemat. 13 : 236, 1967.

40. LÖHR, G.W., WALLER, H.D., ANSCHUETZ, F. and KNOPF, A.:
Hexokinasemangel in Blutzellen bei einer Sippe mit fami-

liärer Panmyelopathie (Typ Fanconi). Klin. Wchnschr. 43 :
870, 1965.

41. LOVRIC, V.A.:
Anemia and Temporary Erythroblastopenia in Children. Aust.
Ann. Med. 1 : 34, 1970.

42. NILSSON, L.R.:
Chronic Pancytopenia with Multiple Congenital Abnormalities (Fanconi's Anemia). Acta paediat. (Uppsala) 49 : 518,
1960.

43. OWREN, P.A.:
Congenital hemolytic jaundice. Blood 3 : 231, 1948.

44. POCHEDLY, C.:
Aplastic anemia in children II. Current concepts in therapy. Clin. Med. deficiency. J. Pediat., 79 : 93, 1971.

45. RICHET, G., ALAGILLE, D. und FOURNIER, E.:
L'erythroblastopénia aigue de l'anurie. Presse méd. Paris,
62 : 50, 1954.

46. SCHMID, W., SCHAERER, K., BAUMANN, T. and FANCONI, G.:
Chromosomenbrüchigkeit bei der familiären Panmyelopathie
(Typus Fanconi). Schweiz. Med. Wchnschr. 95 : 1461, 1965.

47. SCHROEDER, T.M., ANSCHÜTZ, F. and KNOPP, A.:
Spontane Chromosomenaberrationen bei familiärer Panmyelopathie. Humangenetik, 1 : 194, 1964.

48. SCHROEDER, T.M. and KURTH, R.:
Spontaneous chromosomal breakage and high incidence of
Leukemia in inherited disease. Blood, 37 : 96, 1971.

49. SCHRÖTER, W.:
Chronische indiopathische infantile Panzytopenie, Schweiz.
med. Wchnschr. 100, 26 : 1101, 1970.

50. SCHWACHMAN, H., DIAMOND, L.K., OSKI, F.A. and KHAW, K.T.:
The syndrome of pancreatic insufficiency and bone marrow
dysfunction. J. Pediat. 65 : 645, 1964.

51. SEIP, M.:
Aplastic Crisis in a Case of Immuno-hemolytic Anemia.
Acta med. Scand. 153 : 137, 1955.

52. SHAHIDI, N.T. and DIAMOND, L.K.:
Testosterone-Induced Remission in aplastic anemia. Amer.
J. Dis. Child. 98 : 293, 1959.

53. THOMAS, D. and STORB, R.:
Technique for Human Marrow Grafting, Blood 36 : 4, 1970,
page 507.

54. WEICKER, H.:
Die Morphogenese der Anämien als Ergebnis der metrisch-
kombinatorischen Analyse der Erythroblasten. Ärztl.
Wchnschr., Berlin, 9 : 1017, 1954.

55. WRANNE, M.D.:
Transient Erythroblastopenia in Infancy and Childhood,
Scand. J. Haemat. $\underline{7}$: 76, 1970.

ENZYMDEFEKTE BEI KNOCHENMARKINSUFFIZIENZ

H.D. Waller u. H.Chr. Benöhr

Aus der Medizinischen Univ. Klinik Tübingen
o. Lehrstuhl u. Abt. Inn. Med. II
(Vorstand: Prof. Dr. H.D. Waller)

Die Knochenmarkinsuffizienz kann ein einzelnes Zellsystem oder
auch alle Zellstränge des Knochenmarkparenchyms betreffen. Im
ersteren Fall kann sie eine Anämie, Granulozytopenie oder auch
Thrombozytopenie, im zweiten eine Panzytopenie verursachen.
Eine Knochenmarkinsuffizienz im weiteren Sinne kann u.a. durch
Mangel an Eisen, Vitamin B_{12} und B_6, die Markinsuffizienz im
engeren Sinne durch angeborene und erworbene Störungen in den
blutbildenden Systemen selbst ausgelöst werden.

Im vorliegenden Beitrag sollen nur Krankheitsbilder einer
Knochenmarkinsuffizienz im engeren Sinne besprochen werden,
bei denen Veränderungen der Enzymaktivitäten oder des Stoff-
wechsels von Blutzellen aufgefunden wurden. Alle quantitativ
verwertbaren und vergleichbaren Ergebnisse betreffen Untersuchungen nur an Blutzellen, da die Gewinnung einer ausreichen-
den Zahl von Knochenmarkzellen isolierter Systeme für Enzym-
und Stoffwechselmessungen bis heute nicht befriedigend ist und
bei aplastischen Panmyelopathien ohnehin kein blutbildendes
Mark zu gewinnen ist. Es sei hier bereits angemerkt, daß für
die zu besprechenden Krankheitsbilder trotz mancher überzeu-
gender Befunde bisher ein kausaler Zusammenhang zwischen Enzym-
und Stoffwechselveränderungen und Knochenmarkinsuffizienz nicht
gesichert ist.
Tabelle 1 gibt eine Übersicht über Formen der Knochenmarkinsuffizienz, bei denen Enzym- und Stoffwechselstörungen aufgefunden wurden.

ENZYM- U. STOFFWECHSELSTÖRUNGEN BEI KNOCHENMARKINSUFFIZIENZ

A. <u>Angeborene Panmyelopathien</u>

    Familiäre Panmyelopathie (Fanconi)
    Konstitutionelle familiäre Panmyelopathie
    (Estren-Dameshek)

B. <u>Andere Formen angeborener Knochenmarkinsuffizienz</u>

    Kongenitale hypoplastische Anämie (Blackfan-Diamond)
    Refraktäre megaloblastäre Anämie mit Orotazidurie
    (Huguley et al.)

C. <u>Dyserthropoietische Anämien</u>

    Refraktäre sideroblastische Anämie
    Dyserythropoietische Anämie
    (Wendt u. Heimpel; Valentine et al.)

D. <u>Idiopathische und symptomatische Panmyelopathien</u>

    (Panzytopenie oder aplastische Anämie)
    Chronische idiopathische infantile Panzytopenie (Schröter)
    Aplastische und hyperplastische Panmyelopathie

Tabelle 1

A. <u>Angeborene Panmyelopathien</u>

Unter den angeborenen Knochenmarkinsuffizienzen wurden ausgiebige Enzym- und Stoffwechseluntersuchungen an Blutzellen von Kranken mit familiärer Panmyelopathie (Typ Fanconi) und konstitutioneller familiärer Panmyelopathie (Typ Estren-Dameshek) durchgeführt und einige wichtige metabolische Störungen nachgewiesen, die in Tabelle 2 wiedergegeben sind.

Die klinische und hämatologische Symptomatologie bei der <u>familiären Panmyelopathie</u> (Typ Fanconi) ist charakterisiert durch eine Panzytopenie mit megaloblastären Zellelementen im Knochenmark, Kleinwuchs, Skelettmißbildungen, z.T. Oligophrenie, Fehlbildungen im Urogenitaltrakt und Pigmentanomalien. Der Erbgang ist wahrscheinlich autosomal rezessiv. SCHROEDER (30) konnte in den Metaphasen von Leukozytenkulturen mehrerer Kranker Chromosomenanomalien - u.a. achromatische Zonen, Chromatidbrüche mit und ohne Dislokation der Fragmente, Translo-

Angeborene Panmyelopathien		
Krankheitsbild	Enzym- oder Stoffwechsel-störung	Autoren
Familiäre Panmyelo-pathie (Fanconi)	Hexokinase-Mangel, verminderte Glykolyse und niedriger ATP-Gehalt	Löhr, Waller, Anschütz u. Knopp (1965)
	erhöhte ATPase-Aktivität, ATP-Gehalt vermindert	Syllm-Rapaport (1965)
Konstitutionelle familiäre Panmyelopathie (Estren-Dameshek)	Triose-P-Isomerase- und Glutathionreduktase-Mangel, Erniedrigung von Glykolyse u. ATP	Moser et al. (1968)

Tabelle 2

kationsfiguren etc. - nachweisen.

1965 berichteten LÖHR, WALLER, ANSCHÜTZ und KNOPP (21) bei 3 Patienten mit dem Vollbild einer Fanconi-Anämie über einen Hexokinase-Mangel in Erythrozyten, Leukozyten und Thrombozyten. Als Folge des Enzymdefektes waren Glykolyseraten und ATP-Gehalt der Blutzellen deutlich vermindert. Für die Hexokinase der Blutzellen der Kranken ist ein verändertes Genprodukt zu diskutieren, da die Affinität des Enzymproteins für Glukose und ATP stark herabgesetzt war. Spätere Untersuchungen an 2 weiteren Patienten ergaben einmal dieselben biochemischen Veränderungen, einmal waren Enzymausstattung und Stoffwechsel normal. GERMAIN et al. (12) und SCHULER et al. (34) beschrieben normale Hexokinaseaktivitäten bei 3 anderen Patienten. Die chromosomenanomalien waren unabhängig vom Stoffwechseldefekt nachweisbar.

SYLLM-RAPOPORT et al. (38) fanden bei einem Kranken mit Fanconi-Anämie ebenfalls eine Verminderung des ATP-Gehalts der Erythrozyten und führten diese auf eine erhöhte ATPase-Aktivität in den Zellen zurück.

Bei der konstitutionellen familiären Panmyelopathie (Typ

Estren-Dameshek) besteht dasselbe hämatologische Bild wie bei
der Fanconi-Anämie. Es fehlen jedoch die Mißbildungen. MOSER
et al. (22) beschrieben 1968 bei einem Jungen mit dieser Erkrankung in den Erythrozyten und Thrombozyten eine Verminderung der Aktivitäten der Triose-P-Isomerase und der Glutathionreduktase. Glykolyse, ATP- und GSH-Gehalt der roten Blutzellen
waren leicht herabgesetzt, der Heinzkörper-Test war pathologisch.

Wie weit sich die genannten Enzymdefekte mit Verminderung
der ATP-Konzentration in den Blutzellen in Zusammenhang mit
der Panmyelopathie bringen lassen, sit unsicher. Die Chromosomenaberrationen könnten ursächlich mit der ATP-Erniedrigung
erklärt werden. Gegen einen solchen Zusammenhang sprechen jedoch die Mitteilungen über Fanconi-Anämiekranke mit Chromoso-
mendefekten ohne Stoffwechselstörungen.

B. Andere Formen angeborener Knochenmarkinsuffizienz

In dieser Gruppe angeborener Knochenmarkinsuffizienz sind
willkürlich die beiden ätiologisch und klinisch verschiedenen
Krankheitsbilder kongenitale hypoplastische Anämie (BLACKFAN-
DIAMOND) und refraktäre megaloblastäre Anämie mit Orotazidurie
zusammengefaßt. Bei beiden Krankheitsbildern erfolgt die Mani-
festation der hämatologischen Veränderungen im 1. Lebensjahr.
Die aufgefundenen Enzym- und Stoffwechseldefekte sind in Tabelle 3 zusammengestellt.

Die kongenitale hypoplastische Anämie (BLACKFAN-DIAMOND) (4)
zeichnet sich durch eine hochgradige Anämie mit niedrigen Re-
tikulozytenzahlen und hypoplastischer Erythropoiese aus. Granulopoiese und Plättchenbildung sind normal, auch die Zusam-
mensetzung der hypoplastischen Erythropoiese ist nicht auffällig. ALTMAN und MILLER (1) sowie PEARSON und CONE (26) berichteten bei einigen Kranken nach Tryptophangaben über eine höhere Anthranilsäureausscheidung im Urin - wohl als Ausdruck einer Tryptophanstoffwechselstörung. Diese Befunde sind nicht

Andere Formen angeborener Knochenmarksinsuffizienz		
Krankheitsbild	**Enzym- oder Stoffwechsel-störung**	**Autoren**
Kongenitale hypo-plastische Anämie (Blackfan-Diamond)	Tryptophanstoffwechsel-Störung, Anthranilsäure-ausscheidung	Altmann u. Miller (1953), Pearson u. Cone (1957)
	intermittierende Verminderung der Aldolaseaktivität in Erys	Boguslawska-Jaworska et al. (1968)
Refraktäre megalo-blastäre Anämie mit Orotazidurie	Mangel an Orotidyl-Pyrophosphorylase und Orotidyl-Decarboxylase	Huguley et al. (1959, 1961)

Tabelle 3

unwidersprochen geblieben. Kürzlich wurde von BOGUSLAWSKA-JAWORSKA et al. (7) bei Untersuchungen des Glykolyseenzymmusters und der Laktatbildung von Erythrozyten eines Kranken jeweils bei Eintreten einer stärkeren Anämisierung ein Abfall der Aldolase-Aktivität beobachtet.

Wie weit diese Stoffwechselstörungen mit der Insuffizienz der Erythropoiese in Zusammenhang stehen, ist fraglich.

Die refraktäre megaloblastäre Anämie mit Orotazidurie ist durch eine hochgradige Anämie mit Leukozytopenie gekennzeichnet. Das Mark ist meist zellreich und zeigt zahlreiche Megaloblasten, im Urin wird eine starke Orotsäureausscheidung, die z.T. mit einer Auskristallisation der Säure verbunden ist, festgestellt. Das rote Blutbild bessert sich unter NNR-Steroidmedikation, ohne daß eine Umwandlung der Megaloblasten eintritt.

HUGULEY et al. (17, 35) konnten zeigen, daß Ursache der refraktären Anämie eine Störung des Pyrimidinstoffwechsels ist. Sie konnten in Erythrozyten und Leukozyten, später auch in Hautzellkulturen dieser Patienten einen hochgradigen Mangel der Enzyme Orotidyl-Pyrophosphorylase und Orotidyl-Dekarboxylase nachweisen. Hierdurch wird die zweistufige Umwandlung von

Orotsäure in Uridin-5-Phosphat blockiert und tritt ein Aufstau
der Orotsäure ein. Wahrscheinlich führt die starke Anreicherung der Orotsäure zu einer Störung der metabolischen Kontroll-
mechanismen.

Unter der Medikation von Uridin p.o. ließ sich eine wesentliche Besserung des Krankheitsbildes erreichen. Der kausale
Zusammenhang zwischen Enzym- und Stoffwechseldefekt und der
megaloblastären Anämie ist weitgehend als erwiesen anzusehen.

C. Dyserythropoietische Anämien

Der Begriff der kongenitalen dyserythropoietischen Anämie wurde 1966 erstmalig von CROOKSTON et al. (9, 10) und wenig später 1967 von WENDT und HEIMPEL (42, 16) geprägt. WENDT und
HEIMPEL unterscheiden hierbei eine kongenitale dyserythropoie-
tische Anämie mit megaloblastoiden Veränderungen und Kernbrük-
ken (Typ I) von einer kongenitalen dyserythropoietischen Anämie mit Vielkernigkeit und positivem Säureserumtest (Typ II).
Der Typ I ist im Knochenmark vor allem durch feine Chromatin-
brücken zwischen den Kernen getrennt liegender Erythroblasten,
vermehrt Sideroblasten und mit Eisenpigment beladene Retikulumzellen geprägt, der Typ II durch zahlreiche mehrkernige rote
Vorstufen und bizarre Karyorrhexisfiguren. 1951 war bereits
von WOLFF und von HOFE (43) eine kongenitale dyserythropoieti-
sche Anämie mit Vielkernigkeit und Bildung von Gigantoblasten
beschrieben worden.

Neuerdings haben amerikanische Autoren die Gruppe der dyserythropoietischen Anämien wesentlich erweitert. VALENTINE et
al. (39) fassen unter diesem Begriff eine heterogene Gruppe
angeborener und erworbener Anämien zusammen, denen vor allem
eine Hyperplasie der Erythropoiese mit ineffektiver roter Zellbildung zugrundeliegt. Die Erythroblasten zeigen häufig die
eingangs beschriebenen Kernveränderungen, z.T. findet man me-
galoblastoide Zellen und Ringsideroblasten. Die Anämien sind
oft therapieresistent gegen Anabolika und Vitamin B_6. Die Be-

Dyserythropoietische Anämien		
Krankheitsbild	Enzym- oder. Stoffwechsel- störung	Autor
Dyserythropoieti- sche Anämien Refraktäre sidero- blastische Anämien	Aktivitäten der Pyruvat- kinase, 2,3-Di-P-Glycero- mutase, P-Fruktokinase und Azetylcholinesterase vermindert	Dreyfus et al. (1970)
	Aktivitäten der Pyruvat- kinase, 2,3-Di-P-Glycero- mutase, P-Fruktokinase und Glutathionreduktase vermindert	Boivin et al. (1970)
	Aktivitäten der Pyruvat- kinase, Adenylatkinase, Ribose-P-Pyrophosphory- lase und Azetylcholin- esterase vermindert	Valentine et al. (1973)

<u>Tabelle 4</u>

ladung der Erythrozyten mit Hämoglobin schwankt zwischen hypo-
chrom und hyperchrom, häufiger besteht eine Makrozytose, der
Übergang in eine Leukämie wurde mehrfach beobachtet. Ferrokinetische Studien zeigen einen erhöhten Plasmaeisenturnover
mit stark gestörter Eisenutilisation. Die Erythrozytenlebensdauer ist z.T. gering verkürzt, Chromosomenanomalien wurden
häufig beschrieben.

Vor allem im französischen und amerikanischen Schrifttum wurden Ergebnisse systematischer Stoffwechseluntersuchungen an
roten Blutzellen von Kranken mit refraktärer oder dyserythro-
poietischer Anämie mitgeteilt. Die wichtigsten beschriebenen
Enzymaktivitätsverminderungen sind in Tabelle 4 zusammengestellt.

DREYFUS et al. (11) fanden bei 11 Patienten mit refraktärer
Anämie mit Leukopenie und zahlreichen Myeloblasten im Mark bei
der Untersuchung von Erythrozytenenzymen 9 x eine Aktivitäts-
verminderung der Pyruvatkinase, 4 x der Azetylcholinesterase,

3 x der Di-P-Glyzeromutase und 2 x der P-Fruktokinase. Der bei
5 Kranken gemessene GSH-Gehalt der Erythrozyten war erhöht.
BOIVIN et al. (8) teilten bei 38 untersuchten Patienten mit
refraktärer sideroblastischer Anämie 25 x einen Mangel an Pyruvatkinase, je 5 x an P-Fruktokinase und 2,3-Di-P-Glyzeromutase
und 2 x an Glutathionreduktase mit. Neben diesem Enzymmangel-
zuständen waren häufig die Aktivitäten zahlreicher anderer Enzyme erhöht. Der HbF-Gehalt der Erythrozyten war oft bis auf
etwa 5 % vermehrt (3, 27), das Verhältnis von Glyzin-Gammaket-
ten zu Alanin-Gammaketten auf 3 : 1 erhöht (27, 28). Auch die
Isoenzymverteilungsmuster der Laktatdehydrogenase und Hexokinase in den Erythrozyten glichen z.T. denen in Nabelschnurery-
throzyten (27, 36, 37). Änderungen der Erythrozytenantigene
wurden vor allem in einer Vermehrung des i-Antigens und Herabsetzung der A_1, A, B und H-Antigene sichtbar (13, 19, 29).

Manche Spekulation über die Entstehung der Dyserythropoiese
hat Eingang in die Literatur gefunden. So stellten ROCHANT et
al. (27) auf Grund der metabolischen und immunologischen Ähnlichkeiten von Erythrozyten bei Dyserythropoiese mit Nabel-
schnurerythrozyten die Hypothese auf, daß eine Reaktivierung
von reprimierten fetalen Genen eine Ursache des Dyserythropoiese und damit vielleicht auch der bei dieser Krankheitsgruppe
beobachteten malignen Transformation sein könnte.

VALENTINE et al. (39) verglichen die metabolischen Eigenschaften der Erythrozyten von 28 Kranken mit dyserythropoie-
tischer Anämie verschiedener Genese mit denen von Nabelschnur-
blut und Patienten mit Retikulozytose bei hämolytischer Anämie.
Insgesamt wurden die Aktivitäten von 21 Enzymen und der GSH-Gehalt untersucht. Als wesentliches Ergebnis der umfangreichen
Messungen ist festzustellen, daß zwar bei einem Teil der Patienten Ähnlichkeiten des Enzymverteilungsmusters mit dem des
Nabelschnurblutes vorlagen, bei der Mehrzahl der Kranken jedoch deutliche Abweichungen bestanden. Zahlreiche Enzymaktivitäten waren unterschiedlich stark erhöht, einige erniedrigt.
Vor allem die Aktivitäten der Pyruvatkinase, weniger häufig
auch der Adenylatkinase, Ribose-P-Pyrophosphorylase und Aze-

tylcholinesterase waren vermindert. Der GSH-Gehalt war meistens erhöht, nur zweimal ergab sich eine Erniedrigung. Auf Grund dieser Ergebnisse sehen die Autoren als Ursache der biochemischen Veränderungen weniger eine Reaktivierung reprimierter fetaler Gene an, sondern führen diese auf eine Störung der Koordination der DNS-Synthese mit dem normalen Zellzyklus und die Dissoziation von Zyto- und Karyokinese zurück. Als Folge hiervon könnte es zu einer Änderung des normalen asynchronen Verlustes von Zellorganellen und genetischen Materials kommen, das die Enzymsynthese steuert.
Die enzymatischen Veränderungen wären damit nicht Ursache, sondern Folge der Dyserythropoiese.

D. Idiopathische und symptomatische Panmyelopathien

In diesem Abschnitt sollen Enzym- und Stoffwechselstörungen bei idiopathischen und symptomatischen Panmyelopathien besprochen werden. Eine sichere Unterscheidung beider Formen ist oft nicht möglich. Wir haben sie daher zusammengefaßt, zumal sich an den Blutzellen keine biochemischen Unterschiede aufzeigen ließen. Panzytopenien anderer Ursache, wie Paroxysmale nächtliche Hämoglobinurie, Hypersplenismus und maligne Erkrankungen des Knochenmarkes wurden wegen des vorgegebenen Rahmens nicht berücksichtigt. Als gesonderte Form wurde die chronische idiopathische infantile Panzytopenie abgegrenzt. Die bei Panmyelopathien bisher bekannt gewordenen SToffwechsel- und Enzymstörungen sind in Tabelle 5 aufgeführt.
Die chronische idiopathische infantile Panzytopenie wurde 1970 von SCHRÖTER (32) als eigenes Syndrom beschrieben. Bei 10 Patienten manifestierte sich zwischen dem 1. und 13. Lebensjahr eine schwere normochrome Anämie mit Hyperplasie des erythropoietischen Gewebes, Verkürzung der Erythrozytenlebensdauer, Granulozytopenie und häufig auch Thrombozytopenie. Die Konzentration an HbF war ebenfalls deutlich erhöht. Bei allen Kranken wurde eine absolute oder relative Verminderung der

Idiopathische und symptomatische Panmyelopathien (Panzytopenie oder aplastische Anämie)		
Krankheitsbild	**Enzym- oder Stoffwechsel-störung**	**Autor**
Chronische idiopathische infantile Panzytopenie	Aktivitäten der Pyruvat-kinase und Glutathionre-duktase vermindert	Schröter (1970)
Aplastische und hyperplastische Panmyelopathien	GSH-Gehalt erhöht, z.T. Glutathionreduktase ver-mindert – mit Ribofla-vin stimulierbar, z.T. Pyruvatkinaseaktivität vermindert, 1 Fall mit G-6-PDH-Mangel	Waller et al. (1965, 1968) Benöhr und Waller (1972, 1974)
	Aktivitäten der Pyruvat-kinase oder/und der Glu-tathionreduktase z.T. vermindert	Nowicki et al. (1971), Klee-berg et al. (1971)
	Aktivitäten der P-Fruk-tokinase- und 2,3-Di-P-Glyzeromutase erniedrigt (selten)	Boivin et al. (1970)

Tabelle 5

Aktivitäten der Glutathionreduktase und Pyruvatkinase gefunden. Die Aktivitäten anderer glykolytischer Enzyme waren normal oder stark erhöht. Bei einem Patienten wurde durch perorale Applikation von Riboflavin die Glutathionreduktaseaktivität normalisiert, ohne daß sich am hämatologischen Status etwas änderte. Ein ursächlicher Zusammenhang zwischen Enzymdefekten und Panzytopenie ist nicht sehr wahrscheinlich.

Bei zahlreichen Kranken mit idiopathischer und symptomatischer Panmyelopathie wurden charakteristische Soffwechselveränderungen beschrieben. Hierbei unterscheiden sich die biochemischen Eigenschaften der Erythrozyten von Patienten mit Panzytopenie bei hyperplastischem Mark und Panmyelopathise nicht. Die ersten Mitteilungen über Glutathionreduktase-Mangel bei Panzytopenie wurden 1965 und 1968 von WALLER et al.

(40, 41) gemacht. Gemessen an der starken Aktivitätssteigerung
zahlreicher anderer Enzyme der Glykolyse war auch die Pyruvat-
kinaseaktivität bei 4 von 5 Patienten relativ vermindert. NO-
WICKI et al. (24) teilten 1971 Stoffwechseluntersuchungen bei
26 Patienten mit Panzytopenie mit. Bei 6 Kranken waren die
Glutathionreduktase, bei 5 die Pyruvatkinase und bei 6 weiteren Patienten beide Enzyme in ihrer Aktivität herabgesetzt,
der GSH-Gehalt war dagegen stets normal. 1972 berichteten NO-
WICKI et al. (25) bei 35 Kranken mit Panzytopenie 6 x über einen Mangel an Glutathionreduktase, 11 x an Pyruvatkinase und 6
x an beiden Enzymen. Da bei einigen Enzymmangelträgern auch
Familienangehörige ohne hämatologische Störungen dieselben Enzymdefekte aufwiesen, wurde von den Autoren auf genetisch bedingte Enzymdefekte geschlossen. KLEEBERG et al. (18) teilten
bei 10 von 11 Patienten mit Panzytopenie verschiedener Genese
(einschl. Leukämie) einen relativen Glutathionreduktase- und/
oder Pyruvatkinase-Mangel mit und deuteten diese Befunde als
erworbene transitorische Enzymdefekte ohne pathogenetische Bedeutung. GOEBEL und GOEBEL (14) fanden bei 3 Patienten mit hämolytischer Anämie und Panzytopenie einen Mangel an Glutathionreduktaseaktivität, der sich ohne Änderung des hämatologischen Status durch Riboflavingaben normalisieren ließ. BOIVIN
et al. (8) beschrieben bei 11 Fällen mit Markaplasie 2 x einen
P-Fruktokinase- und 1 x einen 2,3-Di-P-Glyzeromutase-Mangel.

Wir selbst haben an einem größeren Krankengut von Panmyelopathien zahlreiche Enzyme der Glykolyse, des Hexosemonophos-
phatzyklus und den GSH-Gehalt der Erythrozyten bestimmt. Die
Ergebnisse sind in Tabellen 6 und 7 zusammengestellt. Von 64
Kranken zeigten 51 eine Erhöhung des GSH-Gehaltes, von 68
Kranken 21 eine Erniedrigung der Glutathionreduktase-Aktivität
und von 66 Kranken 30 eine Erhöhung der Glukose-6-P-Dehydroge-
nase-Aktivität. Eine Patientin wies eine Erniedrigung der Glu-
kose-6-P-Dehydrogenase-Aktivität auf die Hälfte der Normalwerte auf. Die Pyruvatkinase-Aktivität war bei 4 Patienten, verglichen mit den Aktivitäten der zum Vergleich aufgeführten
Enzyme, relativ herabgesetzt.

GSH-Gehalt und Enzymaktivitäten in Erythrozyten bei Panmyelopathie			
GSH in mMol/L Ery Enzymaktivitäten in I.U./10^{11} Ery			
Glutathion (n = 64) (GSH)	erhöht (n = 51) normal (n = 13) Normalwerte (n = 50)	3,83 $\pm$ 0,70 2,72 $\pm$ 0,22 2,45 $\pm$ 0,3	(3,14 - 7,2) (2,02 - 3,1)
Glutathion- reduktase (n = 68)	vermindert (n = 21) normal (n = 47) Normalwerte (n = 50)	6,1 $\pm$ 0,84 11,6 $\pm$ 2,4 11,7 $\pm$ 2,3	(4,2 - 7,4) (7,7 - 17,4)
Glukose-6-P- Dehydroge- nase (n = 66)	erhöht (n = 30) normal (n = 35) vermindert (n = 1) Normalwerte (n = 50)	29,7 $\pm$ 5,45 19,3 $\pm$ 2,40 10,2 17,1 $\pm$ 2,3	(23,0 - 41,8) (14,7 - 22,9)

Tabelle 6

Patienten mit Panmyelopathie und relativem PK-Mangel				
Enzymaktivitäten in $I.U./10^{11}$ Ery GSH in mMol/L Ery				
Enzym	J.R.	E.M.	G.F.	B.W.	Normalwerte
Gluk.-6-P-Dehy- drogenase	43,1	26,1	24,9	16,3	17,1 ± 2,3
6-P-Glukonat- Dehydrogenase	23,1	18,4	15,5	12,1	14,0 ± 2,2
Glutathionre- duktase	12,3	9,1	10,8	9,7	11,7 ± 2,3
Glukose-P-Iso- merase	146,0	110,5	100,0	118,0	89,0 ± 7,0
Fruktose-P-Ki- nase	48,0	35,8	34,0	45,0	24,8 ± 4,6
P-Glycerat-Ki- nase			450,0	410,0	352,5 ± 38,9
Pyruvatkinase	20,7	20,5	20,8	14,7	24,5 ± 3,6
Glutathion (GSH)	4,4	3,3	3,5	3,3	2,45± 0,3

Tabelle 7

Die erniedrigten Aktivitäten der Glutathionreduktase ließen
sich bei 7 untersuchten Patienten in vitro durch Zusatz von
FAD normalisieren (2a). Bei einem Kranken gelang es weder
durch perorale Riboflavinmedikation noch in vitro durch FAD-
Zusatz die verminderte Enzymaktivität auf Normalwerte zu steigern. Auch LÖHR et al. (20) berichteten über einen Kranken mit
Panmyelopathie, bei dem sich der Glutathionreduktase-Mangel
nicht durch Riboflavingaben und in vitro durch FAD-Zusatz be-
seitigen ließ. Die Ergebnisse der Versuche zur Steigerung der
Glutathionreduktase-Aktivität mit FAD gibt Abb. 1 wieder. Die
Zunahme der Glutathionreduktase-Aktivität nach peroraler Ribo-
flavingabe bei einem Patienten mit aplastischer Anämie zeigt
die Abb. 2.

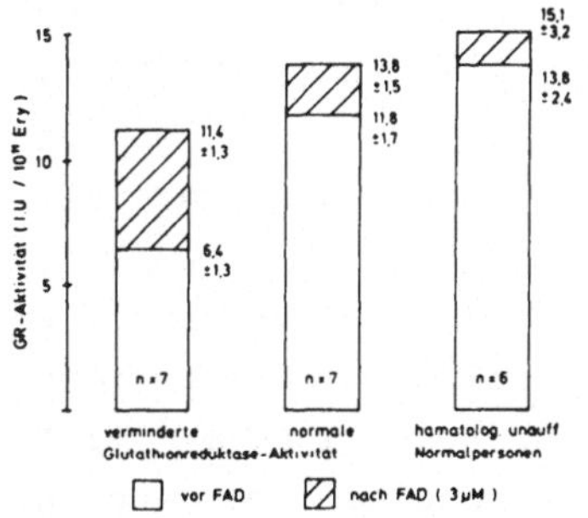

Abb. 1:

GR-Aktivitäten in Erythrozyten von Patienten mit Panmyelopathie vor und nach FAD-Zusatz

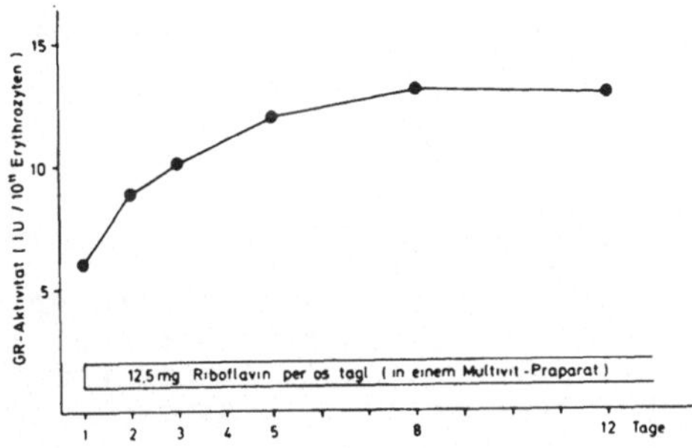

Abb. 2:

GR-Aktivitäten in Erythrozyten eines 31 j. Patienten mit aplastischer Anämie vor und nach peroraler Riboflavinmedikation

Trotz Normalisierung der Enzymaktivitäten unter Riboflavingaben besserte sich der hämatologische Befund bei keinem Patienten.

Auf Grund der vorliegenden Befunde möchten wir annehmen, daß die Herabsetzung der Glutathionreduktaseaktivität bei den meisten Kranken mit Panzytopenie mit einem Mangel an Riboflavin in den Blutzellen zusammenhängt und nur sehr selten Folge eines genetischen Defektes ist.

Die Erhöhung des GSH-Gehaltes in den Erythrozyten wurde auch bei Patienten mit myeloproliferativen Erkrankungen beschrieben (2, 15, 33). BLUME et al. (6) führen dieses auf erhöhte Aktivitäten der Glutathion-Synthetase zurück.

Wir selbst konnten bei einigen Kranken mit Panzytopenie und Glutathionreduktase-Mangel einen Übergang des Krankheitsbildes in eine akute Leukämie beobachten. BOIVIN et al. (8) beschrie-

ben bei 23 Kranken mit akuter Leukose 7 x einen Mangel von Pyruvatkinase, 2 x von Hexose-P-Isomerase, 2 x von 2,3-Di-P-Gly-
zeromutase und 1 x von Glutathionreduktase, während NAJMAN et
al. (23) über 10 Patienten mit akuter Leukämie und Pyruvatkinase-Mangel berichteten.

Abschließend sei noch der klinische Verlauf einer 76jährigen
Patientin mit aplastischer Anämie mitgeteilt, bei der es nach
2 1/2 Jahren Beobachtungszeit unter einer Behandlung mit Bluttransfusionen und kleinen Anabolikadosen zu einem Übergang in
eine akute Leukämie kam, an der die Patientin verstarb. Mit
Beginn der Leukämie trat ein Mangel an Glukose-6-P-Dehydroge-
nase auf, dessen Ursache in einer Genmutation in den Stammzellen liegen könnte.

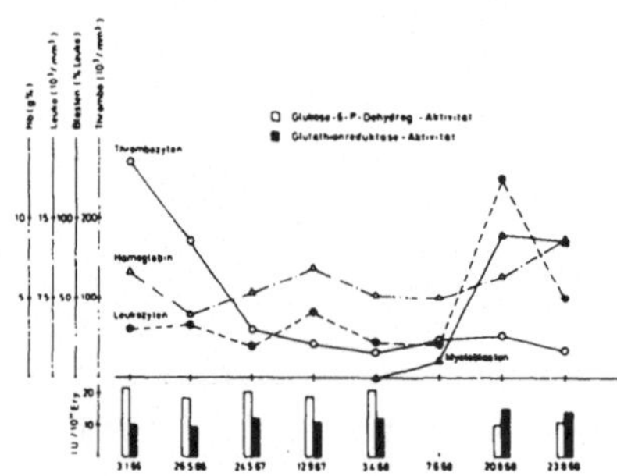

Abb. 3:
Klinischer und hämatologischer
Verlauf bei einer 76jährigen
Patientin mit apl. Anämie und
Übergang in akute Leukose

Die vorgelegten Untersuchungen und Literaturangaben zeigen,
daß es bei Knochenmarkinsuffizienz eine große Zahl von Veränderungen an Enzymaktivitäten gibt. Auffallend ist hierbei, daß
die Aktivitätsverminderungen fast niemals kritisch für die
Durchflußraten sein dürften. Wie weit ein Zusammenhang mit den
bei Panzytopenien häufig beobachteten Chromosomenanomalien besteht, läßt sich nicht entscheiden (5, 30, 31). Eine kausale
Bedeutung für die Entstehung der Knochenmarkinsuffizienz kommt
den Verminderungen der Enzymaktivitäten wahrscheinlich nicht
zu, wenn man von der megaloblastären Anämie mit Orotazidurie

und vielleicht einem Teil der Fälle von Fanconi-Anämie mit
ATP-Mangel absieht. Möglicherweise gelten für die Ursache der
Enzymaktivitätsänderungen, die nur an kern-, mitochondrien-
und mikrosomenlosen Erythrozyten erhoben wurden, dieselben
Voraussetzungen, wie sie von VALENTINE et al. (39) für die
dyserythropoietischen Anämien diskutiert werden. Die wenigen
echten Enzymdefekte möchten wir nur als einen Parameter für
Genmutationen bei Panmyelopathien und Leukämien an den Stammzellen ohne wesentliche pathogenetische Bedeutung auffassen.

LITERATUR

1. ALTMAN, K.J. and G. MILLER:
    Nature (Lond.) $\underline{172}$, 868 (1953)

2. BENÖHR, H.CHR., TIGGES, F.J. und H.D. WALLER:
    Vhdlg. Dtsch. Ges. inn. Med. $\underline{79}$, 461 (1973)

2a. BENÖHR, H.CHR. und H.D. WALLER:
    Klin. Wschr. $\underline{51}$, 1177 – 1184 (1973)

3. BJORKMAN, S.E.:
    Blood $\underline{11}$, 250 (1956)

4. BLACKFAN, K.D., DIAMOND, L.K. and C.M. LEISTER:
    Atlas of the blood in children, Commonwealth Fund NY
    1944

5. BLOOM, G.E., WARNER, S., GERALD, P.S. and L.K. DIAMOND:
    New Engl. J. Med. $\underline{274}$, 8 (1966)

6. BLUME, K.G., PANIKER, N.V. and E. BEUTLER:
    In Glutathione Proc. 16th Conf. German. Soc. Biol. Chem.
    Tübingen 1973, p. 157, Georg Thieme 1974

7. BOGUSLAWSKA-JAWORSKA, J., HEIMRATH, Z. and J. KWIATKOWSKA:
    Pediat. Pol. $\underline{43}$, 473 (1968)

8. BOIVIN, P., GALAND, C. et M. AUDOLLENT:
    Path. Biol. $\underline{18}$, 175 (1970)

9. CROOKSTON, M.C., CROOKSTON, J.H., BURNIE, K.L. and W.H.
    FRANCOMBE:
    Brit. J. Haemat. $\underline{17}$, 11 (1969)

10. CROOKSTON, J.H., GODWIN, T.F., WIGHTMAN, K.J.R., DACIE,
    J.V., DAVIS, J.A., LEWIS, S.M. and M.J.L. PATTERSON:
    Proc. XI. Congr. internat. Soc. Hemat. Sidney 1966, Ab-
    stract AB 8

11. DREYFUS, B., ROCHANT, H., SULTAN, C., CLAUVEL, J.P.,
    YVART, J. et A.M. CHESNEAU:
    Press Med. $\underline{78}$, 359 (1970)

12. GERMAIN, D., REGUIN, Ch., ROBERT, J. and J.L. VIALA:
    Pe'diatrie $\underline{23}$, 153 (1968)

13. GIBLETT, E.R. and M.C. CROOKSTON:
    Nature (Lond.) $\underline{201}$, 1138 (1964)

14. GOEBEL, K.M. and F.D. GOEBEL:
    Act. Haemat. $\underline{47}$, 292 (1972)

15. GOSWITZ, F., LEE, G.R., CARTWRIGHT, G.E. and M.M.WINTROBE:
    J. Lab. Clin. Med. $\underline{67}$, 615 (1966)

16. HEIMPEL, H. und F. WENDT:
    Schweiz. med. Wschr. $\underline{97}$, 1470 (1967)

17. HUGULEY, C.M. jr., BRAIN, J.A., RIVERS, S. and R.SCOGGINS:
    Blood $\underline{14}$, 615 (1959)

18. KLEEBERG, U.R., HEIMPEL, H., KLEIHAUER, E. und A. OLIG-
    SCHLÄGER:
    Klin. Wschr. 49, 557 (1971)

19. LEWIS, S.M., GRAMMATICOS, P. and J.V. DACIE:
    Brit. J. Haemat. 18, 465 (1970)

20. LÖHR, G.W., BLUME, K.G., RÜDIGER, H.W. and H. ARNOLD:
    Glutathione, Proc. 16th Conf. German. Soc. Biol. Chem.
    Tübingen, 1973, Georg Thieme 1974

21. LÖHR, G.W., WALLER, H.D., ANSCHÜTZ, F. und A. KNOPP:
    Klin. Wschr. 43, 870 (1965)

22. MOSER, K., FISCHER, M., KREPLER, P. und K. LECHNER:
    Klin. Wschr. 46, 995 (1968)

23. NAJMAN, A., LEROUX, J.P., TEMKINE, H., CARTIER, P. et R.
    ANDRÉ:
    Rev. Franc. Etudes Clin. et Biol. XIV, 795 (1969)

24. NOWICKI, L., BEHNKEN, L. und K. BISKAMP:
    Vhdlg. Dtsch. Ges. inn. Med. 77, 73 (1971)

25. NOWICKI, L., BEHNKEN, L. und K. BISKAMP:
    Klin. Wschr. 50, 566 (1972)

26. PEARSON, H.A. and T.E. CONE jr.:
    Pediatrics 19, 192 (1957)

27. ROCHANT, H., DREYFUS, B., BOUGUERRA, M. and HOI TONT-HAT:
    Blood 39, 721 (1972)

28. ROSA, J., BEUZARD, Y., BRUN, B. and N. TOULGOAT:
    Nature (New Biol.) 233, 111 (1971)

29. SALMON, C.:
    Nouv. Rev. Franc. Hemat. 9, 112 (1969)

30. SCHROEDER, T.M.:
    Humangenetik 2, 287 (1966)

31. SCHROEDER, T.M. and R. KURTH:
    Blood 37, 96 (1971)

32. SCHRÖTER, W.:
    Schweiz. med. Wschr. 100, 1101 (1970)

33. SCHRÖTER, W., SCHULZ, E. und R. BONN:
    Klin. Wschr. 48, 1013 (1970)

34. SCHULER, D., KISS, A. and F. FABIAN:
    Humangenetik 7, 314 (1969)

35. SMITH, L.H. jr., SULLIVAN, M. and C.M. HUGULEY:
    J. clin. Invest. 40, 656 (1961)

36. STARKWEATHER, W.H., COUSINEAU, L., SCHOCH, H.K. and C.J.
    ZARAFONETIS:
    Blood 26, 63 (1965)

37. STARKWEATHER, W.H., SPENCER, H.H. and H.K. SCHOCH:
    Blood 28, 860 (1966)

38.   SYLLM-RAPOPORT, I., GMYREK, D., ALTENBRUNN, H.J., SCHEUCH,
      D. und G. JACOBASCH:
      Dtsch. med. Wschr. 90, 290 (1965)

39.   VALENTINE, W.N., KONRAD, P.N. and D.E. PAGLIA:
      Blood 41, 857 (1973)

40.   WALLER, H.D., LÖHR, G.W., ZYSNO, E., GEROK, W., VOSS, D.
      und G. STRAUSS:
      Klin. Wschr. 43, 413 (1965)

41.   WALLER, H.D.:
      Glutathione reductase deficiency, In. Hereditary disorders
      of erythrocyte metabolism. (Edit. E. Beutler) p. 185, Gru-
      ne and Stratton New York 1968

42.   WENDT, F. und H. HEIMPEL:
      Med. Klin. 62, 172 (1967)

43.   WOLFF, J.A. and F. v.HOFE:
      Blood 6, 1274 (1951)

TOXISCHE KNOCHENMARKINSUFFIZIENZ

B. Speck

Die Bezeichnung Panmyelophthise resp. Panmyelopathie ist vielerorts durch aplastische Anämie ersetzt worden. Bei diesem
Krankheitsbild handelt es sich um einen teilweisen oder ganzen
Ausfall der Erythropoese, Myelopoese und Thrombopoese.
Pathogenetisch kommen folgende 3 Mechanismen in Frage:
1. Ein Ausfall oder Erschöpfungszustand der pluripotenten hämopoetischen Stammzelle. Die Noxe kann an der Stammzelle
   selbst angreifen oder Zellen im Zyklus eliminieren. Beide
   führen zum gleichen Endeffekt.
2. Eine Störung der Knochenmarkmatrix. Hier könnte es sich um
   eine Störung der Mikrozirkulation oder des Stromas im Sinne einer toxischen Schädigung handeln.
3. Eine Störung der humoralen Faktoren, welche die Hämopoese
   regulieren.
Die ersten zwei Mechanismen stehen als klinische und experimentelle Möglichkeiten in der Pathogenese der Knochenmarkaplasie praktisch fest, der dritte ist hypothetisch und unwahrscheinlich.
   Prinzipiell unterscheidet man zwei Arten von myelosuppres-
siven Agenzien:
A.
Diejenigen, welche regelmäßig und in dosisabhängiger Art mye-
losuppressiv wirken. Die wichtigsten Beispiele davon sind:
1. Ionisierende Bestrahlung
2. Zytostatika
3. Benzol
Auf ionisierende Bestrahlung und Zytostatika kann im Rahmen
dieser Mitteilung nicht eingegangen werden.
Benzol ist als Verunreinigung in verschiedenen Lösungsmitteln
vorhanden, vor allem in seinen einfach und doppelt methylier-
ten Abkömmlingen Toluol und Xylol. Im weiteren enthalten verschiedene Leime Benzol. Abhängig vom Destillationsverfahren

enthält zudem kommerzielles Benzin bis zu 7 % Benzol (1). Ein kausaler Zusammenhang zwischen Benzol und aplastischer Anämie steht fest. (2 - 5).

An Benzol induzierter Knochenmarkaplasie haben wir intensiv gearbeitet (6 - 8). Wir haben festgestellt, daß dieses Lösungsmittel bei Kaninchen in fast stöchiometrischer Reaktion Panzytopenien erzeugen kann. Der Knochenmarkbefund während der peripheren Panzytopenie wechselt von sehr zellarm bis hyperplastisch mit deutlicher Linksverschiebung und Ausreifungsstörung. Autoradiographisch haben wir in vivo und in vitro gezeigt, daß Benzol eine schwere Störung der DNS- und RNS-Synthese proliferierender Knochenmarkzellen verursacht (Abb. 1).

Zytogenetische Untersuchungen an Knochenmarkzellen zeigten schwere Aberrationen (8). Am auffallendsten war die Brüchigkeit der Chromosomen im Sinne von "breaks and gaps". Nach mehrmonatiger Benzolexposition haben wir auch hyperploide Mitosen gefunden. Über die Myelotoxizität der Benzolabkömmlinge Toluol und Xylol herrschte lange Unsicherheit. Wir haben diese beiden Stoffe monatelang beim Kaninchen subkutan gespritzt und keinen Einfluß auf das hämopoetische System feststellen können (7, 9). Autoradiographisch waren die "labeling indices" und somit das proliferative Potential der Knochenmarkzellen identisch mit den Normalkontrollen. Bei CBA-Mäusen, welche dieselben Quantitäten Benzol, Xylol und Toluol erhalten hatten, entstand nur bei den Benzoltieren eine deutliche Panzytopenie. Bei diesen Tieren haben wir auch das hämopoetische Stammzellkompartiment untersucht durch Transplantation ihres Markes in lethal bestrahlte Mäuse des gleichen Stammes. Die Benzol-, Toluol- und Xyloldosen betrugen je 0,2 ml/kg/Tag während 2 Wochen (Abb. 2).

Aus diesen Studien kamen wir zum Schluße, daß Xylol und Toluol nicht myelotoxisch sind, und daß die in der Literatur mitgeteilten Fälle von aplastischer Anämie, die auf diese Lösungsmittel zurückgeführt wurden, wahrscheinlich durch Verunreinigungen mit·Benzol verursacht waren.

Ferner haben wir gefolgert, daß der primäre Angriffspunkt von Benzol an der DNS- und RNS-Synthese von Knochenmarkzellen und nicht an der hämopoetischen Stammzelle liegt.

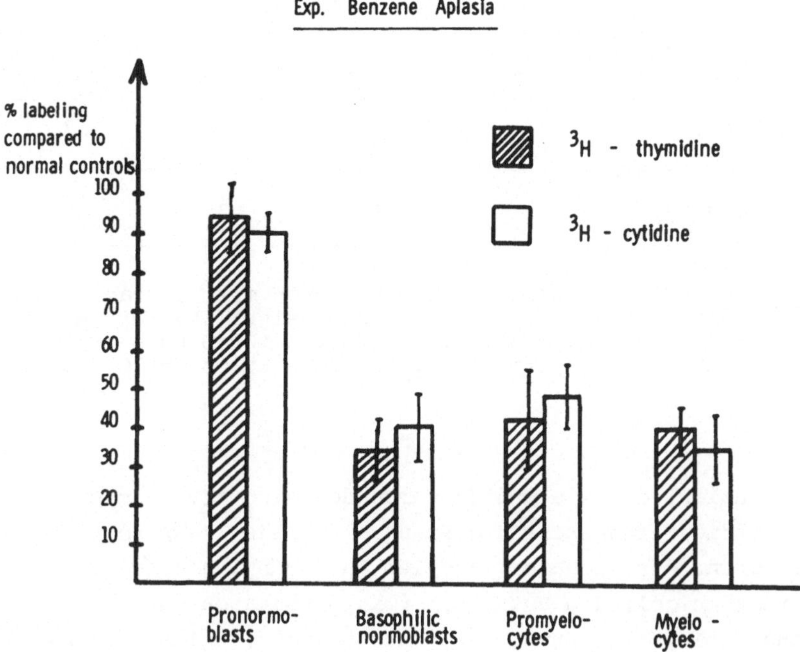

Abb. 1: illustriert die autoradiographischen Knochenmarkbefunde von 10 Kaninchen, die zwei Wochen lang 0,3 ml/kg/
Tag Benzol subkutan gehabt haben, verglichen mit 5
normalen Kontrolltieren (Mittelwerte $\mp$ 2 Standardabweichungen). Pronormoblasten proliferieren praktisch
normal, während das proliferative Potential von basophilen Normoblasten nur noch 1/3 von Normalkontrollen
erreicht. Es kommt also zu einem Ausreifungsstop zwischen diesen zwei Stadien der Erythropoese. Auch das
proliferative Potential der Myelopoese ist stark vermindert. 3H-Thymidin Inkorporation wurde als Parameter
der DNS-Synthese genommen, 3H-Cytidin der RNS-Synthese.

CFU's in CBA-Mäusen			
	Normal	Benzol	Toluol	Xylol
1/250 Femur	69	72	68	73
1/500 Femur	35	37	35	36

Abb. 2: Nach Bestrahlung von Normaltieren mit 750 rad zeigen die CFU's (Milzkolonien) keine signifikanten Unterschiede, weder bei i.v. Gabe von 1/250 noch 1/500 Femur (je 5 Experimente). Endogene Kolonien: 0 bis 3.

B.

Bei Agenzien, die hie und da verbunden sind mit Panmyelophthise, ist die Pathogenese des Krankheitsbildes sehr schwierig zu definieren. Ein sicherer kausaler Zusammenhang scheint bei Chloramphenicol, den Butazonen (Oxyphenbutazon und Phenylbutazon), Gold, Antikonvulsiva, Sulfonamiden, Sulfonylharnstoffen (Tolbutamid, Chlorpropamid), organischen Arsenderivaten, Kaliumperchlorat und Quinakrin (Atebrin) festzustehen(10).

Je nach Patientenserie, die man anschaut, variiert die Anzahl Fälle, wo man einen kausalen Zusammenhang zwischen Drogen und aplastischer Anämie annimmt zwischen 10 und 50 %.

In einer kürzlich publizierten retrospektiven amerikanischen Serie, welche 101 Patienten bis 1944 einschließt (13), führt ebenfalls Chloramphenicol (35 Patienten). Eine erstaunlich hohe Anzahl der Aplasien werden auf Sulfonamide (8 Patienten), Lösungsmittel (10 Patienten) und Insektizide (7 Patienten), zurückgeführt.

In Schweden hat man seit 1965 eine gute Drogenregistratur, aus welcher man die Verkaufsquantitäten und die Anzahl resultierender Blutkrankheiten sehr genau berechnen kann. Aus dieser Registratur hat BÖTTIGER (14) gezeigt, daß die Inzidenz von chloramphenicolinduzierter Panmyelophthise bei 1 : 6 000 bis 1 : 19 000 der exponierten Patienten liegt (früher schätz-

	Bithell (10) 1967	Keiser (11) 1970	Speck (12) 1972
Chloramphenicol	312	46	7
Butazone	35	10	6
Antiepileptika	22	6	1
Gold	10	6	2
Tolbutamid	11	–	–

<u>Abb. 3:</u> Aus dieser Gegenüberstellung von 3 Patientenserien geht eindeutig hervor, daß Chloramphenicol am häufigsten als kausales Agens in der Auslösung von Panmyelophthisen inkriminiert wird. Unsere Serie in Leiden, die ich von 1969 – 1972 überblickte, bestand aus 36 Patienten, wobei 16 als drogeninduziert (45 %), 20 als idiopathisch klassiert wurden (12).

te man 1 : 20 000 bis 1 : 600 000). Bei den Butazonen fand er 1 : 33 000 bis 1 : 99 000. Da die Verbrauchsquantitäten von Chloramphenicol zurückgegangen sind, haben die Butazone in Schweden die Spitze der Agenzien übernommen, welche aplastische Anämie induzieren.

Was die Pathogenese dieser Panmyelophthisen betrifft, bleiben noch viele Fragen offen. Sehr gründlich ist Chloramphenicol studiert worden.

Dieses Antibiotikum hat zwei ganz verschiedene Arten der Knochenmarkshemmung zur Folge:

a) eine dosisabhängige, reversible.

Diese Hemmung kann bei allen exponierten Patienten demonstriert werden durch einen Anstieg des Serumeisens, einer verzögerten Eisenclearence, vakuolisierte erythroide Vorläufer im Knochenmark, etc. Hie und da wird auch eine vorübergehende Leuko- und Thrombopenie gesehen. Diese Veränderung normalisieren sich jedoch innerhalb von 2-3 Wochen nachdem man das Medikament stopt. Es ist gezeigt worden, daß die mitochondriale Eiweiß-Synthese von Knochenmarkzellen sehr stark gehemmt wird durch Chloramphenicol, selbst

in üblicher therapeutischer Dosierung und daß sie den praktisch sicher feststehenden Mechanismus für die obligate Hämotoxität dieses Antibiotikums darstellt (15, 16).
b) die praktisch immer tödlich verlaufende Panmyelophthise
nach Chloramphenicol ist dosisunabhängig und hat sicher
eine andere Pathogenese. Verschiedene Hypothesen wurden darüber aufgestellt, aber höchstwahrscheinlich ist es so, daß
die pluripotente Stammzelle von Patienten, die auf Chloramphenicol mit einer Knochenmarkaplasie reagieren, abnor-
mal ist. Möglicherweise handelt es sich hier um einen genetisch fixierten Defekt, der sich nur bei Gebrauch dieses
Antibiotikums manifestiert. Für einen Ausfall der hämopoetischen Stammzelle dieser Patienten spricht vor allem die
lange Latenzperiode zwischen Chloramphenicol-Exposition und
dem Auftreten der Knochenmarkaplasie. Diese liegt meistens
in der Größenordnung von einigen Wochen bis Monaten, im
Mittel bei 3 Monaten. Die Tatsache, daß aplastische Anämie
in zwei eineiigen Zwillingen nach Behandlung mit niedrigen
Dosen Chloramphenicol aufgetreten ist (17) und ebenfalls,
daß das Krankheitsbild bei Mutter und Kind beobachtet wurde (11), sprechen ebenfalls für diese Hypothese.
Neuerdings wurde vielerorts an Stelle von Chloramphenicol
Thiamphenicol eingesetzt. Beide Antibiotika haben ein ähnliches bakterizides Spektrum. Nach Angabe der Hersteller-
firma wurden bisher über 35 Millionen Menschen mit diesem
Antibiotikum behandelt, ohne daß eine tödliche Knochenmarkaplasie aufgetreten ist. Thiamphenicol hat eine obligate
Hämotoxität, welche eigentlich größer ist, als diejenige
des Chloramphenicols (18).
Sie ist jedoch immer reversibel, wenn man vernünftig do-
siert (18). Daß diese obligate Hämotoxizität nicht ganz
harmlos ist, vor allem bei langdauernder hochdosierter Applikation und bei Niereninsuffizienz, haben wir kürzlich an
einer 74jährigen Frau gesehen. Sie wurde irrtümlicherweise
bei vorbestehender Niereninsuffizienz während 16 Tagen mit
einer Gesamtdosis von 24 g Thiamphenicol behandelt. Am Ende

dieser Kur zeigte sie eine schwere Panzytopenie. Knochenmarkpunktion und Biopsie wiesen auf eine Panmyelophthise
hin. Die Patientin starb am Tage der Aufnahme an einem sep-
tisch-toxischen Bild. Bei den Butazonen ist die Situation
im Moment noch unklar. Trotz mehrmonatiger hochdosierter
Injektionen von Butazonen ist es uns beim Kaninchen nicht
gelungen, faßbare Veränderungen der Hämopoese zu induzieren.
Auch unsere Studien des Stammzellkompartimentes bei butazon-
exponierten Mäusen haben bisher keine konklusiven Resultate
geliefert (19). Bei den 6 klinischen Patienten, wo wir einen kausalen Zusammenhang zwischen Butazonen und Knochenmarkaplasie annahmen, ist das Krankheitsbild nach langdauernder und hochdosierter Therapie aufgetreten (12). Bei
Gold variieren die Gesamtdosen, die eine Panmyelophthise
auslösten, sehr stark, und zudem ist es sehr auffällig, daß
viele erst Wochen bis Monate nach Abschluß der Therapie auftraten (20). Die Situation ist also ganz ähnlich, wie beim
Chloramphenicol und möglicherweise handelt es sich auch hier
um eine Schädigung der pluripotenten hämopoetischen Stammzelle. Im Gegensatz dazu, treten recht häufig isolierte Leukopenien und Thrombopenien auf, welche praktisch immer reversibel sind und möglicherweise eine immunologische Genese
haben.
Was die Prognose betrifft, fand KEISER in seiner 1970 publizierten Serie keinen signifikanten Unterschied zwischen
idiopathischen und Drogen induzierten Aplasien (11). Es ist
jedoch zu sagen, daß Chloramphenicol und Gold induzierte
Aplasien in den meisten Studien eine besonders infauste Prognose haben. Von den 11 Chloramphenicol-Aplasien, die wir
seit 1968 gesehen haben, verliefen 10 tödlich und ebenfalls
beide Goldaplasien (12, 21). Bei den butazoninduzierten Aplasien fand BÖTTIGER eine Mortalität von 50 % (14).

Zusammenfassung

Die toxische Knochenmarkschädigung, insbesondere die Panmyelophthise stellt ein ernsthaftes und therapeutisch schwer zu
beeinflussendes Problem dar.
Bei den Chloramphenicol- und Gold-Aplasien ist eine der größten
Schwierigkeiten, daß wir keine Parameter haben, die voraussagen,
welche Patienten nach Exposition das Krankheitsbild entwickeln
werden. Butazone stellen im Zusammenhang mit der Knochenmarkaplasie ein neues ernsthaftes Problem dar, und sollten nur bei
strenger Indikation gegeben werden.
Auf Verunreinigungen von Treibstoffen, Lösungsmitteln und Lei-
men mit Benzol muß geachtet werden. Die Zahl der exponierten
ist fast unermeßlich und viele sogenannte idiopathische, erworbene aplastische Anämien und Leukämien sind möglicherweise auf
Benzol zurückzuführen.
Es ist zu hoffen, daß es uns in naher Zukunft gelingen wird,
die Pathogenese der erworbenen aplastischen Anämien besser zu
deninieren. Dazu sind nicht nur Studien an Blut- und Knochenmarkzellen nötig, sondern auch an der Knochenmarkmatrix und
den humoralen Faktoren, die die Hämopoese regulieren.

LITERATUR

1. SCOTT J.L., CARTWRIGHT, G.E. and WINTROBE, M.M.:
   Acquired aplastic anemia: an analysis of thirtynine cases
   and review of the pertinent literature. Medicine 38, 119
   (1965).

2. LUDWIG, H. und WERTHEMANN, A.:
   Benzolmyelopathien. Schweiz. Med. Wschr. 92, 384 (1963).

3. DE GOWIN, R.L.:
   Benzene exposure and aplastic anemia. J. Amer. Med. Ass.
   185, 748 (1963).

4. SCHÖNENBERGER, E.M.:
   Erneute Benzolvergiftungen in der schweizerischen Uhren-
   industrie. Schweiz. Med. Wschr. 93, 1469 (1963).

5. AKSOY, M., DINCOL, K. und ERDEM, S.:
   Details of blood changes in 32 patients with pancytopenia
   associated with long term exposure to benzene. Brit. J.
   Ind. Med. 29, 56 (1972).

6. SPECK, B., SCHNIDER, Th., GERBER, U. und MOESCHLIN, S.:
   Experimentelle Untersuchungen über den Wirkungsmechanismus des Benzols auf das Knochenmark. Schweiz. Med. Wschr.
   96, 1274 (1966).

7. SPECK, B. und KISSLING, M.:
   XIII Int. Congr. Hemat. München 1970 Abstr. p 134.

8. KISSLING, M. und SPECK, B.:
   Further sudies on experimental benzene induced aplastic
   anemia. Blut 25, 97 (1972).

9. SPECK, B. und MOESCHLIN, S.:
   Die Wirkung von Toluol, Xylol, Chloramphenicol und Thiour-
   acil auf das Knochenmark. Schweiz. Med. Wschr. 98, 1684
   (1968).

10. BITHELL, T.C. und WINTROBE, M.M.:
    Drug-induced aplastic anemia. Sem. Hemat. 4, 194 (1967).

11. KEISER, G.:
    Erworbene Panmyelopathien. Schweiz. Med. Wschr. 100, 1938
    (1970).

12. SPECK, B.:
    Indikationen zur Knochenmarktransplantation bei Patienten
    mit aplastischer Anämie und akuter myeloischer Leukämie.
    Schweiz. Med. Wschr. 103, 508 (1973).

13. WILLIAMS, D.M., LYNCH, R.E. und CARTWRIGHT, G.E.:
    Drug induced aplastic anemia. Sem. Hemat. 10, 195 (1973).

14. BÖTTIGER, L.E. und WESTERHOLM, B.:
    Drug induced cytopenias in a well defined community. XIV
    Int. Congr. Hemat. 1972. Lecture page 29. Idem: Acta med.
    Scand. 192, 320 (1972).

15. MARTELO, O.J., MANYAN, D.R., SMITH, U.S. und YUNIS, A.A.:
Chloramphenicol and bone marrow mitochondria. J. Lab. Clin.
Med. 74, 927 (1969).

16. YUNIS, A.A.:
Chloramphenicol induced bone marrow suppression. Sem.
Hemat. 10, 225 (1973).

17. NAGAO, T. und MAUER, A.M.:
Concordance for drug induced aplastic anemia in identical
twins. New. Eng. J. Med. 281, 7 (1969).

18. KEISER, G. und BUCHEGGER, U.:
Hematological side effects of chloramphenicol and thiamphenicol. Helv. med. Acta 37, 265 (1973).

19. SPECK, B. und KISSLING, M.:
unpunblizierte Daten.

20. WOHLENBERG, H.:
Aplastische Anämie nach Goldbehandlung. Med. Welt 23, 971
(1972).

21. SPECK, B. und MOESCHLIN, S.:
Vier weitere Fälle von aplastischer Anämie nach Chloram-
phenicoltherapie. Schweiz. Med. Wschr. 99, 910 (1969).

Adresse des Autors: PD Dr. B. Speck,
                      Abt. Hämatologie,
                      Kantonsspital,
                      CH - 4000 Basel

MEDIKAMENTÖS INDUZIERTE ZYTOPENIEN AUF IMMUNOLOGISCHER BASIS

H. Huber und G. Michlmayr

Aus der Abteilung für Immunologie und Immunhämatologie
(Leiter: Prof. Dr. H. Huber)
der Medizinischen Univ. Klinik Innsbruck
(Vorstand: Prof. Dr. H. Braunsteiner)

Verschiedene immunpathologische Phänomene können medikamentös induzierten Zytopenien zu Grunde liegen:

1. Komplexe des Medikaments mit Antikörpern werden an Blutzellen gebunden (9, 21, 36);
2. Das Medikament zeigt eine Affinität für Blutzellen, Antikörper gegen diese werden damit auch an Blutkörperchen gebunden (6, 30, 36); oder
3. durch Medikamente wird eine echte Autoantikörperbildung gegen Blutzellen ausgelöst (19, 36).

Die wichtigsten medikamentös induzierten Immunzytopenien sollen diskutiert und auf in vitro Modelle zur Definition des Reaktionsablaufes eingegangen werden.

1. Immunpathologische Grundlagen

1.1. Antikörper gegen Medikamente mit Affinität für Blutkörperchen:

Für diese Form medikamentös induzierter Blutzellschädigungen ist die durch Penicillin induzierte immunhämolytische Anämie das am besten studierte Beispiel. Penicillin zeigt eine ausgeprägte Bindungsfähigkeit für die Erythrozytenmembran, an der es auch nach wiederholtem Waschen nachweisbar bleibt (Tab. I). Andererseits kommen Antikörper gegen das Medikament im Serum häufig vor (17), sehr hohe Titer solcher Antikörper der IgG-Klasse wurden bei immunhämolytischen Anämien unter Penicillintherapie beobachtet (30). In vivo kann eine Bindung von Peni-

Serumverdünnung* (rez.)	Zahl der Waschungen			
	3 x	6 x	9 x	12 x
62	+	+	+	+
125	+	+	+	+
250	+	+	+	+
500	+	+	+	+
1000	±	±	±	±
2000	−	−	−	−
4000	−	−	−	−

*Hämagglutinationstiter, Beladung der Erythrozyten nach LEVINE et al. (17)

Tab. I: Bindung von Penicillin an Erythrozyten:
gleichbleibender Titer trotz wiederholter Waschungen

cillinantikörpern an Erythrozyten beobachtet werden, Voraussetzung ist eine hochdosierte intravenöse Verabreichung (24, 30, 36). Ein positiver Coombstest wurde bei annähernd 3 % von Patienten unter hochdosierter parenteraler Penicillintherapie beobachtet (30). In vitro binden und lysieren isolierte menschliche Monozyten als repräsentative Zellen des retikuloendothelialen Systems rote Blutkörperchen, die mit bestimmten Mengen anierythrozytärer Antikörper der IgG-Klasse sensibilisiert sind (11, 12, 18).

Wie verhält es sich aber, wenn an Erythrozyten Immunglobuline mit Antikörpereigenschaften gegen Medikamente und nicht gegen diese Blutkörperchen selbst gebunden sind?
Erythrozyten wurden mit Penicillin beladen und mit Seren inkubiert, die hochtitrige Antikörper gegen Penicillin enthielten. Bei Vorliegen von IgG Antikörpern konnte mit so beladenen Erythrozyten eine Bindung und Phagozytose durch Monozyten beobachtet werden (Tab. II). IgM war unter unseren Bedingungen negativ (12). Antikörper gegen dieses Medikament verhielten sich somit wie inkomplette antierythrozytäre Antikörper und

	Serumverdünnung (rez.)	Erythrophagozytose in vitro*	Coombstest (Ig G)
Erythrozyten plus Penicillin**	Patienten- 62 serum	++++	++++
	125	+++	++++
	250	++	+++
	500	±	++
	1000	–	+
	2000	–	–
	Normalse- 62 rum	–	–
unbehandelte Erythrozyten	Patienten- 62 serum	–	–

*Isolierung der Blutmonozyten nach BENNET u. COHN, Inkubation in Monolayern mit Erythrozyten, die mit Penicillin beladen und mit Patienten- bzw. Normalserum inkubiert worden waren
**LEVINE et al. (17)

Tab. II: In vitro Phagozytose von Erythrozyten in Gegenwart von Penicillinantikörpern durch Monozyten

reagierten mit Rezeptoren an der Makrophagenmembran (11, 12, 13, 18).

1.2. Immunkomplexadsorption an Blutzellen:

Blutzellschädigungen dieser Art sind für medikamentös induzierte Immunthrombopenien und manche Formen hämolytischer Anämien nachgewiesen worden (3, 6, 21, 29, 36). Sie dürften auch
bei Immunleukopenien eine Rolle spielen (9). Im Gegensatz zum
vorher besprochenen Phänomen ist die Bindungsfähigkeit dieses
Medikamentesallein an rote Blutkörperchen nur gering, zusätzliche Faktoren sind für eine Anlagerung verantwortlich. So
konnte AKROYD für das Sedormid (30) und SHULMAN für Chinidin
(29) zeigen, daß erst in Gegenwart bestimmter Antikörper eine
feste Bindung an Thrombozyten erreicht wird. Für rote Blutkörperchen ist ein ähnlicher Mechanismus für Phenacetin und mehrere andere Medikamente postuliert worden (6, 34, 36). Für die-

se Medikamentenbindung in Gegenwart von Antikörpern könnten
Rezeptoren für Immunkomplexe von Bedeutung sein (Tab. III).

	Bindungsfähigkeit für	Referenzen
Erythrozyten	C 3*	NELSON (23)
Granulozyten	C 3	LAY u. NUSSEN-ZWEIG (15)
Monozyten	IgG, C 3	HUBER et. al. (11)
Lymphozyten	aggr. IgG, C 3	BIANCO et al. (4) MICHLMAYR u. HUBER (20) DICK-LER u. KUNKEL (5a)
Thrombozyten	aggr. IgG, C 3** .	
*an Primatenerythrozyten **an Thrombozyten von Nichtprimaten		

Tab. III: Rezeptoren für Immunkomplexe an Blutkörperchen

An Erythrozyten ist ein Rezeptor für die aktivierte 3. Komple-
ment-(C) Komponente als Immunadhärenzrezeptor gut charakterisiert (23). Zur Bindung von Immunkomplexen sind nur sehr geringe Mengen von Antikörpern wie auch von aktiviertem C 3 erforderlich. Immunhämolytische Anämien, hervorgerufen durch eine Reihe von Medikamenten, zeigen in der Regel C-Komponenten
inklusive C 3 an den Erythrozyten, die Bindung der Komplexe an
den Erythrozyten könnte über diesen C 3-Rezeptor erfolgen. Andererseits bietet die Membran von Granulo- und Monozyten günstige Voraussetzungen für die Bindung von Immunkomplexen, da
ein Rezeptor für C 3 sowie an Monozyten auch ein solcher für
IgG nachweisbar ist (12, 14, 15). Menschliche Thrombozyten
binden Antigen-IgG Antikörperkomplexe oder aggregiertes IgG
(25).

Medikamentös hervorgerufene Thrombopenien wurden in erster
Linie in Gegenwart spezifischer Antikörper der IgG-Klasse beobachtet (21, 36).

1.3. Unspezifische Immunglobulinadsorption an Blutkörperchen:

Eine unspezifische Adsorption von Serumproteinen einschließlich Immunglobulinen wurde unter Cephalosporintherapie beobachtet (8, 32). Die Wirkung dieses Medikamentes ist auch deswegen
besonders interessant, da ein positiver Coombstest unter dieser Therapie durch verschiedene Mechanismen zustande kommen
kann:
a) Serumproteine einschließlich Ig lagern sich infolge der Veränderungen der Membran unspezifisch an Erythrozyten (32),

b) Antikörper gegen Cephalosporine binden sich an Erythrozyten,
   die dieses Medikament an der Zellmembran tragen (30). Cephalosporine zeigen ähnlich dem Penicillin eine Bindungsfähigkeit für Erythrozyten,

c) mit Cephalosporin beladene Erythrozyten reagieren mit Penicillinantikörpern, da Kreuzreaktionen häufig sind (30).
In vitro konnten wir die Bindung und Phagozytose von Cepha-
losporin-beladenen Erythrozyten in Gegenwart von Penicillinantikörpern nachweisen. Einzelfälle hämolytischer Anämien
nach Cephalosporinbehandlung sind auch tatsächlich beobachtet
worden (7).

1.4. Durch Medikamente induzierte Autoantikörperbildung gegen Blutkörperchen:

Antikörper dieser Art binden sich an normale Blutzellen, das
Medikament ist an dieser Reaktion nicht direkt beteiligt.
Dieser Typ hämolytischer Anämien wurde unter alpha-Methyl-DOPA
beobachtet. Es kann dabei zum Auftreten von Antikörpern kommen, die jenen autoimmunhämolytischer Anämien von Wärmeanti-
körpertyp weitgehende gleichen (5, 33, 36). Es handelt sich
bei diesen Antikörpern auch in der Regel um solche mit einer
Spezifität im Rh-System. Unter in vitro Bedingungen sind solche
Erythrozyten mit isolierten Monozyten ähnlicher reaktionsfähig,

wie wir dies mit Blutkörperchen von Patienten mit idiopathischer autoimmunhämolytischer Anämie sehen (10).

Diese Medikamenteneffekte stellen zweifellos eines der interessantesten immunhämatologischen Phänomene dar. Hier handelt es sich mit Wahrscheinlichkeit um eine echte Durchbrechung der Toleranz gegen Antigene an patienteneigenen Erythrozyten (36), deren Mechanismus noch ungeklärt ist. Da die Bildung von Antikörpern gegen viele Antigene das Zusammenwirken von B und T-Lymphozyten erfordert (27) und B-Lymphozyten auch bei Normalpersonen gegen körpereigene Antigene reaktionsfähig sein können (2), wurde eine Beeinflussung der T-Lymphozytenfuktion durch diese Medikamente postuliert (2, 35). Eindeutige Beweise liegen dafür allerdings bisher noch nicht vor.

2. Klinische und serologische Erscheinungsbilder durch Medikamente induzierter Immunzytopenien

2.1. Immunhämolytische Anämien:

Der unterschiedlichen Immunpathologie entsprechend sind auslösende Medikamente, Dosis und klinisches Erscheinungsbild dieser hämolytischen Anämien different. Hier sollen typische Reaktionsformen besprochen werden.

Beim "Penicillintyp" tritt eine Hämolyse erst bei hohen Dosen auf (10 Millionen Einheiten pro Tag und höher), Patienten mit Niereninsuffizienz sind wegen der verlangsamten Medikamentenclearance stärker gefährdet (6, 9, 24, 36). Das typische Erscheinungsbild ist eine nicht selten protrahiert verlaufende Hämolyse mit einem für IgG, gelegentlich auch für C3 positiven direkten Coombstest. Ein von Patientenerythrozyten gewonnenes Antikörpereluat zeigt eine Bindungsfähigkeit für Penecillin beladene, nicht jedoch normale Erythrozyten. Im Serum sind Antikörper der IgG-Klasse gegen Penicillin in hohem Titer nachweisbar.

Beim "Phenacetintyp" immunhämolytischer Anämien werden meist

nur niedrige Dosen des Medikamentes verabreicht, die Hämolyse
tritt nach zweit- oder wiederholten Gaben dieser Substanz auf
(6, 34, 36). In der Mehrzahl der Fälle gleicht das Erscheinungsbild einer akuten intravasalen Hämolyse (36). Der direkte
Coombstest ist vielfach nur schwach positiv, auch über negative Tests wurde berichtet. Soweit eine Charakterisierung der an
die Erythrozyten gebundenen Proteine durchgeführt wurde, handelt
es sich vorwiegend oder ausschließlich um C-Komponenten. Die
Antikörper im Serum reagieren mit enzymbehandelten Erythrozyten erst in Gegenwart des Medikamentes und entfalten potentiell
lytische Eigenschaften (36). Diese an sich seltene Form immunhämolytischer Anämien wurde neben Phenacetin unter Behandlung
mit Rifampicin, Chininen, Sulfonamiden, PAS, Stibophen, INH,
Melphalan, Insulin und anderen Medikamenten beobachtet (6, 34,
36).

Der "alpha-Methyl-DOPA-Typ" ist durch IgG Antikörper charakterisiert, die meist Rh-Spezifität zeigen. Der direkte Coombstest wird bei etwa 15 % der Patienten unter dieser Therapie
positiv, die Häufigkeit wird von der Dosis mitbestimmt, die
Latenzzeit bis zum Nachweis dieses Immunphänomens beträgt gewöhnlich zwischen 3 und 6 Monaten (19, 33, 36). Das Vollbild
einer - ebenfalls reversiblen immunhämolytischen Anämie ist
allerdings selten und nur in etwa 5 % der coombspositiven Fälle nachweisbar. Neben alpha-Methyl-DOPA ist ein ähnlicher Hä-
molysetyp, wenn auch offensichtlich selten, unter Mefenaminsäure sowie möglicherweise L-DOPA beobachtet werden (28, 36).

2.2. Immunleukopenien:

Obwohl das Erscheinungsbild solcher Agranulozytosen den Verdacht auf eine Autoimmunerkrankung schon lange nahelegte (5),
ist die Sicherung dieser Diagnose mit immunologischen Methoden
schwierig (9). Nach den klassischen Versuchen von MOESCHLIN
und WAGNER (22) wurden zwar vor allem im akuten Krankheitssta-
dium leukozytäre Antikörper, die in Gegenwart des Medikamentes

	Zahl der Fallberichte (approx.)
Chinin*	50
Chinidin*	50
Allylisopropylacetylurea* (Sedormid)	50
Goldsalze	50
Sulfonamide	20
Acetylsalizylsäure (Aspirin)	10
Chloroquin	10
Hydrochlorothiazid	10
Insektizide	7
Chlorpropamid	5
PAS	5
Stibophen*	5
*Antikörper häufig nachgewiesen	

Tab. IV: Durch Chemikalien bedingte Immunthrombopenien: häufigste Ursachen

wirksam sind, von verschiedenen Gruppen beobachtet (Übersicht bei 9), in vielen Fällen waren die Tests auf Leukozytenagglutinine jedoch negativ.
Neben Amidopyrin (35) sind Phenylbutazon, Sulfonamide, Chlorothiazid, Chinin und andere Medikamente als Ursache dieser Immunerkrankung beschrieben worden (Übersicht bei 9, 26). Über Leukopenien unter Cephalosporintherapie siehe bei (30).

2.3. Immunthrombopenien:

Diese Form von Immunthrombopenien ist durch einen akuten Abfall von Blutplättchen charakterisiert, nach Absetzen des Medikamentes (Tab. IV) ist die Blutbildveränderung meist innerhalb weniger Tage reversibel (3, 21). Chinidin, Chinin, Sedormid und Stibophen sind die am besten gesicherten Medikamente, welche diese Form der Immunthrombopenien hervorrufen. In Gegenwart des Medikamentes und Patientenserum kommt es zur Plättchenbeladung, die empfindlich in der Komplementbindungsreaktion oder in der Freisetzung von Plättchenfaktor 3 erfaßt werden kann (3, 4).

Andere Medikamente, wie Digitoxin, PAS, Sulfonamide, alpha-Methyl-DOPA, Streptomycin, Goldsalze und andere, obwohl gelegentlich von Thrombopenien begleitet, führen weit seltener zum Auftreten von Antikörpern, die unter diesen Testbedingungen nachweisbar sind.

Schlußbemerkung

Medikamentös induzierte Zytopenien auf immunologischer Basis sind eingehend am Modell der roten Blutkörperchen untersucht worden. Die verschiedenen Hämolysetypen sind in Tab. V zusammengefaßt.

Die arzneimittelinduzierten Thrombopenien, bei denen sich in erster Linie Antigen-Antikörperkomplexe an die Plättchenmembran binden dürften, sind ebenfalls immunologisch gut charakterisiert. Die serologische Erfaßung von Immunleukopenien ist demgegenüber schwierig und erst Einzelfälle hinreichend dokumentiert.

Rezeptoren für Immunkomplexe sind an den verschiedenen Blutkörperchen vorhanden, sie wurden in den letzten Jahren eingehend untersucht. Ihre Bedeutung bei der Bindung von Medikamenten-Antikörperkomplexen steht zur Diskussion. Schon jetzt haben wir Medikamente zur Verfügung, mit denen gezielt eine Autoantikörperbildung gegen Blutkörperchen ausgelöst werden kann. In vitro Modelle unter Verwendung von Zellen der Makrophagenreihe können unsere serologischen Methoden zur Charakterisierung von Immunzytopenien ergänzen und erlauben zusätzliche Aussagen über die biologische Bedeutung der so erfaßten Immunphänomene.

Antikörperbildung gegen blutkörperchengebundene Medikamente
   Immunhämolytische Anämien unter Penicillintherapie

Immunkomplexadsorption an Blutzellen
   Arzneimittelinduzierte Immunthrombopenien
   (Sedormid, Chinine u.a.)
   Manche medikamentös induzierte Immunhämolysen
   (z.B. Phenacetin, Sulfonamide, PAS)
   Medikamentös induzierte allergische Agranulozytosen

Autoimmunzytopenien ausgelöst durch Medikamente
   Autoimmunhämolytische Anämien unter alpha-Methyl-DOPA,
   Mefenaminsäure und L-DOPA (?)

Unspezifische Ig-Bindung an Blutkörperchen in Gegenwart von
Medikamenten
   Positive Coombsteste unter Cephalosporintherapie

Tab. V: Formen arzneimittelinduzierter Immunzytopenien

LITERATUR

1. ACKROYD, J.F.:
    The pathogenesis of thrombocytopenic purpura due to hy-
    persensitivity to Sedormid. Clin. Sci. 7, 249 (1949)

2. ALLISON, A.C., DENMAN, A.M., BARNES, R.D.:
    Cooperating and controlling functions of thymus-derived
    lymphocytes in relation to autoimmunity. Lancet 2, 135
    (1971)

3. ASTER, R.H.:
    Thrombocytopenia due to enhanced platelet destruction.
    In "Hematology" (W.J. Williams, E. Beutler, A.J. Erslev,
    R.W. Rundles eds.). New York 1972, p 1131 ff

4. BIANCO, C., PATRICK, R., NUSSENZWEIG, V.:
    A population of lymphocytes bearing a membrane receptor
    for antigen-antibody-complement complexes. I. Separation
    and characterization. J. exp. Med. 132, 702, 1970

5. BOCK, H.E.:
    Allergie und Agranulozytose. In "Nebenwirkungen von Arz-
    neimitteln auf Blut und Knochenmark" (R. Jürgens, G.J.
    Waldenström eds.), Schattauer, Stuttgart 1957, p 89 ff

5a DICKLER, H.B., KUNKEL, H.G.:
    Interaction of aggregated gamma-globulin with B lymphocy-
    tes. J. exp. Med. 136, 191 (1972)

6. FISCHER, J.T.:
    Medikamentös bedingte immunhämolytische Anämien. Dtsch.
    Med. Wschr. 98, 2407 (1973)

7. GRALNICK, H.R., Mc GINNIS, M., ELTON, W., Mc CURDY, P.:
    Hemolytic anemia associated with cephalotin. J. Amer. Med.
    Ass. 217, 1193 (1971)

8. GRALNICK, H.R., WRIGHT, L.D., Mc GINNIS, M.H.:
    Coombs' positive reactions associated with sodium cephalo-
    tin therapy. J. Amer. Med. Ass. 199, 725 (1967)

9. HARTL, P.W.:
    Drug induced agranulocytosis. In "Blood disorders due to
    drugs and other agents". Exc. Med., Amsterdam 1973, p
    147 ff

10. HUBER, H.:
    unveröffentlicht

11. HUBER, H., DOUGLAS, S.D., FUDENBERG, H.H.:
    The IgG receptor: an immunologic marker for the characte-
    rization of mononuclear cells. Immunology 17, 7 (1969)

12. HUBER, H., FUDENBERG, H.H.:
    Receptor sites of human monocytes for IgG. Int. Arch.
    Allergy 34, 18 (1968)

256

13. HUBER, H., HOLM, G.:
    Surface receptors of mononuclear phagocytes: effect of
    immune complexes on in vitro function of human monocytes.
    In "Mononuclear phagocytes" Vol. 2 (R. van Furth ed.),
    Blackwell, Oxford 1974 (in Druck)

14. HUBER, H., POLLEY, M.H., LINSCOTT, W.D., FUDENBERG, H.H.,
    MÜLLER-EBERHARD, H.J.:
    Human monocytes: distinct receptor sites for the third
    component of complement and for immunoglobulin G. Science
    162, 1281 (1968)

15. LAY, H.W., NUSSENZWEIG, V.:
    Receptors for complement on leucocytes. J. exp. Med. 128,
    991 (1968)

16. LEVINE, B.B., FELLNER, M.J., LEVJTSKA, V.:
    Benzyl penicilloyl specific serum antibodies to penicil-
    lin in man. I. Development of a sensitive hemagglutinati-
    on assay method and haptenic specifities of antibodies.
    J. Immun. 95, 707 (1966)

17. LEVINE, B.B., FELLNER, M.J., LEVJTSKA, V., FRANKLIN, E.C.,
    ALISBERG, N.:
    Benzyl penicilloyl specific serum antibodies to penicil-
    lin in man. II. Sensitivity of the hemagglutination assay
    method, molecular classes of the antibodies detected, and
    antibody titers of randomly selected patients. J. Immun.
    95, 719 (1966)

18. LOBUGLIO, A.F., COTRAN, R.S., JANDL, J.H.:
    Red cells coated with immunoglobulin G. Bindig and sphe-
    ring by mononuclear cells in man. Science 162, 128 (1967)

19. LOBUGLIO, A.F. und JANDL, J.H.:
    The nature of the alphamethyldopa red cell antibody. New
    Engl. J. Med. 276, 658 (1967)

20. MICHLMAYR, G., HUBER, H.:
    Receptor sites for complement on certain peripheral blood
    lymphocytes. J. Immn. 105, 670 (1970)

21. MIESCHER, P.A.:
    Drug-induced thrombocytopenia. Sem. Hemat. 10, 311 (1973)

22. MOESCHLIN, S., WAGNER, K.:
    Agranulocytosis due to the occurence of leukocyte agglu-
    tinins (Pyramidon and coldagglutinins). Acta haemat. 8,
    29 (1952)

23. NELSON, D.S.:
    Immune aderence. In "Complement" (G.E.W. Wolstenholme,
    J. Knight eds.) Churchill, London 1965, p 222 ff

24. PETZ, L.D.M., FUDENBERG, H.H.:
    Coombs-positive hemolytic anemia caused by penicillin ad-
    ministration. New Eng. J. Med. 274, 171 (1966)

25. PFUELLER, S.L., LÜSCHER, E.F.:
The effect of immune complexes on blood platelets and
heir relationship to complement activation. Immunochemi-
stry 9, 1151 (1972)

26. PISCIOTTA, A.V.:
Immune and toxic mechanismus in drug-induced agranulocytosis. Sem. Hemat. 10, 279 (1973)

27. RAFF, M.C.:
T and B lymphocytes and immune responses. Nature 242, 19
(1973)

28. SCOTT, G.L., MYLES, A.B., BACON, P.A.:
Autoimmune haemolytic anaemia and mefenamic acit therapy.
Brit. Med. J. 3, 534 (1968)

29. SHULMAN, N.R.:
Mechanism of blood cell damage by absorption of antigen-
antibody complexes. In "Immunopathology", III. Symposium,
La Jolla, 1963, Schwabe, Basel, p 338 ff

30. SPATH, P.:
Die klinische Bedeutung immunhämatologischer Veränderun-
gen unter Behandlung mit Penicillin und Cephalosporin.
Wien. klin. Wschr. 85, Supp. 16, 1 (1973)

31. SPATH, P., GARRATTY, G., FUDENBERG, H.H.:
Immunhämatologische Reaktionen bei Penicillinbehandlung.
Schweiz. Med. Wschr. 103, 383 (1973)

32. SPATH, P., GARRATY, G., und PETZ, L.:
Studies on the immune response to penicillin and cephalo-
tin in humans. II. Immunohematologic reactions to cepha-
lotin administration. J. Immn. 107, 860 (1971)

33. SPIELMANN, W.:
Ursachen und Bedeutung des positiven direkten Commbstestes
unter besonderer Berücksichtigung von Alpha-Methyl-DOPA.
Klin. Wschr. 47, 325 (1969)

34. SWISHER, S.N.:
Drug reactions involving antibodies reacting with ery-
throcytes. In "Hematology" (W.J. Williams, E. Beutler,
A.J. Erslev, R.W. Rundles, eds.), New York 1972, p 506 ff

35. THIERFELDER, S., EULITZ, M., KARL, M.L.:
Immunologische Studien an einem Pyramidon-Leukozytenanti-
körper. Klin. Wschr. 45, 78 (1967)

36. WORLLEDGE, S.M.:
Immune drug-induced hemolytic anemias. Sem. Hemat. 10, 327
(1973)

MEDIKAMENTÖSE BEHANDLUNG DER KNOCHENMARKINSUFFIZIENZ

Wilmanns, W., A. Schalhorn und F.J. Tigges

Robert-Bosch-Krankenhaus Stuttgart, Zentrum für
Innere Medizin, Abteilung Hämatologie, Immunologie,
Onkologie (Leiter: Prof. Dr. W. Wilmanns) und
Medizinische Universitätsklinik Tübingen,
Ordentlicher Lehrstuhl und Abteilung Innere Medizin II
(Vorstand: Prof. Dr. H.D. Waller).

Voraussetzung für eine kausal wirksame Therapie bei Knochenmarkinsuffizienz ist die genaue Kenntnis der im Einzelfall
vorliegenden Erkrankung und ihrer pathophysiologischen Grundlagen. Deshalb ist eine Standortbestimmung, die eine Abgrenzung verschiedener, durch eine Knochenmarkinsuffizienz charakterisierter Erkrankungen beinhaltet, in diesem Zusammenhang
unumgänglich. Aus der Abb. 1 ist ersichtlich, daß eine Panzytopenie Folge einer Unterfunktion bzw. Insuffizienz des Knochenmarkes im engeren Sinne sein kann, daß aber auch eine Proliferation pathologischer, nicht funktionsfähiger Zellen bei
Neoplasien - insbesondere bei Leukämien - mit zusätzlicher
Verdrängung der normalen Hämatopoese zu gleichartigen Ausfallserscheinungen führen kann. Außerdem kann ein Untergang ausgereifter, funktionsfähiger Zellen - wobei immunologische Vorgänge von entscheidender Bedeutung sind - eine Panzytopenie
bewirken. Auf die Behandlung derartiger Störungen, wie auch
auf das Hypersplenie-Syndrom werde ich nicht näher eingehen,
da bei ihnen eine Insuffizienz des Knochenmarkes nicht auslösende Krankheitsursache ist. Auch die Behandlung der durch
neoplastische Entartung hervorgerufenen Fuktionsstörungen und
in diesem Zusammenhang die Osteomyelofibrosklerose werde ich
nicht besprechen.

Unter Knochenmarkinsuffizienz im weitesten Sinne verstehen
wir das Krankheitsbild der Panmyelophthise bei Markaplasie bzw.
der Panmyelopathie bei Markhypoplasie. Diese Krankheitsbilder
werden im deutschen Sprachgebrauch unter dem Oberbegriff der
aplastischen Anämie zusammengefaßt. Dabei kann das Mark sowohl

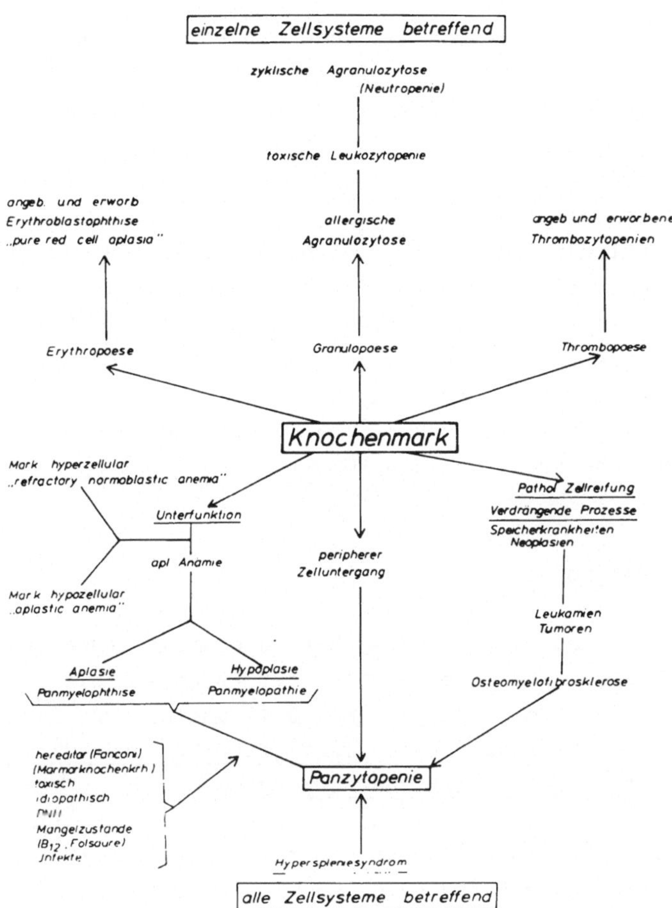

Abb. 1: Schematische Darstellung der durch eine Knochenmarkinsuffizienz hervorgerufenen Erkrankungen

hypoplastisch bzw. aplastisch als auch hyperzellulär sein. Im
anglo-amerikanischen Schrifttum wird deshalb unterschieden
zwischen der aplastischen Anämie im engeren Sinne und der "refractory normoblastic anaemia". Es ist jedoch anzunehmen, daß
es sich bei beiden Befunden um verschiedene Stadien der gleichen Erkrankung handelt.

Im oberen Teil der Abb. 1 sind solche Erkrankungen zusammengefaßt, bei denen die Knochenmarkinsuffizienz jeweils nur eines
der zellbildenden Systeme betrifft. Vom medikamentös therapeutischen Standpunkt werde ich zum Schluß nur die Agranulozytose
besprechen, bei der die Anwendung geeigneter Maßnahmen bzw. -
noch wichtiger! - das Fortlassen schädigender Medikamente für
den Patienten lebensrettend sein können.

Aplastische Anämien

Von seltenen Ausnahmen abgesehen gehört die aplastische Anämie
zu den refraktären Anämien mit schlechter Prognose, die auf Behandlung mit Eisen, Folsäure, Vitamin B 12 und B 6 und Kortikosteroiden schlecht ansprechen. Wichtigster Grundsatz ist das
sofortige Absetzen evtl. markschädigender Noxen, die ursächlich
für die Entstehung der Erkrankung verantwortlich sein können.
Dabei sind die Folgeerscheinungen einer zytostatischen Therapie
oft gravierender als die toxischen Knochenmarkschäden, die unter Behandlung mit verschiedenen anderen Medikamenten auftreten können. Dieses liegt daran, daß man bei der Gabe von Zytostatika viel mehr an Knochenmark schädigende Nebenwirkungen
denkt als bei anderen Arzneimitteln (19). Eine durch diese hervorgerufene Panmyelopathie wird daher fast immer erst zu einem
Zeitpunkt bekannt, wenn die gesetzten Schäden nicht mehr reversibel sind. Das gleiche gilt für die durch Röntgen- und Ra-
diumstrahlen gesetzten Schäden. An der Spitze der nicht als
Zytostatika eingesetzten Medikamente, die eine Panmyelopathie
zur Folge haben können, steht das Chloramphenicol, gefolgt von
Phenylbutazon, Diphenylhydantoin, Thiourazilen, Sulfonamiden

und anderen Medikamenten (2, 9, 10).

Von großer therapeutischer Bedeutung sind rein symptomatische Maßnahmen, wie Bluttransfusionen, Infektbekämpfung und Thrombozytenersatz bei thrombozytopenischen Krisen.

Da aus den Vitaminen Folsäure und B 12 wichtige für die DNS-Synthese erforderliche Cofaktoren gebildet werden, wäre durch die Behandlung mit diesen Vitaminen auch eine Beeinflussung der aplastischen Anämie zu erwarten. Das ist aber im allgemeinen nicht der Fall. Trotzdem ist eine derartige Substitutionsbehandlung nicht abzulehnen. Sie ist empfehlenswert, wenn durch entsprechende Untersuchungen ein Mangel dieser Faktoren nachgewiesen wird. Charakteristische Manifestationen eines Folsäure- bzw. Vitamin B 12 Mangels sind die megaloblastären Anämien, die gleichzeitig durch Störungen in der Granulozyto- und Thrombozytopoese, somit durch eine allgemeine Knochenmarkinsuffizienz gekennzeichnet sind. Die Behandlung erfolgt durch entsprechende Vitaminsubstitution. Sie ist eines der besten Beispiele für die therapeutische Beeinflussbarkeit einer früher gegenüber jeglichen Behandlungsmaßnahmen resistenten hämatologischen Systemerkrankung. Die Behandlungsrichtlinien sind klar definiert. Über klinische, zellkinetische und biochemische Aspekte wurde auf vergangenen Kongressen mehrfach berichtet. Deshalb soll an dieser Stelle nicht auf nähere Einzelheiten eingegangen werden.

Toxische Knochenmarkschäden, die unter Behandlung mit zytostatisch bzw. immunsuppressiv wirksamen Antimetaboliten auftreten, können unter gewissen Voraussetzungen durch die Gabe eines spezifisch wirksamen Antidots kompensiert werden. Dieses gilt insbesondere für die unter der Behandlung mit Folsäureantagonisten auftretenden Markschäden, bei denen Citrovorum Faktor (Leucovorin[R]) als spezifisches Antidot zur Anwendung kommt. Zu den Folsäureantagonisten gehören nicht nur das Methotrexat, sondern auch das Pyrimethamin (Daraprim[R]), das zur Behandlung der Toxoplasmose eingesetzt wird und früher eine gewisse Bedeutung bei der Behandlung der Polyzythaemia vera hatte, sowie das im Eusaprim[R] und Bactrim[R] enthaltene Trimetho-

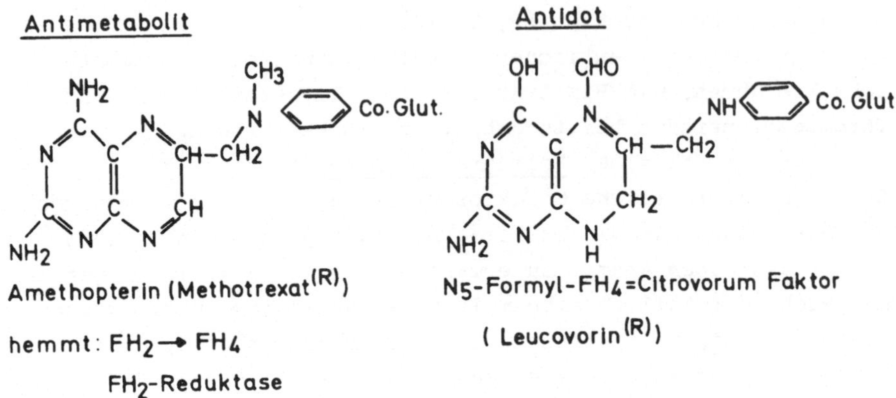

Abb. 2: Antidot-Therapie toxischer Nebenwirkungen unter Behandlung mit Antimetaboliten.

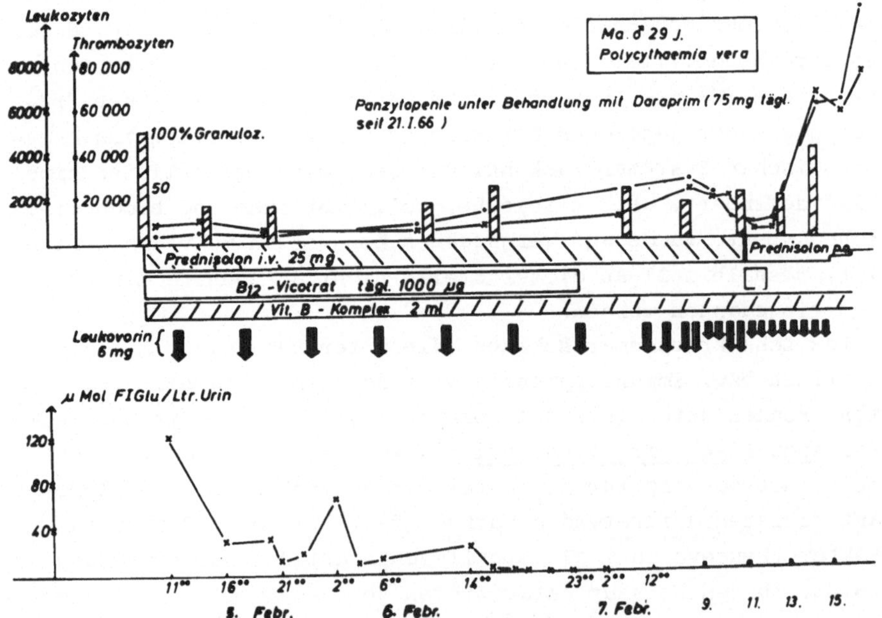

Abb. 3: Hämatologischer Verlauf und Formiminoglutaminsäure (FIGLU) -Ausscheidung bei einem Patienten mit Panmyelopathie infolge einer Daraprim-Intoxikation unter Behandlung einer Polyzythaemia vera.

prim. Alle genannten Verbindungen wirken auf den Prolifera-
tionsstoffwechsel teilungsfähiger Zellen, in dem sie das Enzym Dihydrofolat-Reduktase hemmen (20). Dabei nimmt die Hemm-
wirkung auf das Enzym in Säugetierzellen ab in der Richtung
Methotrexat – Pyrimethamin – Trimethoprim. Im Gegensatz dazu
erfolgt eine Hemmung der Dihydrofolat-Reduktase in Mikroorganismen durch größenordnungsmäßig gleiche Konzentrationen
(10^{-8} bis 10^{-9}M) der drei Medikamente. Die Wirkung von Trimethoprim auf den Folsäurestoffwechsel in Säugetierzellen ist so
gering, daß Auswirkungen auf die Blutzellbildung nur unter un-
gewöhnlichen Bedingungen – z.B. bei genetischem Enzymdefekt
der Dihydrofolat-Reduktase – zu erwarten sind. Dagegen können
unter Behandlung mit Pyrimethamin schwere toxische Knochenmarkschäden im Sinne einer megaloblastären Markumwandlung und Panmyelopathie auftreten. Hier ist die Gabe des spezifischen Antidots der Folsäureantagonisten Citrovorum Faktor (Leucovorin[R])
in einer Dosis von 6 mg alle 6 Stunden i.m. oder i.v. indiziert
(21). Die Wirksamkeit einer derartigen Behandlung ist aus einer Verlaufsbeobachtung (Abb. 3) ersichtlich:

    Ein Patient mit einer Polyzythaemia vera hatte täglich über
längere Zeit 75 mg Pyrimethamin erhalten und wurde wegen
einer schweren Panzytopenie aufgenommen. Die Störung des
Folsäurestoffwechsels als Ursache für die Panmyelopathie
ist daran erkennbar, daß die Ausscheidung von Formiminoglutaminsäure im Urin stark erhöht war. Die Kompensation des
Folsäureantagonismus durch die Gabe von Leukovorin – allerdings in Kombination mit Vitamin B 12 und Prednisolon – ist
daran erkennbar, daß die Formiminoglutaminsäureausscheidung
sich bereits in den ersten Stunden nach Therapiebeginn nor-
malisierte. Ein Anstieg der Leukozyten und der Thrombozyten
mit folgender Normalisierung des Differentialblutbildes er-
folgten nach 6 Tagen.

Kortikosteroide

Nur in seltenen Fällen werden Besserungen der klinischen Ausfallserscheinungen unter Behandlung mit Kortikosteroiden beobachtet. Die günstigen Wirkungen lassen sich am ehesten darauf
zurückführen, daß das subjektive Befinden sich bessert und daß
die Fragilität der Gefäße und dadurch die thrombopenische Blutungsneigung beeinflußt wird und daß unerwünschte Reaktionen
auf Transfusionen herabgesetzt werden. Eine spezifische Beein-
flußung des Krankheitsverlaufes ist aber lediglich bei der isolierten aplastischen Anämie anzunehmen. Hier sollten die Korti-
kosteroide in Kombination mit Immunsuppressiva gegeben werden.
Bei allen übrigen Formen der Knochenmarkinsuffizienz ist jedoch zu bedenken, daß bei einer ohnehin durch die Granulozytopenie bedingten Infektabwehrschwäche bakterielle-, Pilz- und
Virusinfektionen durch die Kortikosteroidmedikation begünstigt
werden können. Hinzu kommen die übrigen bekannten unter Behandlung mit Kortikokoiden befürchteten Nebenwirkungen.

Anabolika

In den vergangenen Jahren wurden therapeutische Erfolge unter
Behandlung mit Androsteron-Präparaten berichtet (13, 16, 17).
Die Einführung derartiger Präparate mit anaboler Wirksamkeit
gründet sich auf die 1953 von KENNEDY und Mitarbeiter gemachte
Beobachtung, daß durch Androgene die Erythropoese stimuliert
wird (11).
Der Wirkungsmechanismus der androgenen und anabolen Hormone
auf die Hämatopoese ist im Einzelnen noch unbekannt. Diskutiert
wird eine Stimulierung der Erythropoietinbildung. Hierfür sprechen Untersuchungen von ALEXANIAN und Mitarbeiter, die einen
Anstieg der Erythropoietin-Ausscheidung im Urin auf das 5-fache
der Kontrollwerte unter Behandlung mit Oxymetholen beobachteten (1). Hierfür spricht auch eine Stimulierung der DNS-Synthese in Knochenmarkkulturen unter der Einwirkung von Erythro-

poietin (8, 15). Die Tatsache, daß bei aplastischen Anämien
der Erythropoietin-Spiegel im Serum deutlich erhöht ist, spricht
jedoch dafür, daß die androgenen und anabolen Hormone weniger
über eine Stimulierung der Erythropoietinbildung als über eine
Sensibilisierung der erythropoetischen Stammzellen auf Erythropoietin wirksam sind (14). Es wird angenommen, daß hierdurch
hämatopoetische Stammzellen in den Zellzyklus hineingetriggert
werden bzw. daß deren Zykluszeit verkürzt wird (4). Auf diese
Weise wird die Differenzierung von Stammzellen und in den roten Vorstufen die Bildung Hämoglobin synthetisierender Enzyme
begünstigt. Darüberhinaus wurde eine unmittelbare Einwirkung
von Androgenen auf die Proliferation erythropoetischer Zellen
(14) und auf die Aktivität der Delta-Aminolaevolinsäure Syn-
thetase (12), damit auf die Haem-Synthese beobachtet.

Von therapeutischer Bedeutung sind in erster Linie Androsta-
ne ohne und mit einem Alkyl-Rest in der 17-alpha-Position
(Abb. 4).

Zur erst genannten Gruppe gehört das Methenolon (Primobolan[R]),
zu den alkylierten Verbindungen das Oxymetholon (Anapolon[R]),
bei dem es sich um ein 17-methyl substituiertes Androstan-De-
rivat handelt. Beide Verbindungen zeichnen sich dadurch aus,
daß der tier-experimentell bestimmte Anabole/Androgene-Index
besonders hoch ist (5), d.h., daß der Anteil androgener Nebenwirkungen im Vergleich zu anderen Anabolika relativ gering ist.
Hepatotoxische Nebenwirkungen sind unter Behandlung mit nicht
alkylierten Androstanen weniger ausgeprägt als unter der Einwirkung der alkylierten Derivate. Die meisten klinischen Erfahrungen liegen unter Behandlung mit Oxymetholon vor. Die An-
sprechbarkeit auf eine Behandlung mit Oxymetholon ist nach bisher vorliegenden Ergebnissen am besten bei der erworbenen aplastischen Anämie mit hypozellulärem Mark (13, 16, 17).

Es muß darauf hingewiesen werden, daß die Behandlung mit den
genannten Anabolika in einer genügend hohen Dosierung (2 - 4
mg täglich pro kg Körpergewicht) und mindestens über eine Dauer von 6 Monaten - nach eigenen Erfahrungen sogar 9 Monaten -
durchgeführt werden mauß, ehe eine Therapiebeurteilung möglich

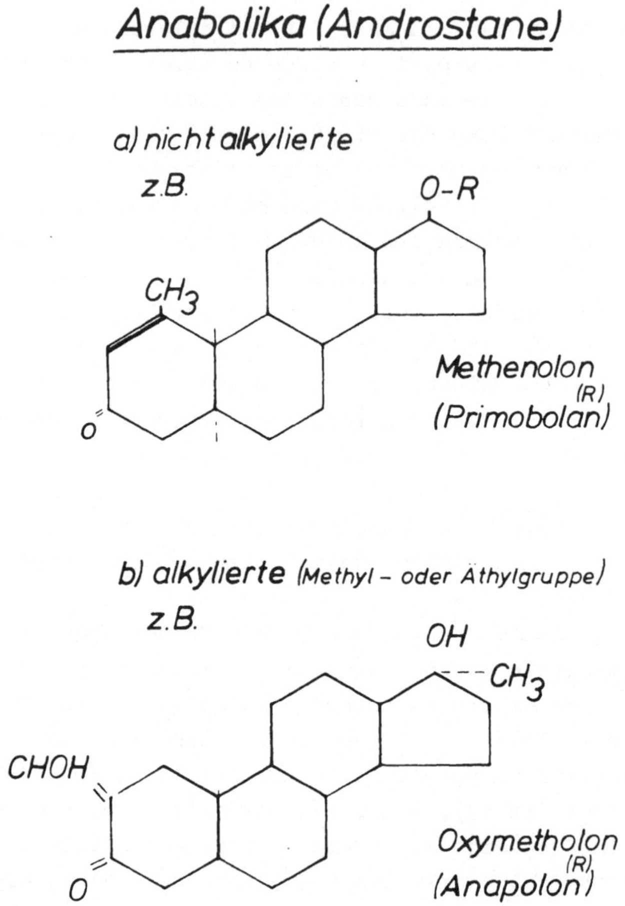

Anabolika (Androstane)

a) nicht alkylierte
z.B.

O-R

CH_3

O

Methenolon
(Primobolan) (R)

b) alkylierte (Methyl – oder Äthylgruppe)
z.B.

OH
---CH_3

CHOH

O

Oxymetholon
(Anapolon) (R)

<u>Abb. 4:</u> Chemie der Anabolika (Androstane).

ist. Die Therapieerfolge bei den von uns behandelten Patienten wurden von TIGGES, SCHALHORN und WILMANNS in anderem Zusammenhang mitgeteilt (18). Diese Mitteilung enthielt auch Angaben über beobachtete Nebenwirkungen, die je nach Schweregrad zum Absetzen der Behandlung zwingen können. Es handelt sich um Leberzellschädigungen, intrahepatische Cholostase, Hypercholesterinämie, Virilisierung, Amenorrhoe, herabgesetzte Libido,

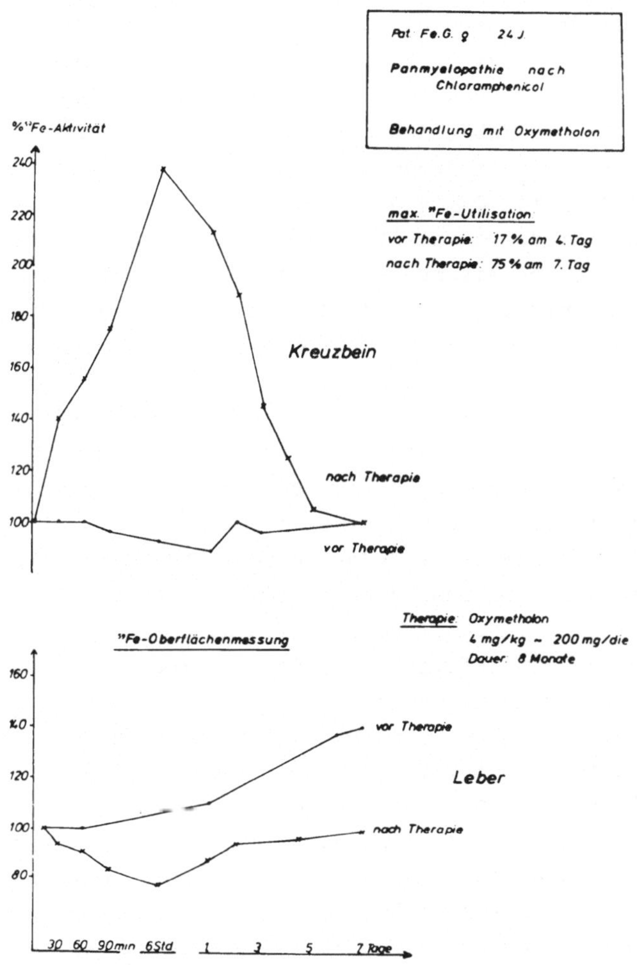

Abb. 5: Ferrokinetik bei einer Patientin mit Panmyelopathie vor und nach der Behandlung mit Oxymetholon.

Heiserkeit, Akne Ödeme und Gewichtszunahme.

Neben einer klinischen Verlaufsbeobachtung sind ferrokinetische Untersuchungen besonders geeignet, um den Erfolg der Anabolikabehandlung bei aplastischen Anämien zu belegen. Die Ab-

nahme der vor Therapiebeginn erhöhten SerumEisenwerte erfolgt
gleichzeitig mit einem erhöhten Einstrom von ^{59}Eisen in das
Knochenmark bei verringerter Eisenablagerung als Hämosiderin
in den Organen des RHS – z.B. in der Leber. Dieses ist aus
Abb. 5 ersichtlich. Es handelt sich um eine Patientin, bei der
unter Behandlung mit Oxymetholon eine Remission erreicht wurde.
Gleichzeitig mit dem durch Oberflächenmessungen über dem Kreuz-
bein nachgewiesenen Eiseneinstrom in das Knochenmark nach einer Behandlung mit täglich 4 mg Oxymetholon pro kg Körpergewicht über eine Dauer von 8 Monaten stieg die maximale ^{59}Eisen-
utilisation von 17 % auf 75 % an.

Abb. 6 zeigt die mehrfach in den Knochenmarkzellen bestimmten Aktivitäten der Thymidin-Kinase – einem für die DNS-Synthese repräsentativen Enzym – in Relation zum klinischen Verlauf bei einem Patienten mit einer durch Chloramphenicol induzierten aplastischen Anämie. Vor Therapiebeginn war die Enzymaktivität in den Knochenmarkzellen deutlich erniedrigt. Zwei
Monate später ist es zu einem deutlichen, über die Normalwerte
hinausgehenden Enzymaktivitätsanstieg gekommen zu einem Zeitpunkt, da noch keine Regeneration der Erythropoese im Knochenmark nachgewiesen werden konnte und noch eine ausgeprägte Anämie und Thrombozytopenie mit hämorrhagischer Diathese bestand.
Eine gesteigerte erythropoetische Aktivität wurde erst einige
Monate später nachgewiesen. Wegen zu diesem Zeitpunkt bestehen-
der schwerer Blutungsneigung wurde die Oxymetholon-Behandlung
vorübergehend unterbrochen bei Fortführung einer Behandlung mit
Prednisolon in einer Dosis von 50 mg täglich. Es ist ersichtlich,
daß während dieses therapiefreien Intervalles die Aktivität der
Thymidin-Kinase wieder stark abfiel, um so sofort nach erneuter
Aufnahme der Oxymetholon-Behandlung wiederum auf sehr hohe Werte anzusteigen. Diese Verlaufsbeobachtung belegt den Effekt der
Anabolika-Behandlung auf die Proliferation der Hämatopoese im
Knochenmark. Die klinische Auswirkung dieser Behandlung ist daran erkennbar, daß 10 Monate nach Therapiebeginn keine Bluttransfusionen mehr erforderlich waren und Hämoglobin- und Ery-
throzytenwerte sich erheblich gebessert hatten. Auch eine hä-

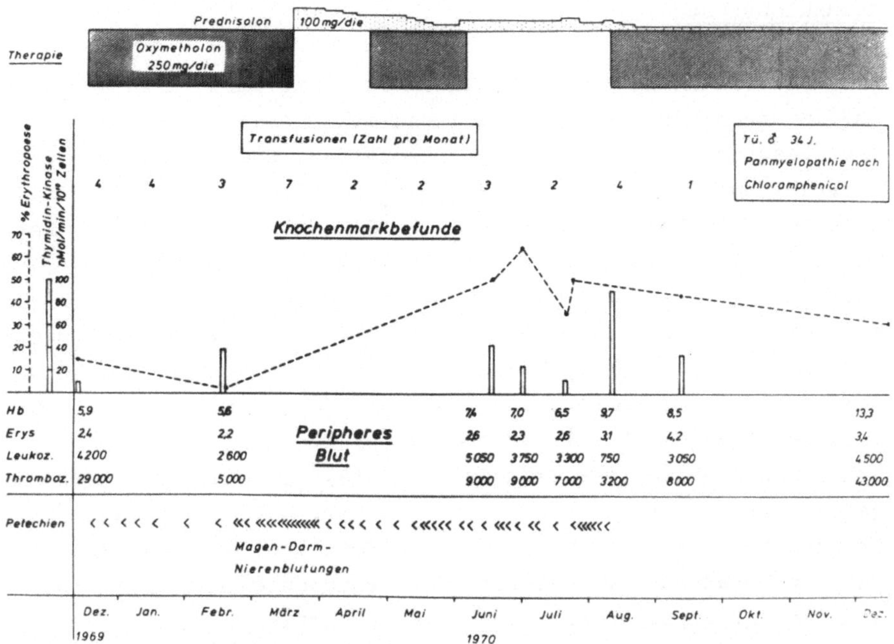

<u>Abb. 6:</u> Aktivität der Thymidin-Kinase in den Knochenmarkzellen bei einem Patienten mit Panmyelopathie in Relation zu hämatologischen und klinischen Befunden unter Behandlung mit Oxymetholon.

morrhagische Diathese bestand nicht mehr. Allerdings war es nur zu einem mäßigen Anstieg der Thrombozyten gekommen. Diese sehr gute Beeinflussung der Erythropoese bei nur mäßiger Einwirkung auf die übrigen Zellsysteme innerhalb der Hämatopoese, allerdings dennoch häufigen Verschwinden der hämorrhagischen Diathese, ist charakteristisch für eine erfolgreiche Behandlung mit Oxymetholon. Nur in einem relativ geringen Prozentsatz kommt es zu Vollremissionen, d.h. zu einer Normalisierung aller 3 Zellreihen im Blut und des Knochenmarkes (18).

Agranulozytose

Von den Erkrankungen, deren Ablauf bestimmt wird durch die Insuffizienz eines einzelnen Zellsystems innerhalb der Hämatopoese, bespreche ich nur die Agranulozytose. Sie ist das beste Beispiel dafür, daß die Unterlassung naheliegender, jedoch falscher Maßnahmen und der gezielte Einsatz der richtigen Therapeutika lebensrettend für den Patienten sein kann. Der Verlauf der Agranulozytose ist deshalb so dramatisch, weil der medikament- bzw. haptenspezifische Allergiesierungsprozeß nicht nur zum plötzlichen Untergang der peripheren Leukozyten, sondern auch der Granulozytenvorstufen im Knochenmark führt. H.E. BOCK hat 1957 die Krankheit charakterisiert als eine "anaphylaktische Reaktion der Granulopoese" (3). Oberster Grundsatz jeden therapeutischen Handelns ist daher, daß alle potentiell krankheitsauslösenden Medikamente sofort abgesetzt werden (7). Bei der Behandlung von Fieber, Schlafstörungen und Schmerzzuständen ist zu beachten, daß viele Analgetika und Antipyretika – insbesondere Aminophenazon, Phenacetin, Acethylsalizylsäure und Phenylbutazon-haltige Präparate –, Barbiturate, Phenothiazine und Antikonvulsiva krankheitsauslösend wirken können. Da die Hauptgefahr den Patienten durch den plötzlichen Zusammenbruch der Infektresistenz droht, ist ein Schutz gegenüber Infektionen durch die Gabe von Breitbandantibiotika von besonderer Wichtigkeit. Auch hierbei ist zu beachten, daß knochenmarkschädigende Substanzen vermieden werden. Dieses gilt insbesondere für Sulfonamide, Chloramphenicol und Penicillin. Dabei ist zu beachten, daß viele halbsynthetische Penicilline und im geringeren Maße auch Kephalosporine eine Kreuzreaktion mit Benzyl-Penicillin zeigen (6). Bezüglich der vielfach empfohlenen Gabe von Kortikosteroiden ist zu bedenken, daß wegen der immunsuppressiver Wirksamkeit die Infektresistenzschwäche noch zusätzlich gefördert werden kann. Deshalb sollte man äußerst zurückhaltend sein mit der Gabe von Steroiden und diese Behandlung allenfalls bei schweren toxischen Verlaufsformen unter Antibiotikaschutz durchführen. Daß eine Kortikosteroidbehand-

lung nicht erforderlich ist, leuchtet ein, wenn man bedenkt,
daß es nach Überstehen einer Agranulozytose zu einer gewaltigen Hyperregeneration, manchmal mit extremer Leukozytose und
Linksverschiebung im Sinne einer leukämoiden Reaktion kommen
kann. Derartige Befunde sind Ausdruck einer enormen Reserve der
Granulopoese im Knochenmark, die bei der akut verlaufenden
Agranulozytose noch vorhanden ist.

Nach Überstehen der Erkrankung ist es wichtig, daß der Patient über den Zusammenhang zwischen Medikamenteneinnahme und
der hierdurch ausgelösten Agranulozytose aufgeklärt wird, um
ein erneutes Auftreten dieser lebensbedrohlichen Erkrankung zu
vermeiden. Dem Patienten sollte eine Bescheinigung gegeben werden, aus der ersichtlich ist, welche Substanzen für ihn gefährlich sein können. Schwierig wird die Situation allerdings dann,
wenn Patienten - z.B. Rheumatiker oder Epileptiker - auf eine
Dauerbehandlung angewiesen sind. In solchen Fällen kann versucht werden, durch vorsichtige Reexposition mit verschiedenen
Substanzen das Agranulozytose auslösende Medikament ausfindig
zu machen. Nach Verabreichung einer Einzeldosis werden in stünd-
lichen Abständen die Leukozyten gezählt und durch den Nachweis
eines Leukozytensturzes die pathogene Rolle des geprüften Medikamentes nachgewiesen. Ein solcher Belastungstest kann natürlich nur unter strenger klinischer Kontrolle erfolgen (7).

Zusammenfassung

Eine Knochenmarkinsuffizienz kann sich akut und langsam entwickeln und bedeutet je nach Ursache und Schweregrad für den
betroffenen Patienten eine Situation höchster Lebensgefahr.
Die Kenntnis der Ursache ist für das therapeutische Handeln
von größter Bedeutung. Bei toxischer oder allergischer Knochenmarkschädigung ist das Fortlassen der schädigenden Noxe - Medikamente, Chemikalien, Strahlen - wichtigstes therapeutisches
Gebot. Neben symptomatischen Maßnahmen hat vor allen Dingen
die hochdosierte und über lange Zeit durchgeführte Behandlung

mit Anabolika die Prognose der aplastischen Anämie erheblich
gebessert. Die Anwendung von Kortikosteroiden ist meistens nur
von zweifelhaftem Wert. Wenn sie eingesetzt werden, so darf
dieses nur unter wirksamen Antibiotikaschutz erfolgen, da die
herabgesetzte Infektresistenz bei Patienten mit Knochenmarkinsuffizienz aus verschiedenen Ursachen ohnehin die größte Gefahr bedeutet. Eine echte Indikation zur Anwendung von Kortikosteroiden in Kombination mit Immunsuppressiva besteht bei
der isolierten aplastischen Anämie. Polygragmatisches Handeln
bei der Anwendung differenziert wirksamer Medikamente ist im
höchsten Maße gefährlich. Die wenigen uns zur Verfügung ste-
henden therapeutischen Mittel sollten gezielt eingesetzt werden und im Falle einer neuen aussichtsreichen Therapie - z.B.
bei der Anwendung von Anabolika - in Gemeinschafts- bzw. ran-
domisierten Studien auf ihre Wirksamkeit geprüft werden. Voraussetzung ist, daß wir uns um die pathogenetischen Zusammen-
hänge bemühen, um bei jedem Einzelfall die Ursachen, die zur
Knochenmarkinsuffizienz führen, zu erkennen.

LITERATUR

1. ALEXANIAN, R., J. NADELL und C. ALFREY:
   Oxymetholone Treatment for the Anemia of Bone Marrow Failure. Blood 40, 353 (1972).

2. BITHELL, P.C. und M.M. WINTROBE:
   Drug -induced aplastic anemia Sem. Hematol. 4, 194 (1967).

3. BOCK, H.E.:
   Allergie und Agranulozytose. In: Nebenwirkungen von Arz-
   neimitteln auf Blut und Knochenmark, pp. 89 - 114. Ed.:
   R. Jürgens and J. Waldenström. F.K. Schattauer-Verlag,
   Stuttgart 1957.

4. BYRON, J.W.:
   Effect of steroids on the cycling of haemopoietic stem
   cells. Nature (London) 228, 1204, (1970).

5. CUENCA, E.:
   Pharmakologische Grundlagen der Anabolika-Behandlung.
   Münch. Med. Wschr. 113, 937 (1971).

6. De WECK, A.L., O. IDSE, T. GUTHE und R.R. WILLCOX:
   Art und Ausmaß der Penicillin-Nebenwirkungen unter besonderer Berücksichtigung von 151 Todesfällen nach anaphylaktischem Schock. Schweiz. med. Wschr. 99, 1190, 1221,
   1252, (1969).

7. HARTL, P.W.:
   Drug induced agranulocytosis. In: Blood disorders due to
   drugs and other agents. Ed. R.H. Girdwood. Excerpta Medica Monograph. Excerpta Medica, Amsterdam (1973) S. 147.

8. JACOBSON, L.O., E. GOLDWASSER, C.W. GURNEY, W. FRIED and
   L. PLZAK:
   Studies on erythropoietin: The hormone regulating red cell
   production. Ann. N.Y. Acad. Sci. 77 : 551 (1959).

9. KEISER, G.:
   Panmyelopathien - aplastische Anämie. Therap. Umschau 30,
   777, (1973).

10. KEISER, G.:
    Erworbene Panmyelopathien. Schweiz. Med. Wschr. 100, 1938,
    (1970).

11. KENNEDY, B.J. and A.S. GILBERTSEN:
    Increased erythropoiesis induced by androgenic-hormone
    therapy. New England J. Med. 256, 719 (1957).

12. LEVERE, R.D., A. KAPPAS and S. GARNICK:
    Stimulation of hemoglobin synthesis in chick blastoderm
    by certain 5 beta androstane and 5 beta pregnane steroids.
    Proc. Nat. Acad. Sci. USA 58, 985 (1967)

13. MICHLMAYR, G., Ch. HUBER, G. JUDMAIER und H. HUBER:
    Die Behandlung von aplastischen Anämien: Erfahrungen mit

Oxymetholon. Dtsch. med. Wschr. 98, 1026, (1973).

14. NAETS, J.P. and M. WITTEK:
The mechanism of action of androgens on erythropoiesis.
Ann. N.Y. Acad. Sci. 149, 366, (1968).

15. REISNER, jr. E.H.:
Tissue culture of bone marrow. II Effect of steroid hor-
mones on hematopoiesis in vitro. Blood 27, 460, (1966).

16. SANCHEZ-MEDAL, L.:
The Hemopoietic Action of Androstanes. Progreß in Hematology, Vol VII, 111, (1971).

17. SKÄRBERG, K.O., L. ENGSTEDT, S. JAMESON, A. KILLANDER, B.
LUNDH, B. PERS, P. REIZENSTEIN, A.M. UDEN and B. WADMAN:
Oxymetholone Treatment in Hypoproliferative Anaemia. I
Frequency of response. Acta Haemat. 49, 321, (1973).

18. TIGGES, F.J., A. SCHALHORN und W. WILMANNS:
Anabolikatherapie bei aplastischen Anämien. Blut 27, 236,
(1974).

19. WILMANNS, W.:
Toxische Knochenmarkschäden. Therapiewoche 19, 2383, (1969).

20. WILMANNS, W. und A. HAMFELT:
Medikamentös bedingte Störungen der Blutzellreifung durch
Hemmung der Enzyme des Folsäurestoffwechsels. Verh. Dtsch.
Gesellsch. Inn. Med., 70, 586, (1964).

21. WILMANNS, W. und T. BURGMANN:
Die Bestimmung der Formiminoglutaminsäureausscheidung als
Funktionstest bei Folsäure- und Vitamin B 12-Stoffwechsel-
störungen. Dtsch. Med. Wschr. 93, S. 1801, (1968).

PRÄVENTIVE BEHANDLUNG DER INFEKTION BEI
KNOCHENMARKINSUFFIZIENZ*

Manfred Dietrich

Zentrum für Innere Medizin und Kinderheilkunde,
Abteilung Hämatologie der Universität Ulm,
7900 Ulm, Steinhövelstr. 9

Einleitung

Die Mehrzahl der Patienten mit Panmyelopathie starben innerhalb eines Jahres nach Diagnosestellung an hämorrhagischen
oder infektiösen Komplikationen. WILLIAMS et al. berichteten
über 101 Patienten, beobachtet von 1947 bis 1971, von denen 64
und davon 63 % an Infektionen oder Blutungen bei gleichzeitiger
Infektion starben (1). In dieser Arbeit ist eine Literaturüber-
sicht enthalten, die eine mittlere Letalitätsrate von 70 %
(48 - 84 %) zeigt. Unsere Beobachtungen an 70 Patienten zwischen 1967 und 1973 entsprechen diesen Angaben (44 % verstarben an Infektionen, 34 % an Blutungen und gleichzeitiger Infektion).

Nachdem gute Therapieerfolge bei der Panmyelopathie durch
Knochenmarktransplantation bereits seit längerem bekannt sind,
wenn eineiige Zwillinge als Knochenmarkspender vorhanden waren, hat sich die Aussicht auf eine höhere Remissionsrate deutlich verbessert durch die Möglichkeit, anhand von Gewebstypi-
sierung geeignete Spender (HLA-identische, MLC-nagative Geschwister oder Fremdspender) zu finden (2, 3). Trotz verbes-
serter supportiver Therapie (histokompatible Thrombozyten und
Granulozyten, bakterizide Antibiotika) ist die Überbrückung
bis zur Remission durch die Infektgefährdung problematisch.
Dies gilt auch für kurzdauernde Zustände von Knochenmarkin-

---

*Mit Unterstützung der Deutschen Forschungsgemeinschaft -
SFB 112 (Zellsystemphysiologie)

suffizienz, die durch Medikamente (allergisch-toxisch), durch Abstoßungsreaktion nach Organtransplantation (graft-versus-host), durch Überdosierung von Zytostatika oder Immunsuppressiva oder durch ionisierende Bestahlung verursacht sind.

Infektion durch Granulozytopenie:

Die Granulozytopenie ist der entscheidende Faktor für die auftretenden infektiösen Komplikationen bei der Panmyelopathie (4). Dies gilt ebenso für die durch Medikamente induzierten Agranulozytosen wie für die akute Leukämie, bei der eine direkte Korrelation zwischen Granulozytopenie und Infekten gefunden wurde (5). Chronische und kryptogene Infekte können aufflackern (Otitis media, Tonsillitis, Zahngranulome, Sinusitis). Offensichtlich reicht bei Granulozytopenie die lokale Infektabwehr im Darmepithel nicht aus, so daß durchwandernde Erreger aus der Intestinalflora Septikämien verursachen können. Diese Annahme wird vor allem gestützt durch die Tatsache, daß bei schweren Infekten vorwiegend Darmkeime gefunden werden (6, 7) und daß es nicht selten zu nekrotisierender Enterocolitis und zu lokalen Darmabszessen vor allem durch Bakterien der Pseudomonasgruppe kommt (8, eigene Beobachtung). Darüberhinaus sind bakterizide Antibiotika auch in hohen Dosen oder in Kombination von mehreren Medikamenten bei niedriger Granulozytenzahl relativ wirkungslos (9). Typisch ist die Angabe von TATTERSALL et al. (10), daß bei Neutropenie und Sepsis trotz initialer Therapie mit einer Kombination von 5 Antibiotika nur in 53 % ein befriedigendes Resultat zu erzielen war.

Zusätzliche Infektgefährdung durch therapeutische Maßnahmen:

Die häufig durchgeführte Behandlung mit Cortico-Steroiden oder anderen Immunsuppressiva erhöht die Infektneigung. Die meist notwendige Substitution mit Blut und Blutbestandteilen bedeutet ein zusätzliches Infektionsrisiko. BUCHHOLZ et al. wiesen Bakterien in 25 von 143 Transfusionen nach und sahen zwei Septikämien durch gramnegative Erreger nach Thrombozytentransfusion (11). Eine besonders kritisch zu beurteilende ärztliche Maßnahme ist die Therapie mit Antibiotika. Die Monotherapie mit Penicillin oder semisynthetischen Penicillinen, die wegen des etwas erweiterten Erregerspektrums häufig angewandt werden, stört die mikrobielle Interaktion der Intestinalflora empfindlich. Es kommt nicht nur zu einem Ansteigen der Keimzahlen vor allem von Candida spezies sondern auch zu einer selektiven Vermehrung von vorwiegend gramnegativen, fakultativ pathogenen Bakterien sowie nach VAN DER WAAIJ zu einer Verminderung der Kolonisationsresistenz gegenüber Mikroben, die üblicherweise nicht in der Darmflora zu finden sind. Tatsächlich kann auch bei Gesunden durch die Anwendung von Ampicillin Pseudomonas, ein sogenannter transienter Keim, in der Intestinalflora angesiedelt werden, um nach Absetzen von Ampicillin wieder zu verschwinden.

Bei dieser Beobachtung von SHOOTER (12) stammten die Pseudomonasbakterien aus der Krankenhausnahrung. In eigenen Untersuchungen von Essensproben aus der Krankenhausküche fanden wir in Suppen und Soßen bis zu drei Erreger gleichzeitig aus der Darmflora (E.coli, Enterokokken und Keime der Klebsiella-Enterobacter Gruppe). Multiresistente Keime werden darüberhinaus während eines Krankenhausaufenthaltes auf vielen Wegen übertragen: durch die Luft, Instrumente, Personal (13).

Präventive Behandlung:

Wegen der zusätzlichen Infektionsgefährdung durch Immunsuppression sollte auf die Anwendung von Cortico-Steroiden weitgehend verzichtet werden, wenn sie nicht zur unterstützenden Therapie notwendig erscheint. Nach den bisherigen Erkenntnissen ist eine Remission einer Panmyelopathie durch Cortico-Steroide nicht zu erwarten.

Die Substitution von Blut und Blutbestandteilen läßt sich bei vitaler Indikation nicht vermeiden. Besondere Sorgfalt soll bei der Auswahl von Spendern und bei der aseptischen Präparation von Thrombozyten angewendet werden. Die prophylaktische Anwendung von Granulozyten, die mit einem kontinuierlichen Zellseparator gewonnen werden können, ist nicht indiziert, da es sehr rasch zur Isoimmunisation kommt und eine Substitution nur für wenige Tage möglich ist. Die Granulozytentransfusion bleibt daher der Therapie einer bestehenden Infektion vorbehalten.

Eine prophylaktische Verabreichung von Antibiotika, insbesondere eine Monotherapie mit Ampicillin, Tetracyclinen und anderen, sonst wirksamen Antibiotika, ohne daß eine Infektion besteht, muß als Kunstfehler gelten, da durch die Veränderung der mikrobiellen Interaktion und die Verminderung der Kolonisationsresistenz schweren Infektionen Vorschub geleistet wird, ausgenommen davon sind Tuberkulostatika.

Solange eine ambulante Behandlung der Patienten mit Panmyelopathie zu verantworten ist, soll jeder Krankenhausaufenthalt vermieden werden, da das Erregerspektrum der körpereigenen Mikroflora dort häufig gewechselt wird und die Transmission von Antibiotika-resistenten "Hospitalkeimen" unausweichlich ist, solange nicht eine komplette Isolation erreicht werden kann. Unter Krankenhausepidemiologen besteht eine weitgehende Übereinstimmung darüber, daß die konventionellen Maßnahmen einer Isolierung (Einzelzimmer, Gesichtsmaske) unzureichend, da unvollständig sind.

<u>Spezielle Infektionsprophylaxe:</u>

Die vollständige Ausschaltung des endogenen Erregerreservoirs eines Patienten und die Abschirmung von exogenen Keimen verhindert naturgemäß jegliche Infektion. Seit Ende des letzten Jahrhunderts ist man in der Lage, keimfreie Tiere vollständig vor der Umwelt zu isolieren und aufzuziehen. Seit sehr viel

kürzerer Zeit ist es möglich, Tiere mit üblicher Keimbesied-
lung durch die Anwendung nicht-resorbierbarer Antibiotika frei
von Bakterien und Hefen zu machen. Auf dieser Grundlage wurden
Methoden entwickelt, die eine komplette umgekehrte Isolation
von Patienten erlauben. Keimfreie Isolierbettsysteme, wie sie
von uns für Kleinkinder und Erwachsene entwickelt worden sind,
oder Laminar Air Flow Räume verhindern eine Kontamination der
Patienten mit exogenen Mikroben (14, 15, 16).

Durch die Anwendung von schwer resorbierbaren Antibiotika
kann die körpereigene Mikroflora supprimiert werden, so daß
Infektionen signifikant vermindert werden können (17, 18). Im
Gegensatz zur Auffassung von LEVINE (17), daß nur eine Suppression der Keime erfolgt, konnten wir zeigen, daß eine vollstän-

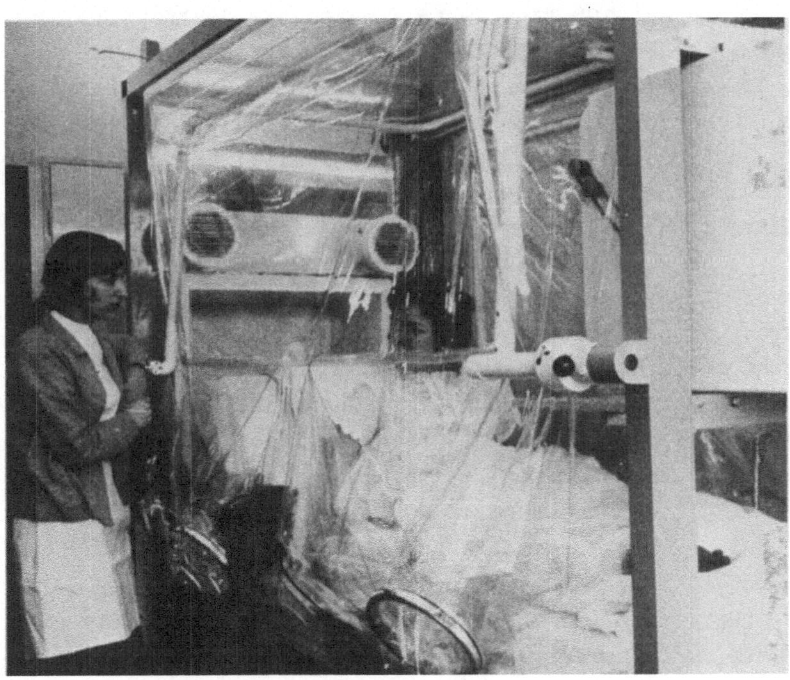

Isolierbettsystem für Erwachsene ("Ulmer Bett")

dige Elimination der bakteriellen Flora möglich ist (16). Es
gelingt sogar, durch die Verabreichung von nicht-resorbierba-
ren Antibiotika Bakterien zu eliminieren, die im Antibiogramm
nur noch eine Empfindlichkeit gegenüber 30 $\gamma\gamma$ Gentamycin im
Agardiffusionstest aufweisen (eigene Beobachtung).

Unsere Erfahrungen mit Isolation und Dekontamination bezie-
hen sich auf folgende Krankheitsbilder bei Kindern und Erwachsenen: akute Leukämie, kombinierte Immuninsuffizienz, aller-
gisch-toxische Agranulozytose, Knochenmarktransplantation bei
Panmyelopathie und Knochenmarkinsuffizienz nach Überdosierung
mit Immunsuppressiva nach Nierentransplantation.

Bei 45 Patienten mit akuter Leukämie, der größten Patienten-
gruppe, überblicken wir 1741 Patiententage. 19 Patienten waren
lediglich isoliert, 26 isoliert und zusätzlich dekontaminiert.
An 1484 Beobachtungstagen = 85 % bestand eine Neutropenie
$<$1500/mm^3 und an 1128 Tagen = 65 % waren die Neutrophilen unter 500/mm^3 abgefallen. Trotz der prophylaktischen Maßnahmen
kam es bei einigen Patienten zur Septikämie. Bei den lediglich
isolierten Patienten stammten die Erreger aus der eigenen in-
testinalen Flora. Bei den Patienten, die isoliert und dekontaminiert waren, stammten die Erreger aus Zahngranulomen, von
einer chronischen Otitis media und von einer chronischen Tonsillitis. Die Dekontamination des Oropharynx gelingt bis jetzt
nur unvollständig. Von 6 Septikämien, die bei Patienten unter
Isolation und gleichzeitiger Dekontamination auftraten, ver-
lief eine tödlich. In diesem Fall, bei dem trotz Dekontamination eine Sepsis durch einen Keim der Klebsiella-Enterobacter-
gruppe auftrat, war der verursachende Erreger resistent gegen
alle Antibiotika außer Gentamycin. Die intravenöse Therapie
mit der vergleichsweisen hohen Dosis von 4,5 mg/kg Körperge-
wicht/24 Stunden reichte offensichtlich nicht aus, um die Sepsis zu kontrollieren.

Von 10 Patienten, die lediglich isoliert waren und die eine
Septikämie durch Erreger aus der Intestinalflora hatten, starben 3. Bei den übrigen 7 Patienten konnte die Septikämie kontrolliert werden. Insgesamt überlebten 75 % der Patienten ihre

Septikämie. Da die mikrobielle Flora und mithin die Empfindlichkeit auf Antibiotika zum Zeitpunkt einer Infektion bei isolierten Patienten bereits bekannt ist, ist möglicherweise eine
gezielte antibiotische Behandlung erfolgreicher als bei Patienten auf einer normalen Station.

Daß die Isolationsbehandlung und die dadurch bedingte Infektionsprophylaxe eine effektive unterstützende Therapie bei der
akuten Leukämie ist, zeigen folgende Zahlen: bei den gnotobio-
tisch behandelten Patienten, die an einer akuten Leukämie im
1., 2., 3. oder 4. Schub litten, wurde in 55 % durch aggressi-
ve Chemotherapie eine komplette Remission und in weiteren 27 %
eine Teilremission erreicht. 30 Tage nach Abschluß der Kranken-
hausbehandlung waren insgesamt 73 % der Patienten noch am Leben.

Indikation für Isolation und Dekontamination:

Wenn eine zeitlich abzusehende Phase einer schweren Knochenmarkinsuffizienz vorliegt, ist die gnotobiotische Therapie
(komplette Isolation und Dekontamination der Mikroflora) empfehlenswert, da eine entscheidende Verminderung von infektiösen Komplikationen auch bei ausgeprägter Granulozytopenie erreicht werden kann. Dies gilt für die allergisch-toxischen
Agranulozytosen, beispielsweise verursacht durch Aminophenazon
oder Thiamazol, für die Knochenmarkinsuffizienz nach ionisierender Bestrahlung, nach immunsuppressiver Therapie und nach
Graft-versus-host Reaktion, da eine Erholung des Knochenmarks
in Tagen oder Wochen zu erwarten ist.

Zur präventiven Behandlung der Panmyelopathie eignet sich
diese Art der supportiven Therapie dann nicht, wenn eine Spontanremission abgewartet werden soll. Die Zeit der Überbrückung
kann sehr lange dauern und eine Unterbrechung der Maßnahmen
aus psychologischen Gründen notwendig machen. Für den Patienten
wiederum bedeutet die Unterbrechung einer solchen Maßnahme
praktisch ein Aufgeben des Versuchs, eine Remission zu errei-

chen (19). Die gnotobiotische Therapie erscheint jedoch dann
von großem Nutzen, wenn eine Knochenmarktransplantation bei
einem Patienten geplant wird. Während der Zeit der Vorbereitung (Suche nach HLA-identischen Spendern) kann eine Dekontamination der Körperflora in steriler Umgebung konsequent durchgeführt werden. Die komplette Isolation und Dekontamination,
die in der Posttransplantationsphase für etwa 2 Monate weiter-
geführt werden soll, verhindert die durch die ausgeprägte immunsuppressive Therapie möglichen Infektionen. Nach Absetzen
der Antibiotika sollte vor der Rekonventionalisation eine Assoziation mit Bifidobakterien, Bacteroides und Keimen der üblichen Begleitflora erfolgen, um eine stabile körpereigene
Mikroflora zum Aufbau der Kolonisationsresistenz zu erhalten
(20).

Zusammenfassung:

Die präventive Behandlung der Infektion bei Knochenmarkinsuffizienz muß zunächst außer der Granulozytopenie zusätzlich
Risikofaktoren durch ärztliche Maßnahmen berücksichtigen. Soweit vermeidbar, sollte bei Panmyelopathie auf immunsuppressiv
wirksame Medikamente verzichtet werden. Eine prophylaktische
Behandlung mit systemisch wirksamen Antibiotika - mit Ausnahme
der Tuberkulostatika - muß als Kunstfehler gelten, solange keine Infektion vorliegt. Hospitalaufenthalte sollen, wenn ärzt-
lich vertretbar, möglichst vermieden werden, um zu verhindern,
daß "Hospitalkeime" in der körpereigenen Mikroflora des Patienten angesiedelt werden. Für absehbare Zeiträume von Wochen
oder wenigen Monaten ist die optimale Prävention durch komplette umgekehrte Isolation in Isolierbettsystemen und durch Dekontamination der endogenen Mikroflora zu erreichen. Indiziert
ist diese Behandlung daher vor allem bei akut auftretenden
Agranulozytosen, die durch Medikamente bedingt sind, bei Knochenmarkinsuffizienz durch zytostatische oder immunsuppressive
Behandlung und bei Graft-versus-host Reaktion nach Organtrans-

plantation. Die gnotobiotische Behandlung von Patienten mit
Panmyelopathie ist problematisch, wenn Spontanremissionen der
Panmyelopathie abgewartet werden sollen. Da auch noch nach
Jahresfrist Remissionen eintreten können, wäre für die Patienten die psychische Belastung einer so lange dauernden Isolation
zu groß. Wenn die Panmyelopathie jedoch durch Knochenmarktransplantation behandelt wird, ist zur Vorbereitung und in der
Posttransplantationsphase Prävention durch gnotobiotische Maßnahmen optimal.

LITERATUR

1. WILLIAMS, D.M., LYNCH, R.E. and CARTWRIGHT, G.E.:
   Seminars in Hematology, 10, 3, 195 - 223, 1973

2. THOMAS, E.D. et al.:
   The Lancet, 5, 284 - 189, 1972

3. SPECK, B.:
   Schweiz. Med. Wschr. 103, 14, 508 - 511, 1973

4. VINCENT, P.C. and de GRUCHY, G.C.:
   Brit. J. Haematol., 13, 977 - 999, 1967

5. BODEY, G.P. et al.:
   Ann. Int. Med., 64, 328, 1966

6. SCHNEIDER, M.:
   Sem. Hôp., 43, 438, 1967

7. RYKNER, G., FRANCOUAL, C. et SCAVIZZI, M.R.:
   Nouvelle Presse Méd., 2, 1823 - 1828, 1973

8. PRAGER, D. et al.:
   Dis. Col. and Rect., 14, 1, 4 - 11, 1971

9. SCHIMPFF, S. et al.:
   N. Engl. J. Med., 284, 1061 - 1065, 1971

10. TATTERSALL, M.H.N., SPIERS, A.S.O. and DARRELL, J.H.:
    The Lancet, 1, 162 - 165, 1972

11. BUCHHOLZ, et al.:
    N. Engl. J. Med., 285, 8, 429 - 433, 1971

12. SHOOTER, R.A., et al.:
    The Lancet, 7608, 1, 1227 - 1229, 1969

13. LOWBURY, E.J.L., et al.:
    J. Med. Microbiol., 3, 39 - 56, 1970

14. BODEY, G.P., et al.:
    Am. J. Med. Sci., 262, 138 - 152, 1971

15. DIETRICH, M., et al.:
    Rev. Europ. Etudes Clin. et Biol., XVII, 488 - 492, 1972

16. DIETRICH, M. and FLIEDNER, T.M.:
    Transplant. Proc., V, 1271 - 1277, 1973

17. LEVINE, A.S., et al.:
    N. Engl. J. Med., 288, 10, 477 - 483, 1973

18. YATES, J.W. and HOLLAND, J.F.:
    Cancer, 32, 1490 - 1498, 1973

19. BRITTINGER, et al.:
    Wiener Klin. Wschr., 85, 19, 341 - 350, 1973

20. DIETRICH, M., KRIEGER, D. and WILSON, R.:
    Acta Paed. Scand., Suppl. 240, 1973

<u>INFEKTIONSTHERAPIE BEI KNOCHENMARKINSUFFIZIENZ</u>

H. Pietschmann

Aus d. II. Med. Univ. Klinik, Wien
(Vorstand: Prof. Dr. K. Fellinger)

Infektionen sind typische Komplikationen der myeloischen Insuffizienz, die zu einer weiteren Verschlechterung des Blut-
bildes führen können und eine der häufigsten Todesursachen dieser Erkrankung darstellen. Die Infektionen durch Granulocytopenien bei Panmyelopathien und Agranulocytosen, als auch bei
Leukämien sind sich durchaus ähnlich.

Die Werte der neutrophilen Granulocyten von über 60 Fällen
idiopathischer Panmyelopathien und Agranulocytosen gruppiert
nach afebril, subfebril und hochfiebernd gibt die erste Abbildung wieder. Bei 47 Fällen lagen infektiöse Komplikationen,
bei 18 eine Sepsis vor. 12 Fälle verstarben trotz intensiver

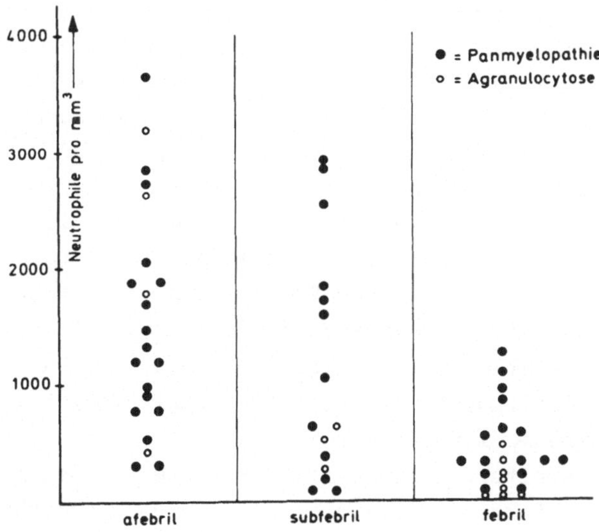

Abbildung 1

Therapie, als Haupttodesursache wurde bei 9 eine schwere Infektion festgestellt.

Im allgemeinen wird eine kritische Grenze von 800 neutrophilen Granulozyten angegeben, unterhalb dieses Wertes treten bakterielle Infekte vermehrt auf.

Bei der Knochenmarkinsuffizienz können neben Septikämien eine Vielzahl von bakteriellen Infekten auftreten auf deren spezielle Therapie im einzelnen jedoch nicht eingegangen werden kann. Eine Übersicht gibt die nächste Zusammenstellung.

Grundlage der antibiotischen Therapie ist nach wie vor der Erregernachweis in Blut, Harn, Punktionsflüssigkeit usw. mit Bestimmung der Empfindlichkeit in vitro. Wie bei anderen Infektionserkrankungen so hat auch die Häufigkeitsverteilung der Erreger bei myeloischer Insuffizienz einen Wechsel erfahren. Während es früher in erster Linie Septikämien durch hämolysierende Streptokokken, Pneumokokken und Staphylokokken waren, stehen heute in der Reihenfolge ihrer Häufigkeit: Pseudomonas, Escherichia coli, Klebsiellen und Staphylococcus aureus an der Spitze (3, 21, 23, 26).

Die Penicilline sind trotz ausgedehntester Anwendung seit über 30 Jahren immer noch eine der wichtigsten und wirksamsten Antibiotika, die überdies noch die geringsten toxischen Nebenwirkungen aufweisen und den Vorteil einer außerordentlichen therapeutischen Breite haben. Penicillin G, das in hohen Dosen bactericid wirkt und auch intralumbal verabreicht werden kann, ist auch heute noch bei der Bekämpfung von Infektionen durch grampositive Erreger von großer Bedeutung. Durch Oxacillin werden auch penicillinasebildende Staphylokokken erfaßt. Die Wirksamkeit gerade bei den gramnegativen Bakterien, die sich häufig bei der myeloischen Insuffizienz finden, werden aber von den modernen Breitspektrum-Penicillinen, wie Ampicillin und vor allem Carbenicillin übertroffen.

Klassische Breitspektrum-Antibiotika, wie die lediglich bakteriostatisch wirksamen Tetracycline, sowie Chloramphenicol sind heute in der Therapie bei myeloischer Insuffizienz auf Grund der Entwicklung potenterer Pharmaka in den Hintergrund

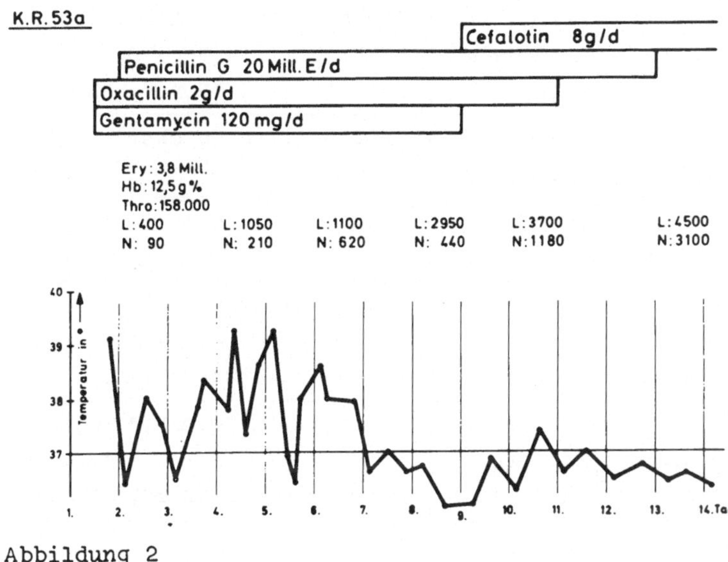

Abbildung 2

getreten. Chloramphenicol, wie auch andere die Blutbildung potentiell schädigende Mittel, z.B. Sulfonamide, sollten bei der
Knochenmarkinsuffizienz nicht mehr angewendet werden.

In letzter Zeit sind vor allem neben den Breitband-Penicil-
linen die Cephalosporine und schließlich das Gentamycin, derzeit eines der wichtigsten Antibiotika gegen Problemkeime, in
den Vordergrund gerückt. Abb. 2 gibt ein Beispiel der antibiotischen Kombinationsbehandlung einer Staphylokokkeninfektion
bei Agranulocytose wieder. Auch bei negativem bakteriologischen
Befund ist, wenn der Patient fiebert oder eine Bronchitis oder
Angina vorliegt ein Infekt anzunehmen und energisch antibio-
tisch zu behandeln, da bei ausgeprägter Granulocytopenie die
Ausbreitung sehr rasch erfolgt, bedingt durch die stark herabgesetzte Granulocytendurchwanderung der Gewebe (5). Es sollten
außerdem möglichst bactericide Mittel angewendet werden.

Wenn auch bei vielen Infekten Penicillin G als Monotherapie
genügt, so ist bei Infekten auf Basis einer Granulocytopenie
der Kombinationstherapie der Vorzug zu geben: erstens um das

1.Ampicillin 　Penicillin G	2x2 g i.v. 2x10 Mega tägl.	"Binotal Bayer","Amblosin Hoechst" "Na-Penicillin G", "Biochemie" "Grünenthal", "Novo", "Hoechst"
2.Oxacillin 　Ampicillin	2x2 g i.v. 2x2 g i.v.	"Cryptocillin Hoechst", "Stapenor Hoechst"
3.Gentamicin 　Ampicillin	2x40 mg 2x2 g i.v.	"Refobacin Merck"
4.Cefalotin 　Gentamicin 　od.Kanamycin	3x4 g i.v. 2x40 mg 2x0,5 im.	"Keflin Lilly" "Kanamycin Grünenthal"
5.Carbenicillin 　Gentamicin 　od.PolymyxinB	2x15 g i.v. 2x40 mg 2x50 mg	"Microcillin Bayer","Pyopen Beecham" "Polymyxin B Pfizer", "Novo"
6.Carbenicillin 　Oxacillin 　Gentamicin	3x10 g i.v. 3x2 g i.v. 2x40 mg	

Tabelle 1

Wirkungsspektrum zu verbreitern, zweitens um die Resistenzentwicklung zu verzögern, dann aber auch um die Wirkungsintensi-
tät zu verstärken. In Tab. 1 ist eine Auswahl bewährter Kombinationen zusammengestellt. Bei unbekannten Keimen muß die Therapie sowohl gegen grampositive als auch gramnegative Erreger
gerichtet sein. Bei schweren bakteriellen Infekten im Verlauf
von Panmyelopathien empfiehlt es sich nach MARTIN (15), auch
wenn ein einzelner Erreger nachgewiesen wurde, die Behandlung
gegen das ganze Spektrum fakultativ pathogener Keime zu rich-
ten. Hierfür geeignete bactericide Kombinationen sind z.B. ein
ß-Laktam-Antibiotikum, wie Penicillin oder Cephalosporine zusammen mit einem Aminoglykosid-Antibiotikum z.B. Gentamycin
(1, 11, 13, 20, 21, 24, 25).
In der Klinik gut bewährt hat sich, vor allem bei Septikä-

mien, aber auch anderen schweren Infekten die Kombination Cephalotin-Gentamycin, die ein sehr breites Wirkungsspektrum aufweist und daher bei unbekannten Erregern indiziert ist. Bei gramnegativen Keimen wird man auf die Kombination Ampicillin und Penicillin G oder Gentamycin zurückgreifen. Carbenicillin und Gentamycin ist derzeit die Therapie der Wahl bei schweren Pseudomonasinfekten bzw. Infektionen mit Coli oder Proteus.

Es empfiehlt sich, um die Resistenzentwicklung zu verzögern, nach etwa einer Woche zumindest ein Antibiotikum zu wechseln. Ferner ist es natürlich notwendig, die antibiotische Therapie noch einige Zeit nach der Abfieberung weiterzuführen.

Auf die so gefährlich gramnegative Sepsis können bereits klinisch Schocksymptome hinweisen. Diese erfordern dann spezielle therapeutische Maßnahmen wie Corticosteroid- und Elektrolyttherapie, Digitalisierung usw. Am 2. und 3. Tag kommt es bei der Hälfte der Fälle zur Oligurie, die eine Dialyse notwendig machen kann. Wichtig ist es ferner, das bakteriologische Ergebnis nicht abzuwarten, sondern sofort mit einer Dreier- oder Viererkombination zu beginnen. Nach Bekanntwerden der Erreger und ihrer Empfindlichkeit in vitro evtl. Wechseln der Antibiotika. Liegen umschriebene Sepsisausgangsherde z.B. Abszesse vor, so ist die rechtzeitige chirurgische Versorgung sehr wichtig. Die gramnegative Sepsis ist nahezu in 70 % eine Spitalsinfektion. Die Letalität ist auch heute noch, besonders bei Knochenmarkinsuffizienz hoch.

Die bactericiden Breitspektrum-Kombinationen weisen eine wesentliche Lücke auf: die fehlende Beeinflussung von Pilzen. Verbreitung und Häufigkeit von Pilzinfektionen innerer Organe nehmen weiterhin zu, in erster Linie handelt es sich um Candida albicans, Aspergillus fumigatus und Cryptococcus neoformans (16, 19). Bei uns überwiegt bei weitem die Moniliasis.

Die derzeit verfügbaren, auch systemisch wirksamen Antimykotika sind entweder toxisch oder nur schwach wirksam, sodaß hohe Dosen notwendig sind (17). Das Amphotericin gehört zu den wirksamsten, ist aber relativ toxisch und besitzt sehr starke, vor allem gastrointestinale Nebenwirkungen. Vom Clotrimazol sind die Kapseln (3 x 20 mg tgl.) noch nicht allgemein verfügbar, es liegen bisher erst geringe Erfahrungen vor. Nystatin ("Mycostatin" Heyden), ebenso wie Pimaricin, wirkt nicht systemisch, es wird bei Soor der Mundhöhle bzw. des Magendarmtraktes angewendet.

Als eines der wirksamsten und derzeit interessantesten Antimykotika ist das auch oral anwendbare Flourocytosin (6 x 20 mg/kg tägl.) zu bezeichnen. Es hat eine gute Wirkung vor allem bei generalisierter Moniliasis, Torulose und verschiedenen Aspergillusstämmen.

Von besonderer Bedeutung ist bei hochgradigen Granulocytopenien die Frage der Infektprophylaxe. Eine prophylaktische Antibiotikamedikation wird von den meisten Autoren abgelehnt, da vor allem bei einer Monotherapie die Gefahr besteht, daß resistente Stämme überhand nehmen (4, 6, 12, 18, 22, 27).

BISCAMP, SCHUBERT, STILLE und MARTIN (2) haben zur Infektprophylaxe das folgende Schema empfohlen, das wir gleichfalls mit Erfolg angewendet haben und das sich vor allem anbietet, wenn keine Möglichkeit zur strengen Isolierung gegeben ist. Man gibt täglich 2 x 4 g Cefalotin und 40 mg Gentamycin intravenös sowie oral 4 x 0,5 Neomycin und 50 mg Colistin und Nystatin.

An dieser Stelle soll nicht weiter auf die Frage der prophylaktischen Antibiotikamedikation und der Isolierung eingegangen werden, in dieser Hinsicht ist auf das Referat "Präventive Behandlung der Infektionen (M. DIETRICH)" zu verweisen.

Schließlich wäre noch mit einigen Worten die Gammaglobulintherapie zu erwähnen. Sie wird zwar vielfach angewendet, doch sollte man sich im klaren sein, daß bei dieser Form der passiven Immunisierung mit sogenannten Durchseuchungsantikörpern im einzelnen Infektionsfall kaum mit einer spezifischen Wirkung zu rechnen ist. Anders liegen die Verhältnisse, wenn ein Mangel an Immunglobuline besteht.

Die wirksamsten Antibiotika vermögen die Granulozyten nicht zu ersetzen; wenn sie fehlen, kann ein Infekt nicht überwunden werden. Es darf daran erinnert werden, daß eine Verminderung der Phagozytose-Kapazität nicht nur durch eine Granulozytopenie, sondern auch durch eine Störung der Migration, Chemotaxis oder der intrazellulären Bakterizidie bedingt sein kann (14).

Granulozytentransfusionen wurden schon vor Jehrzehnten durchgeführt. In der ersten Zeit wurden Leukozyten von chronischen Myelosen übertragen. Die Zukunft liegt dagegen nicht bei der Transfusion von leukämischen Leukozyten, die ja immer mit ethischem Bedenken verbunden ist, sondern von normalen Granulozyten, mit normalen bacterieiden und phagozytären Funktionen. Derartige Granulozytensubstitutionen erfordern allerdings nicht nur die Berücksichtigung der ABO, sondern auch der HLA Antigene und anderer. Überdies sollten weder Leukoagglutinine noch lymphocytotoxische Antikörper gegen die Spendierleukozyten nachweisbar sein. Voraussetzung für diese Transfusionstherapie ist das Vorhandensein eines Zellseparators, z.B. einer Aminco Zelltrifuge. Aus diesem Grund blieb die Anwendung der Granulozytentransfusion bisher auf relativ wenige Zentren beschränkt. In diesen gehört die Granulozytentransfusion allerdings zur Routinebehandlung und stellt eine für die Infektabwehr entscheidende Substitution dar (7, 8, 9, 10).

Abschließend wäre nochmals hervorzuheben, daß gerade im Hinblick auf die schlechte Prognose der Sepsis bei der Knochenmarkinsuffizienz einer frühzeitigen, hochdosierten, kombinierten Antibiotikatherapie der Infekte, von genügend langer Dauer, besondere Bedeutung zukommt.

Fortschritte in den immer noch wenig befriedigenden Möglichkeiten der Infekttherapie, insbesondere der Septikämie sind wohl vor allem durch wirkungsvollere Granulozytentransfusionen, verbesserte sterile Intensivpflege, bessere Breitspektrum-Kombinationen und schließlich effektivere Antimykotika zu erwarten.

LITERATUR

1. BARTMANN, K.:
Antimikrobielle Chemotherapie. Springer-Verlag, Berlin.
1974.

2. BISKAMP, K., J.C.F. SCHUBERT, W. STILLE und H. MARTIN:
Infektionsprophylaxe mit Cephalothin und Gentamycin bei
myeloischer Insuffizienz. In: Leukämie, Herausgeg. R.
Gross.,J. van Loo. Springer-Verlag Berlin 1972

3. BODEY, G.P.:
Epidemiologische Untersuchungen von Pseudomonas-Arten bei
Patienten mit Leukämie. Amer. J. med. Sci., 260, No. 2,
82 - 89, 1970.

4. BRITTINGER, G., N. SCHOLZ, G. LINZENMEIER und F. WENDT:
Infektiöse Komplikationen bei Erkrankungen der Granulopoese. Wien. klin. Wschr. 85, 1973.

5. DAVIS, S., A.D. RUBIN:
Treatment and Prognosis in Aplastic Anaemia. Lancet,
April 22, 871, 1972.

6. DIETRICH, M., T.M. FLIEDNER und H. HEIMPEL:
Isolierbett-System zur Infektionsprophylaxe verminderter
Resistenz. Dt. Med. Wschr. 94, 1003, 1969.

7. EYRE, J., M.I. GOLDSTEIN, S. PERRY and R.G. GRAW jr.:
Leucocyte Transfusions: Function of Transfused Granulocy-
tes from Donors with Chronic Myelocytic Leukemia. Blood,
Vol. 36, 432, 1970.

8. FREI, E. III, R.H. LEVIN, G.P. BODEY, E.E. MORDE and E.J.
FREIREICH:
The Nature and Control of Infections in Patients with
Acute Leukemia. Cancer Res. 25, 1511 - 15, 1965.

9. FREIREICH, E.J., R.H. LEVIN, J. WHANG, P.P. CARBONE, W.
BRONSON, E.E. MORSE:
The Function and Fate of Transfused Leukocytes from Donors
with Chronic Myelocytic Leukemia in Leukopenic Recipients.
Annals New York Academy of Sciences 113, 1081, 1964.

10. GRAW, R.G. jr., G. HERZIG, S. PERRY and E.S. HENDERSON:
Normal Granulocyte Transfusion Therapy. Treatment of Sep-
ticemia Due to Gram-Negative Bacteria. New England J. of
Med. 287, 8, 1972.

11. HERREL, W.E.:
Carbenicillin and Gentamicin in Suspected Sepsis. Clin.
Med. 78, 10 - 11, 1971.

12. KREPLER, P.:
Infektionsprophylaxe bei kindlichen Hämoblastosen. In:
Leukämie, Herausg. R. Gross und J. van de Loo. Springer-
Verlag, Berlin, 1972.

13. LANG, E.:
Antibiotika Therapie. Sandoz AG. 1973.

14. LEHRER, R.I.:
The Role of Phagocyte Function in Resistance to Infection.
Calif. Med. 114 : 17 - 25, 1971.

15. MARTIN, H.:
Infektionsprophylaxe und -therapie bei zytostatischer und
immunsuppressiver Therapie. Therapiewoche Heft 29/1971,
2101.

16. MIRSKY et al.:
Fungal Infection in Acute Leukemia. Cancer 30, 348, 1972.

17. MLCZOCH, F.:
Mykosen innerer Organe. In: Therapie innerer Krankheiten.
Herausgeg. von Buchborn E. et al. Springer-Verlag, Berlin,
1973.

18. NAGEL, G.A., R. MARTIN, W. SEILER, A.C. MAYR und A. KOELZ:
Infektprophylaxe bei Agranulozytose: erste Erfahrungen mit
Patientenisolierung und Ganzkörperdekontamination. Schweiz.
med. Wschr. 104, 148 - 149, 1974.

19. POCHEDLY, C.:
Infections in Childhood Leukemia. Part. III: Therapy of
Specific Infections. Clinical Medicine, 23, 1973.

20. PRATT, C.B. and D.L. DUGGER:
Treatment of Pseudomonas Infections in Leukemic Children
with Carbenicillin and Colistin. Current Therapeutic Research, Vol. 13, 182, 1971.

21. SCHIMPFF, S., W. SATTERLEE, V.M. YOUNG and A. SERPICK:
Empiric Therapy with Carbenicillin and Gentamicin for
Febrile Patients wiht Cancer and Granulocytopenia. New
Engl. J. Med. Vol. 284, 1061, 1971.

22. SIMON, C. und W. STILLE:
Antibiotica-Therapie in Klinik und Praxis. Antibiotica-
Therapie bei myeloischer Insuffizienz. F.K. Schattauer
Verlag. Stuttgart-New York, 1973.

23. STILLE, W.:
Septikämische Komplikationen bei Leukämie und myeloischer
Insuffizienz. Blut, 26, 353, 1973.

24. TATTERSALL, M.H.N., A.S.D. SPIERS and J.H. DARRELL:
Initial Therapy with Combination of five Antibiotics in
Febrile Patients with Leukaemia and Neutropenia. The Lan-
cet, January 22, 162, 1972.

25. WALTER, A. und L. HEILMEYER:
Antibiotika-Fibel, 3. Auflage, G. Thieme Verlag, Stuttgart, 1969.

26. WENDT, F., A. DOYEN, B. KUBANEK und G. MÖSSNER:
Zum Problem der mikrobiell bedingten Komplikationen bei
Krankheitszuständen mit ausgeprägter Granulocytopenie.
Verl. Dtsch. Ges. Inn. Med. 72, 276, 1966.

27. ZACH, J.:
     Die Behandlung des aplastischen Syndroms. Dtsch. med.
     Wschr. 97, 1951 - 1953, 1972.

Anschrift: Prof. Dr. H. Pietschmann
          II. Medizin. Univers. Klinik,
          Garnisongasse 13
          A - 1090 Wien

MÖGLICHKEITEN DER BEHANDLUNG DER HÄMORRHAGISCHEN DIATHESE BEI KNOCHENMARKINSUFFIZIENZ

von G. Gehrmann

Aus der Medizinischen Klinik des Städtischen Klinikums Wuppertal - Barmen (Direktor: Prof. Dr. G. Gehrmann)

Pathogenetisch liegt der Blutungsneigung bei Knochenmarksinsuffizienz in der Mehrzahl bekanntlich eine Thrombopenie zugrunde. In etwa 60 % ist die thrombopenische Purpura sogar das klinische Manifestationssymptom der Panmyelopathie; in etwa 10 - 30 % ist die thrombopenische Gehiernblutung die eigentliche Todesursache; in rund 15 % die schwere thrombopenische Gastrointestinalblutung (ZACH und Mitarbeiter; HARTWIG und Mitarbeiter). Allerdings treten diese lebensbedrohlichen Blutungen einschließlich der urologischen Blutungen ohne sekundäre Traumen relativ selten auf.

Pathogenetisch ist die Thrombopenie bei der Knochenmarksinsuffizienz Ausdruck eines gestörten Fließgleichgewichtes, wobei das Störmoment prinzipiell an 1. Produktion, 2. Umsatz und 3. Verteilung der Blutplättchen angreifen kann. Die Therapie muß den pathogenetischen Gesichtspunkten des Einzelfalles Rechnung tragen. Wir selbst haben als Modell für eine toxische Knochenmarksschädigung die Plättchenkinetik mit radioaktiv markierten Thrombozyten bei chronischen Alkoholikern untersucht (HECK und GEHRMANN), zumal die "Noxe" Alkohol weit verbreitet ist, im menschlichen (spontan) Experiment exakt bestimmbar bzw. dosierbar ist und nur passager eine Thrombozytendepression induziert (Abb. 1). Daß Alkohol tatsächlich eine toxische Suppression der Hämatopoese hervorruft zeigt auch die Vakuolisierung von Erythroblasten und myeloischen Vorstufen, welche in Knochenmarkspunktaten von Trinkern zu finden sind und Chloramphenicol-Effekten ähneln. Darauf haben PRIBILLA und Mitarbeiter schon 1966 hingewiesen. Für die Thrombopoese hat SULLIVAN gezeigt, daß sich die Megakariozytenzahl im Knochenmarksausstrich während Potatorium und Abstinenz different verhält. Mit der An-

	initiale Thromboz. zahl mm3	Recovery Wert %	Plättchen Turnover pro d/ mm3	Plättchen Überlebens- dauer d	lienale Speicherungs- rate %
Alkoholiker n = 10	67 200 ±21 300	48,7 ±14,2	18 800 ±7 600	6,9 ±1,3	42,6 ±16,7
Normalkoll. n = 10	192 100 ±81 500	52,9 ±11,8	35 100 ± 8 300	8,36 ±0,95	37,6 ±13,6

Abb. 1: Thrombozytenkinetik bei Alkoholikern.

nahme einer Suppression der Megakariopoese läßt sich auch der
Verlauf vereinbaren, den die periphere Thrombozytenkonzentration nach abrupter Unterbrechung eines Potatoriums bietet. Es
kommt nämlich zu einem kontinuierlichen Anstieg bis zu einem
manchmal thrombozytotischen Maximum am 8. – 11. Tag und anschließend erfolgt ein allmähliches Absinken auf ein oberhalb
des Ausgangswertes gelegenes Niveau (HECK und GEHRMANN) (Abb.
2). Ein solcher Verlauf spricht für ein Rebound-Phänomen nach
Fortfall einer suppressiven Noxe. Die Dosisabhängigkeit läßt
sich bei Alkoholikern schwer belegen, denn wer gibt schon zu,
daß er chronisch säuft. Im Tierexperiment ist jedoch von BEARD
und KNOTT die Dosisabhängigkeit der alkoholischen Knochenmarks-
suppression belegt worden.

Das Modell der alkoholischen Thrombozytendepression lehrt
uns in Bezug auf die Behandlung der thrombopenischen Blutung
bei Knochenmarksinsuffizienz drei Dinge:
1. Bei primärer Bildungsstörung müssen Thrombozytentransfusionen passager effektiv sein.
2. Wird im Krankheitsverlauf spontan oder durch Isoantikörper-
   bildung induziert eine Umsatzstörung relevant, dann bleibt
   ein Thrombozytenersatz ineffektiv.

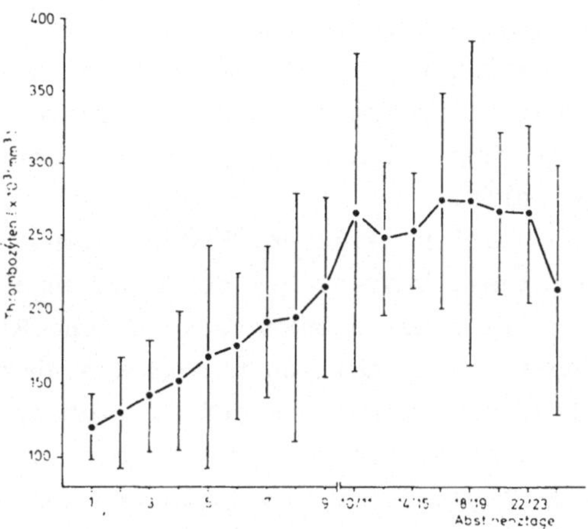

Abb. 2: Verlauf der peripheren Thrombozytenkonzentration nach
Unterbrechung des chronischen Alkoholabusus.

Behandlung der hämorrh. Diathese bei Knochenmarksinsuffizienz	
Lokale Maßnahmen	Vermeidung von Traumen, Lagerung, Hautpflege Tamponade, Radiomenolyse u.a.
Medik. Maßnahmen	Cortisol, Androgene ?, Anabolika ?
Tnrombozyten - Substitution	Mini - Austauschtransf. Plättchenreiches Plasma Plättchenkonzentrat Knochenmarkstransf. } HL - A kompatibel
Chir. Maßnahmen	Splenektomie

Abb. 3: Therapeutische Maßnahmen bei hämorrhagischer Diathese
infolge Knochenmarkinsuffizienz.

3. Unter diesen Bedingungen oder bei Zunahme der lienalen Ver-
   teilungsstörung kommt die Splenektomie in Kombination mit
   Cortisol infrage. Die Grundzüge der Therapie einer thrombopenischen Blutung bei Knochenmarksinsuffizienz sind in
   Abb. 3 dargestellt.

Eine strenge Korrelation zwischen Thrombozytenzahl und hämorrhagischer Diathese besteht bei der Knochenmarksinsuffizienz ebenso wenig wie eine sogenannte kritische Blutungsgrenze.
Die Thrombozytenzahl sagt nämlich nichts aus über das durch-
schnittliche Alter der zirkulierenden Plättchen, sie besagt
nichts über die funktionelle Wertigkeit, sie ist kein Parameter
für den aktuellen Zustand der Blutgerinnung und erst recht kein
Kriterium für den Zustand der Gefäßwandung. Andererseits ist
summarisch und rein empirisch bei Plättchenwerten unterhalb
von 20 000 mit einer schwereren Blutung zu rechnen, als bei
Plättchenwerten oberhalb von 20 000. Diese Aussage beinhaltet
zugleich, daß prophylaktische Plättchentransfusionen selbst
bei Werten unterhalb von 20 000 nicht sinnvoll sind. Patienten
mit Knochenmarksinsuffizienz stehen bekanntlich nicht unter einer immunsuppressiven Therapie; sie entwickeln deshalb umso rascher eine Isoimmunisierung, und es erweisen sich dann Plättchentransfusionen im hämorrhagischen Bedarfsfall als ineffektiv. So finden sich bei Verwendung von unausgewählten Spendern
Thrombozyten-Isoantikörper schon nach 11 - 20 Transfusionen in
10 %, nach 20 - 50 Transfusionen in 33 % der Fälle; von anderen
Autoren sind z.T. sogar wesentlich höhere Zahlen angegeben worden. Es darf deshalb nicht verwundern, wenn mit zunehmender
Transfusion von Blutbankplättchen die Effektivität zunehmend
abnimmt und sogar die primäre Bildungsstörung durch eine Umsatzstörung verstärkt wird. Plättchentransfusionen sollten somit denjenigen Patienten vorbehalten bleiben, die eine klinisch
relevante thrombopenische Blutung aufweisen; weiterhin denjenigen, die zur Operation einschließlich Splenektomie anstehen
und schließlich den nicht seltenen Patienten mit Sepsis. Wir
selbst geben schon bei den ersten klinischen Symptomen einer
Sepsis Thrombozytenkonzentrate seit wir zeigen konnten, daß

durch die Sepsis rasch und relevant eine weitere Unterdrückung
der Thrombopoese erfolgt. Das aber ist für uns die einzige Indikation zur prophylaktischen Plättchentransfusion. Zwar führen auch banale Infekte nicht selten zu einer meist klinisch
belanglosen Blutungstedenz, diese bessert sich aber meist mit
antibiotischer Behandlung des Infektes spontan. In diesem Zusammenhang darf ich erwähnen, daß nach den von uns erhobenen
thrombozytenkinetischen Untersuchungen die Effektivität von
Plättchentransfusionen durch Fieber nicht nennenswert ver-
schlechtert wird.

Es soll an dieser Stelle nicht auf die Technik, die Erfolgs-
quote und die quantitativen Aspekte der Plättchentransfusion
eingegangen werden. Nur so viel sei erwähnt: Die Dauer der
Blutstillung hängt im wesentlichen ab vom posttransfusionellen
Plättchen-Inkrement und von der Überlebensdauer. Das Inkrement
ist um so höher, je sorgfältiger und rascher die in vitro-Prä-
paration unter Verwendung von saurer ACD-Lösung erfolgt, je
größer die Thrombozytenmasse ist und je kleiner die Milz ist.
Die Lebensdauer wird entscheidend vom lienalen Recovery-Wert
und vom Ausmaß der Immunisierung geprägt. Theoretisch wäre
nach Transfusion von einer Einheit (= 1 x 10^{11} Plättchen aus
450 ml Blut) mit einem Inkrement von 38 500 Plättchen/mm^3/m^2
Oberfläche zu rechnen (ZUCKER und Mitarbeiter). In praxi beträgt das Inkrement jedoch nur 12 000 bis 14 000 Plättchen/
mm^3/m^2 (FREIREICH). Nichtsdestotrotz ist die Wirkung von Plättchentransfusionen oft dramatisch eindrucksvoll, wenn auch meist
wegen der Überlebensdauer von rund 8 Tagen nur für 2 - 3 Tage
anhaltend. Im Mittel ist nach Befunden von SPIELMANN sowie
BREDDIN und Mitarbeitern beim Erwachsenen mit rund 6 Einheiten
pro Woche zu rechnen, um die Blutungsneigung zu beherrschen.
Die Hauptschwierigkeiten der Plättchentransfusion bestehen neben der begrenzten Lagerung von nur 6 Stunden und der zwangs-
läufigen Isoimmunisierung nach wiederholten Transfusionen in
der Wahl des geeigneten Spenders. Eine Isoimmunisierung ist
erkenntlich am Abfall des Inkrementes, an der Reduzierung des
Recovery-Wertes und der Verkürzung der Überlebensdauer. Throm-

bozyten sind bekanntlich Träger zahlreicher genetisch determinierter Antigene (ABO, HL-A, plättchenspezifische Antigene), so daß Patienten nach wiederholter Zufuhr von Thrombozyten gegen fremdes Antigen immunisiert werden, und so mit zunehmender Transfusion das Inkrement immer geringer wird. Eine Überwindung des immunologischen Resistenzproblems ist nur durch Übertragung kompatibler Thrombozyten bei Übereinstimmung im HL-A-System möglich (YANKEE und Mitarbeiter; ADAM und Mitarbeiter). Der damit verbundene erhebliche technische Aufwand ist durchaus lohnend, wenn man die ungewisse Prognose im Einzelfall berücksichtigt und die Tatsache, daß in nur 0.01 % per Zufall ein geeigneter Spender ohne Selektion gefunden wird (YANKEE und Mitarbeiter). Im akuten Fall ist es immer noch besser, den Spender unter den Verwandten des Kranken zu wählen, als unter Spendern der Blutbank. Hat man jedoch einen HL-A-kompatiblen Spender erwischt, dann sollte man die Technik der Plättchen-Plasmapherese in einem Institut mit einem Flow Blood Separator nutzen.

Für die Thrombozytentransfusion stehen praktisch 3 Applikationsformen zur Verfügung (Übersicht bei CASH):
1. Frischblut,
2. plättchenreiches Plasma (PrP) und
3. Plättchenkonzentrat (PK).
Wir selbst bevorzugen bei der thrombopenischen Blutung im Rahmen der Knochenmarksinsuffizienz die von SHAW inaugurierte Mini-Austauschtransfusion; einmal weil diese Patienten schon anämisch und hypovolämisch sind, was durch die Hämorrhagie noch verstärkt wird, und andererseits, weil man hiermit auf relativ einfache Weise ohne Belastung der Blutbank ein ähnliches Inkrement erzielt wie mit 8 - 12 Plättcheneinheiten.

Der Vorteil von PrP besteht eigentlich nur in der Vermeidung einer mechanischen Alteration und somit in einer guten Überlebensdauer in vivo.

PK ist indiziert, wenn mehr als 4 Einheiten PrP notwendig sind. Die mechanische Alteration ist hierbei höher, der Recovery-Wert niedriger, jedoch ist die Thrombozytenmenge praktisch unbegrenzt.

Neben der gezielten und selektiven Plättchentransfusion darf die lokale Blutungsstillung nicht vergessen werden. Bei schweren Schleimhautblutungen tragen wir lokal Topostasin auf; bei der Arzt und Patienten gleichermaßen schockierenden Epistaxis ist die zusätzliche lokale Tamponade erforderlich. Ein besonderes Problem stellen die bedrohlichen gynäkologischen Blutungen dar. Wir empfehlen hier eine Dauerprophylaxe mit der "Pille"; bei erwachsenen Frauen kann die Radiomenolyse erforderlich sein, bei jungen Mädchen sogar die Uterusexstirpation.

Damit komme ich zur Besprechung der Wertigkeit von Cortison, Androgenen und Splenektomie in der Beherrschung der thrombopenischen Hämorrhagie bei Knochenmarksinsuffizienz. Cortison ist nach unserer Erfahrung in ausreichend hoher Initialdosis von 2 mg/kg KG vor allem deshalb geeignet, weil dadurch die Thrombopoese im Einzelfall nachweisbar gesteigert werden kann (Abb. 4). Schließlich vermag Cortisol auch die Bildung und Wirkung von Isoantikörpern zu hemmen. Hemmung von Dilatation und Per-

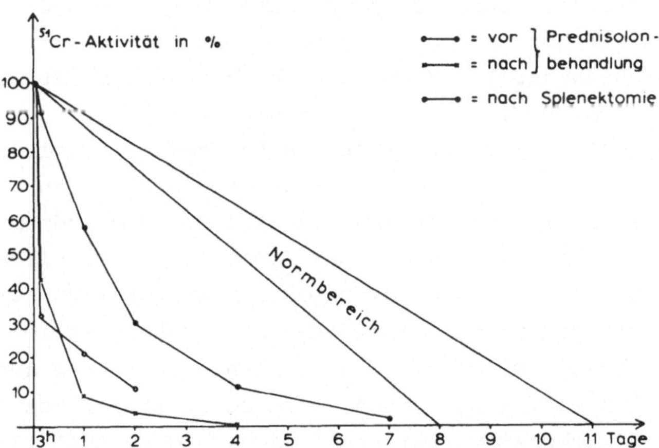

Abb. 4: Thrombozytenlebensdauer nach Prednisontherapie unverändert, trotzdem Anstieg der Thrombozytenzahl um das 7fache.

meabilität der Gefäße durch Cortisol erscheinen demgegenüber
weniger relevant. Klinisch lohnt sich somit ein Behandlungs-
versuch mit initial ausreichend hoch dosiertem Cortisol unmittelbar nach der Diagnosestellung; es lohnt erneut, wenn throm-
bozytäre Isoantikörper klinisch, immunologisch oder thrombozytenkinetisch relevant sind und es lohnt schließlich erneut vor
der Splenektomie.

Die Frage nach der Splenektomie bei Knochenmarksinsuffizienz
scheint mir persönlich die Kardinalfrage dieses Kongresses
überhaupt zu sein. Meine Damen und Herren, ich darf Ihnen unser Vorgehen zur Diskussion stellen; ähnlich verfahren auch
GROSS und Mitarbeiter: Wir geben initial Cortisol, verabrei-
chen Ery-Konzentrate bei Hämoglobinwerten unter 9 g%, führen
bei erheblicher thrombopenischer Hämorrhagie Mini-Austausch-
transfusionen durch oder geben Plättchenkonzentrate; wir geben
keine prophylaktischen Antibiotika; wir haben von Androgenen
oder Anabolika keinen besseren Effekt gesehen als von den vorher genannten Maßnahmen, und dann hoffen und beten wir für die
Dauer von 1/2 bis 1 Jahr um eine Spontanremission. Dann lassen
wir nach thrombozytenkinetischen Untersuchungen und nach Vorbereitung mit Cortisol und Plättchentransfusionen die Splenektomie durchführen. Ich kann Ihnen noch keine prozentuale Er-
folgs- oder Mißerfolgsstatistik geben; nur soviel sei gesagt:
Eine komplette Remission tritt ein bei Patienten mit hyperzel-
lulärem Mark und vergrößerter Milz; aber die hatten keine Knochenmarksinsuffizienz sondern ein Hypersplieniesyndrom (histologisch ungeklärt in 7,5 %). Bei Hypoplasie oder Aplasie findet man eine normalgroße, histologisch uncharakteristische
Milz, häufig ein rasches Ansteigen der Leukozyten, einen verminderten Transfusionsbedarf und einen verzögerten Anstieg der
Thrombozyten bzw. eine Verbesserung des Refraktärzustandes gegenüber Plättchentransfusionen (FLATOW und FREIREICH) nach der
Splenektomie. SCOTT und Mitarbeiter berichten indessen, daß 5
von 15 Patienten mit voller Remission oder Teilremission auf
die Splenektomie ansprechen. Im Untersuchungsgut von GROSS und
Mitarbeitern waren es 4 von 8 Patienten.

In Bezug auf die Thrombopenie kann ich Ihnen die Wirksamkeit der Splenektomie belegen. Wenn somit bei Normalpersonen - und das ist thrombozytenkinetisch auch der Patient mit Knochenmarksinsuffizienz - schon rund 50 % der Thrombozytenmasse von 6 - 10 ml (d.h. 3 - 5 ml) in der Milz isoliert gespeichert werden, dann entfällt nach der Splenektomie der physiologische Entzug von hämostatisch notwendigen Thrombozyten; d.h., die Thrombozytenzahl steigt theoretisch maximal um 50 % an, d.h., das Blutungsrisiko ist entscheidend vermindert. Diese von uns experimentell-klinisch erhobenen Befunde finden eine eindrucksvolle Bestätigung in den klinischen Ergebnissen von GRUMET und YANKEE, wonach durch die Splenektomie die zur Erhaltung der Blutstillung erforderliche Plättchentransfusion von 8,4 Einheiten/qm/Woche auf 4,1 Einheiten/qm/Woche gesenkt wurde, d.h. um ebenfalls rund 50 %. Allerdings sei bemerkt, daß es kein verläßliches Kriterium für die Indikation zur Splenektomie gibt, einschließlich der Thrombozytenkinetik. Die Ergebnisse sind zweifelsohne mit abhängig von der Exaktheit der Differentialdiagnose. Die Erfolgsaussichten sind nach unserer Erfahrung umso besser, je voller das Knochenmark ist, je kürzer die Thrombozytenlebensdauer, je stärker die Begleithämolyse und je größer die Milz ist. Es scheint weiterhin so, daß diejenigen Patienten am meisten von der Splenektomie profitieren, die eine gewisse Besserung auf Cortisol zeigen. Wir selbst sind der Meinung, daß die Kombination von Cortisol, Plättchentransfusion und Splenektomie einer Langzeittherapie mit hochdosierten Androgenen oder Anabolika auf Dauer überlegen ist, jedenfalls beim Erwachsenen.

Falls durch die Splenektomie keine Besserung eintritt, dann erhebt sich die Frage des Plättchenersatzes durch Knochenmarkstransfusion mit den Kautelen der Organtransplantation. Dazu kann ich Ihnen keinen eigenen Beitrag geben.

Eine Therapie der hämorrhagischen Diathese bei Knochenmarksinsuffizienz ist durch Cortisol, Plättchentransfusion und Splenektomie möglich; sie erfordert im Hinblick auf die nicht vorhersehbare Spontanremission große Geduld von Patient und Arzt gleichermaßen; vor allem aber ordnende ärztliche Vernunft.

LITERATUR

1. ADAM, W., E. MARCARD und H.D. FLACH:
"Substitution von inkompatiblen und kompatiblen Thrombo-
zyten bei Patienten mit Knochenmarksinsuffizienz" in
Gross und van de Loo (Herausg.) Leukämie, Springer-Verlag
S. 689 (1972).

2. BEARD, J.D. und D.H. KNOTT:
"Hematopoetic response to experimental chronic alcoholism"
Amer. J. med. Sci: 252, 518 (1966).

3. BREDDIN, K., W. FRITSCHE u. W. SPIELMANN:
"Zur Frage der Thrombozytenkonservierung", Klin. Wschr.
42, 180 (1964).

4. CASH, J.D.:
"Platelet Transfusion Therapy" in Clinics in Haematology
(Saunders Co.) Vol 1, Nr. 2, 395 (1972).

5. SCOTT, J.L., G.E. CARTWRIGHT und M.M. WINTROBE:
"Acquired aplastic anemia" Medicine 37, 119 (1959).

6. FLATOW, F.A. jr. und E.J. FREIREICH:
"Effect of splenextomy on the response to platelet trans-
fusion in three patients with aplastic anemia", New Engl.
J. Med. 274, 242 (1966).

7. FREIREICH, E.J.:
"Effectiveness of platelet transfusion in leukemia and
aplastic anemia", Transfusion (Philadelphia) 6, 50 (1966).

8. GROSS, R., K.P. HELLRIEGEL und J. ZACH:
"Die Behandlung der aplastischen Syndrome". Der Internist
12, 186 (1971).

9. GRUMET, F.C. und R.A. YANKEE:
"Long-term platelet support of patients with aplastic ane-
mia. Effect of splenectomy and steroid therapy". Arn. int.
Med. 73, 1 (1970).

10. HARTWICH, G., H.J. SCHWABEL, D. SAILER und H. LUTZ:
"Untersuchungsergebnisse bei 50 Patienten mit Panmyelopathie. Med. Klin. 68, 765 (1973).

11. HECK, J. und G. GEHRMANN:
"Alkoholische Thrombozytendepression". Dtsch. med. Wschr.
97, 1088 (1972).

12. HECK, J. und G. GEHRMANN:
"Plättchenkinetik bei chronischem Alkoholismus". Dtsch.
med. Wschr. 98, 2123 (1973).

13. PRIBILLA, W., G. HÄRTEL und M. ALBRECHT:
"Veränderungen des Knochenmarks bei chronischem Alkoholismus". Med. Klin. 61, 1031 (1966).

14. SHAW, A.E.:
"Mini-exchange and transfusion therapy for drug induced
thrombocytopenia". Med. J. Austr. 2, 529 (1969).

15. SPIELMANN, W.:
     "Die Thrombozytentransfusion". Blut 18, 65 (1968).

16. SULLIVAN, L.W.:
     "Effect of alcohol on platelet production" in Paulus, J.M.
     (ed.): Platelet Kinetics (North Holland Publ. Comp.:
     Amsterdam - London 1971, 247).

17. YANKEE, R.A., F.C. GRUMET und G.M. ROGENTINE:
     "Platelt transfusion therapie. The selection of compatib-
     le donors for refractory patients by lymphocyte HL-A ty-
     ping" New Engl. J. Med. 281, 1208 (1969).

18. ZACH, J., H. CISÉE und R. GROSS:
     "Klinisch-hämatologische Befunde bei Panmyelopathien".
     Der Internist 12, 169 (1971).

19. ZUCKER, M.B., J.H. PERT, A. LUNDBERG, R.A. YANKEE und E.S.
     HENDERSON:
     "Preservation and clinical use of platelets". Vox Sang
     (Basel) 16, 373 (1969).

Anschrift des Verfassers: Prof. Dr. G. Gehrmann,
                          Med. Klinik des Klinikums Barmen
                          Städt. Krankenanstalten
                          56 Wuppertal
                          Heusnerstr. 40

ALLOGENE KNOCHENMARKTRANSPLANTATION BEIM MENSCHEN

K.A. Dicke*, B. Löwenberg*, U.W. Schaefer**
und D.W. van Bekkum*

Knochenmark besteht aus hämopoetischen Stammzellen (HSC) sowie
Zellen der myeloiden, der erythroiden, der megakaryozytären
und der lymphoiden Linien; zusätzlich finden sich retikuloen-
dotheliale Zellen. Definitionsgemäß hat die HSC die Fähigkeit
der identischen Reduplikation, d.h. die Fähigkeit, andere
Stammzellen mit gleichen Eigenschaften zu produzieren, andererseits kann sie in eine der genannten vier Zellinien differenzieren. Nach intravenöser Applikation von Knochenmarkzellen
(Knochenmarktransplantation) bei letal bestrahlten Empfänger-
tieren ist es die HSC, die verantwortlich ist für die Repopulation der hämopoetischen Organe, einschließlich des lymphatischen Systems. Für dieses Konzept spricht besonders die Tatsache, daß das hämopoetische Gewebe letal bestrahlter Mäuse
durch die Transplantation einer einzigen Milzkolonie (CFU-S)
völlig repopuliert werden konnte (1). Derartige Zellkolonien
in der Milz bestehen, wie man zeigen konnte, aus den Nachkommen einer einzigen hämopoetischen Stammzelle (2). Bis vor kurzem waren die morphologischen Eigenschaften der HSC unbekannt,
vor allem deshalb, weil sie in geringer Zahl im Knochenmark
vorkommt (0,2 - 0,4 % der Knochenmarkzellen). Mit Hilfe der in
unserem Institut entwickelten Albumin-Dichte-Gradienten-Metho-
de (3) konnte dieser Zelltyp von den anderen Knochenmarkzellen
getrennt und bis 100fach konzentriert werden, so daß eine morphologische Beschreibung des Stammzellkandidaten möglich war.
Außerdem machte es ein kürzlich entwickeltes quantitatives

---

  * Radiobiologisches Institut TNO, Rijswijk, Z.H., Niederlande
** Innere Klinik (Tumorforschung) Universitätsklinikum Essen,
   W.Deutschland.
   Ein Teil der Arbeit wurde mit Unterstützung von EURATOM
   durchgeführt (Kontraktnummer 088-72-1 BIAC)

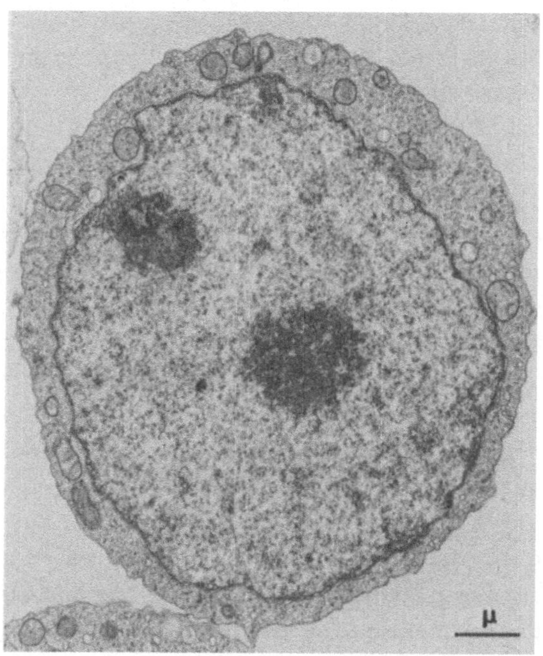

Abb. 1: Elektronenmikroskopisches Bild des Stammzellkandidaten
aus menschlichem Knochenmark:
Der Stammzellkandidat ist von runder Form, der Zelldurchmesser beträgt 8 - 10 μ. Der Zellkern ist rund
mit Einbuchtungen, er enthält ein oder zwei große Nu-
kleoli. Abgesehen von vereinzelten fein-flockigen Ag-
gregaten am Rand ist das Kernchromatin fein verteilt.
Der Zytoplasmasaum ist schmal. Es finden sich mehrere
Mitochondrien. Nicht beobachtet wurden: Golgi-Apparat,
endoplasmatischen Retikulum, multivesikuläre Körper-
chen, Lysosomen und Ansammlungen von Ribosomen.

"in vitro"-Assay für HSC (4) möglich, Morphologie und funktionelle Eigenschaften dieses Zelltyps in Korrelation zu bringen.
Abb. 1 zeigt das elektronenmikroskopische Bild der HSC von
menschlichem Knochenmark. (Vergrößerung 11.600 x).

Die Knochenmarktransplantation ist eine besondere Art der
Gewebetransplantation. Je nach der immungenetischen Beziehung
von Donor und Rezipient lassen sich vier verschiedene Kombina-

tionen unterscheiden.

1. Autotransplantation: Spender und Empfänger sind ein und dasselbe Individuum;
2. Isotransplantation: Spender und Empfänger sind genetisch identisch (eineiige Zwillinge, reine Inzuchttiere);
3. Allotransplantation: Donor und Rezipient sind genetisch verschieden, gehören jedoch der gleichen Spezies an;
4. Xenotransplantation: Donor und Rezipient gehören verschiedenen Spezies an.

Man weis heute, daß der Erfolg einer Knochenmarktransplantation von der Überwindung zweier immunologischer Barrieren abhängt. Die erste trifft man auch bei der Transplantation anderer Gewebsarten an, es ist die immunologische Resistenz des Rezipienten gegenüber dem fremden Transplantat. Die zweite Barriere ergibt sich aus der Tatsache, daß ein Knochenmarktransplantat Zellen enthält oder Zellen produzieren kann, die unter gewissen Bedingungen gegen den Empfänger immunologisch reagieren können. Diese Reaktion nennt man Transplantat-gegen-Wirt-Reaktion oder "graft-versus host"-Krankheit (GVH), sie kommt allein nach Verpflanzung hämopoetischer Zellen vor. Da nach allogener Knochenmarktransplantation sowohl der Wirt gegen das Transplantat als auch das Transplantat gegen den Wirt immunologisch reagieren, ist die Interpretation der Ergebnisse von derartigen Knochenmarkverpflanzungen oft erschwert. In dem seltenen Fall einer isogenen Knochenmarkverpflanzung fehlen offensichtlich beide Barrieren, woraus gewisse Rückschlüsse auf den Wert der Knochenmarktransplantation bei aplastischen Patienten gezogen werden konnten. Die "host versus graft"-Barriere fehlt bei Patienten mit ausgeprägter Immundefizienz, z.B. in Fällen von kombinierter Immundefizienz (CID). Diese Erkrankung gibt die ideale Gelegenheit, Informationen über die GVH-Reaktion, die zweite immunologische Barriere und über deren Kontrolle zu bekommen.

Schweregrad von Wirt-gegen-Transplantat- und von Transplantat-gegen-Wirt-Reaktion hängt jeweils von der gleichen genetischen Differenz zwischen Empfänger und Spender ab, auch wenn die Richtung beider Reaktionen unterschiedlich ist. Diese allgemeine Regel läßt sich bei der Maus (oder Ratte) sehr gut demonstrieren anhand der Ergebnisse von wechselseitigen Knochenmarktransplantationen zwischen F_1-Hybriden und Individuen der beiden Elternstämme, vorausgesetzt, daß die beteiligten Tierstämme aus reiner Inzucht kommen. In solchen Kombinationen geht die immunologische Reaktion nur in einer Richtung; sie äußert sich als GVH, wenn elterliche Zellen in F_1-Hybriden verpflanzt werden, oder als Transplantatabstoßung, wenn F_1-Zellen den Eltern appliziert werden.

Donor	Rezipient	Immunologische Reaktion
P $\longrightarrow$	F_1	GVH
F_1 $\longrightarrow$	P	Transplantatabstoßung

<u>Schema 1</u>

Um bei immungenetischen Unterschieden ein Angehen des Transplantats ("take") zu erzielen, muß der Empfänger immunsuppressiv behandelt werden, außgenommen sind Patienten mit CID. Diese immunsuppressive Behandlung des Rezipienten wird als <u>Konditionierung</u> bezeichnet. Die Intensität der Konditionierung hängt vom Grad des immungenetischen Unterschieds zum Donor ab. Anfänglich setzte man die Ganzkörperbestrahlung, seit einiger Zeit Gaben von Cyclophosphamid oder Antilymphozytenserum als konditionierende Maßnahmen ein (5, 6, 7).

Auch wenn durch die Konditionierungsbehandlung eine eindeutige Immunsuppression erreicht wird, können zusätzliche Faktoren das Schicksal eines Knochenmarktransplantats beeinflussen, z.B. die Anzahl der verpflanzten Knochenmarkzellen, das Auftreten oder Fehlen einer frühen GVH und das Problem des "Platzschaffens". Es ist ziemlich wahrscheinlich, daß diese Faktoren nur dann relevant sind, wenn die Immunreaktionsfähigkeit nur unvollständig supprimiert wurde. Da das aber anscheinend bei

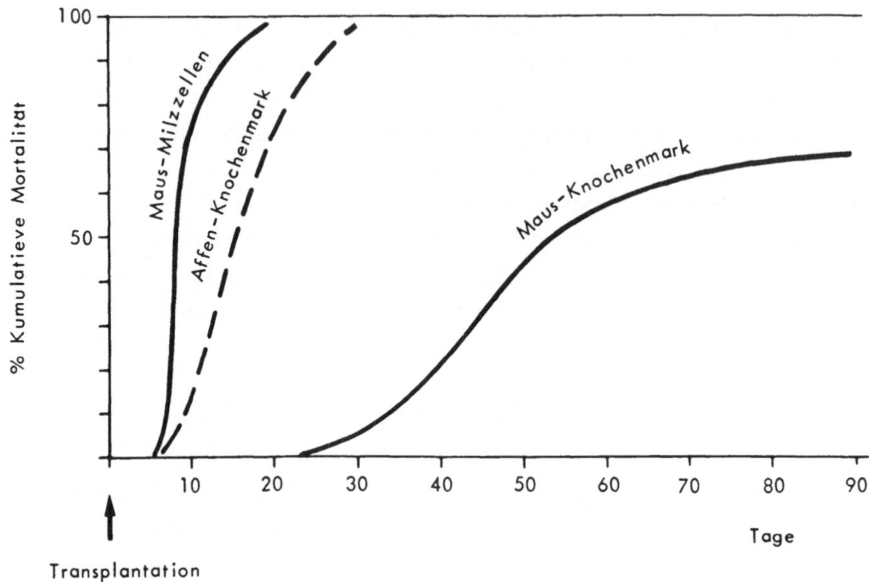

Abb. 2: Akuter und verzögertes Typ der Zweitkrankheit nach
Transplantation von allogenen hämopoetischen Zellen
bei Nagetieren und Primaten, die mit Ganzkörperbestrahlung konditioniert wurden. Die akute Reaktion tritt
beim Affen und beim Menschen auf, wenn Spender und Empfänger willkürlich ausgesucht werden. Da Maus-Knochenmark einen geringen Gehalt an immunkompetenten Zellen
hat, verursacht es nicht die akute, sondern die verzögerte Form der Zweitkrankheit. Die akute Reaktion kann
bei der Maus induziert werden, indem man Milzzellen
transplantiert, da die Mausmilz hämopoetische Stammzellen und eine große Anzahl immunkompetenter Zellen
enthält.

allen gebräuchlichen immunsuppressiven Methoden der Fall ist,
sollten diese genannten Faktoren möglichst konstant gehalten
werden.

Der Einfluß genetischer Differenzen auf das Angehen des
Transplantats läßt sich sehr deutlich demonstrieren, wenn man
im isogenen, allogenen und xenogenen Fall die Anzahl der Knochenmarkzellen vergleicht, die für die hämopoetische Repopula-

tion und das Überleben von letal bestrahlten Tieren erforderlich sind. Derartige experimentelle Daten liegen lediglich für
die Maus vor (Abb. 2). Es mußten 10-mal mehr allogene als iso-
gene Knochenmarkzellen gegeben werden, um eine Überlebensrate
von 50 % zu erzielen; für eine Überlebensrate von 100 % war
die Differenz 80-fach (5).

Eine Frage von großer praktischer Bedeutung für die Knochenmarktransplantation beim Menschen ist die Höhe der zu trans-
plantierenden Zellzahl:
1. bei Inkompatibilität,
2. bei HLA-Identität (MLC negativ) und
3. bei autologen Kombinationen.
Anhand der bei Menschen durchgeführten Transplantationen (8,
9) kann man gewisse Rückschlüsse auf die Zellzahl ziehen, die
für einen "take" erforderlich ist oder – bei autologen Verhältnissen – zu einer schnellen hämatologischen Repopulation
führt. Da all diese Transplantationen durchgeführt wurden, um
lebensbedrohliche Knochenmarkaplasien zu bessern, injizierte
man jeweils soviel Knochenmarkzellen wie möglich, so daß die
Abhängigkeit des "take" von der applizierten Zellzahl nicht
demonstriert werden kann. In einer kürzlich zusammengestellten
Serie von 24 aplastischen Patienten, die mit HLA-identischem,
MLC-negativem Mark von Geschwistern behandelt wurden, beschrieben Storb et al. (9) Dosen zwischen 1,3 x 10^8 und 9,4 x 10^8
pro kg Körpergewicht. Von den 22 Patienten, die lange genug
überlebten, daß eine Auswertung möglich war, stiessen 5 das
Transplantat ab. Die Zellzahl, die diese 5 Patienten bekommen
hatten, unterschied sich praktisch nicht von der, die zu "takes"
führte. Allerdings deuten die Ergebnisse darauf hin, daß Sensibilisierung durch vorangegangene Thrombozytentransfusionen
von Familienangehörigen der Hauptgrund für eine Transplantatabstoßung war.

Bei Rhesusaffen, die mit supraletaler Ganzkörperbestrahlung
(750 – 850 rad Röntgenstrahlen) konditioniert wurden, konnten
wir im Falle willkürlich ausgewählter Spender-Empfänger-Kom-
bination mit 4 x 10^8 Knochenmarkzellen pro kg Körpergewicht re-

gelmäßig "takes" erzielen (10). In autologen Situationen war
der Grenzwert für reproduzierbare "takes" 4×10^7 Knochenmarkzellen pro kg KG (11). Wir nehmen daher an, daß die Zellzahl,
die beim Menschen mit hoher Wahrscheinlichkeit einen "take"
ergibt, im Fall von HLA-identischen, MLC-negativen Kombinationen zwischen diesen Werten liegt; man sollte mindestens
2×10^8, möglichst aber 4×10^8 Knochenmarkzellen pro kg KG
nach optimaler Konditionierung des Rezipienten injizieren.
Genotypisch RHLA* – kompatible Donor-Rezipient-Kombinationen
bei Rhesusaffen, die man nur innerhalb von Familien findet,
stehen wegen der langen Trächtigkeit und der geringen Zahl von
Nachkommen nicht ausreichend zur Verfügung. Daher scheint der
Hund das bessere präklinische Tiermodell für derartige Trans-
plantationsversuche zu sein, eine größere Nachkommenschaft
steht rasch zur Verfügung. Untersuchungen an diesem Tier sind
im Gange (D.W. van Bekkum und H. Vriesendorp).

Abgesehen vom Strahlenunfall, nach dem die allogene Knochenmarktransplantation das Mittel der Wahl sein kann (Tabelle 1),
hat man Fortschritte bei der Behandlung der Kombinierten Immundefizienz (CID) und der Aplastischen Anämie gemacht (9).

Krankheit	Ziel der Transplantation
Strahlenunfall (Knochenmark-Syndrom)	Substitution von Hämopoese und Immunsystem
Knochenmarkaplasie	Restitution der Hämopoese
Kombinierte Immunde-fizienz	Korrektur des Immunsystems
Leukämie	Eliminierung der malignen Zellen und Ersatz durch normale hämopoe-tische Zellen

Tabelle 1: Indikationen zur Knochenmarktransplantation beim
Menschen

---

*RHLA = rhesus leucocyte antigen

In diesem Zusammenhang wollen wir uns auf die Knochenmarktransplantation bei CID beschränken, da gerade bei dieser Erkrankung eine Reihe erfolgreicher Versuche durchgeführt wurden. 1967 stellten De Vries et al. (12) die Hypothese auf, daß
die Kombinierte Immundefizienz oder Agammaglobulinämie vom
Schweizer Typ (CID bzw. SAG) zurückzuführen sei auf einen Defekt der pluripotenten hämopoetischen Stammzelle und nicht -
wie man bis dahin angenommen hatte - auf eine Unter- oder Fehl-
funktion des Thymus.

Diese Revision des pathogenetischen Konzepts basierte auf
ontogenetischen Studien an Thymusdrüsen verschiedener Mäuse-
stämme und NZB-Mäusen (13, 14) sowie Vergleichen mit den pathologischen Veränderungen in Thymusdrüsen von Patienten, die an
CID verstorben waren. Unterstützt wurde diese Hypothese durch
die Tatsache, daß Thymustransplantationen bei derartigen Patienten regelmäßig erfolglos verliefen. Nach dieser neuen Hypothese müßte die kausale Therapie der CID in der Transplantation von Knochenmark gesunder Spender bestehen. Allerdings
hatten die wenigen bis zu diesem Zeitpunkt vorgenommenen Versuche, die Immundefizienz durch Applikation von allogenen Knochenmarkzellen oder "buffy coat"-Zellen zu heilen, zu einer
letalen GVH-Krankheit geführt. Diese Komplikation war allerdings zu erwarten, da sowohl Knochenmark als auch peripheres
Blut von Affen und Menschen eine Menge immunkompetenter Zellen
enthalten, die eine akute GVH hervorrufen können, insbesondere
bei Patienten, die nicht in der Lage sind, die verpflanzten
Zellen abzustoßen.

Die Auswahl genotypisch HLA-identischer Geschwister als Spender hat sich als die wirksamste Methode erwiesen, Inzidenz und
Schweregrad der GVH nach Knochenmarktransplantation zu vermin-
dern. In den vergangenen Jahren konnten mehr als 12 Kinder mit
CID auf diese Weise erfolgreich immunologisch restituiert werden. Allerdings zeigte es sich, daß Donorauswahl nach HLA-Mu-
ster allein häufig nicht ausreicht, da bei einem gewissen Prozentsatz der transplantierten Patienten trotzdem eine lebensbedrohliche GVH-Krankheit auftrat (15, 16). Außerdem sind die

Möglichkeiten der Donorselektion limitiert, da die Mehrzahl der Patienten mit CID wenig oder keine Geschwister hat, so daß häufig keine identischen Spender vorhanden sind. Ein anderes therapeutisches Vorgehen, um bei derartigen Patienten die akute GVH-Reaktion nach Transplantation zu verhindern, wurde von einem der Koautoren vorgeschlagen (17). Es basiert auf zahlreichen experimentellen Daten, die zeigen, daß der Schweregrad der GVH-Krankheit oder Zweitkrankheit (GVH-Syndrom bei letal bestrahlten Rezipienten nach Transplantation allogener hämopoetischer Zellen) proportional ist der Anzahl der im Transplantat befindlichen immunkompetenten lymphoiden Zellen. In der Tat scheint bei verschiedenen Spezies eine gewisse Minimalzahl von Lymphozyten erforderlich zu sein, um eine letale akute GVH zu induzieren. Diese Überlegung führte zur Entwicklung der sog. "sneak in"-Methode, die darin besteht, solch geringe Zellzahlen zu transplantieren, daß das Risiko der GVH minimal ist. Wenn sich in solch einem Transplantat pluripotente HSC befinden, die in der Lage sind, zu proliferieren und sich in immunkompetente Zellen zu differenzieren, kann sich später immer noch eine GVH entwickeln, jedoch ist eine mildere Verlaufsform zu erwarten. Das hängt wohl mit der Tatsache zusammen, daß die immunologisch reagierenden Zellen in diesem Fall von primitiven Vorläuferzellen nach einer Vielzahl von Teilungs- und Differenzierungsschritten, die in Gegenwart eines Exzesses von Empfängerantigenen stattfinden, gebildet werden. Das sind die spezifischen Bedingungen, die nach den Erfahrungen der experimentellen Immunologie die Entwicklung einer immunologischen Toleranz begünstigen. Offensichtlich erfordert die "sneak in"-Methode Zeit, da ein Transplantat mit wenig Zellen auch eine geringere Chance hat anzugehen. Falls es nicht zu einem "take" kommt, muß der Versuch mit etwas höheren Zelldosen wiederholt werden, evtl. mehrfach. Diese "sneak in"-Methode kann nur bei Patienten mit CID angewandt werden, bei denen Erythro-, Myelo- und Thrombozytopoese ungestört sind. Bei der Behandlung einer Knochenmarkaplasie kann dieses Vorgehen nicht gewählt werden.

Es ist zu erwarten, daß die Effizienz einer Marktransplantation sich erhöht und die Gefahr der akuten GVH sich vermindert,
wenn die relative Zahl der HSC im Transplantat erhöht und
gleichzeitig die Zahl der immunkompetenten Zellen reduziert
werden.

Während der letzten Jahre entwickelten wir eine Technik, die
eine solche Modifikation der Markzusammensetzung gestattet.
Es handelt sich um eine Zelltrennung mit Hilfe eines diskon-
tinuierlichen Dichte-gradienten aus Rinderalbuminlösungen (18,
19, 20). Auf diese Weise kann man Fraktionen isolieren, die
10 - 20 mal mehr HSC enthalten als unfraktioniertes Knochenmark. Diese Anreicherungswerte wurden für Mausknochenmark _in
vivo_ und _in vitro_ durch Bestimmung des Gehalts an CFU-S ("colony forming unitspleen") und CFU-C ("colony forming unit-cul-
ture") berechnet. Es wurde also die Zahl der in der Milz bestrahlter Mäuse und in der Agarkultur Kolonien bildenden Zellen bestimmt. Bei Affenknochenmark massen wir ebenfalls _in
vitro_ die CFU-C-Konzentration (21), _in vivo_ führten wir an letal bestrahlten Thesusaffen semiquantitative Titrationsexperi-
mente durch, in denen die restaurative Kapazität von Knochen-
markpräparationen überprüft wurde (22, 23, 24). Beim Menschen
können lediglich die _in vitro_ -Ergebnisse des CFU-C-assays Anhalt für den Anreicherungsgrad der HSC geben (25). Außerdem
kann man natürlich auf Grund der Experimente an Affen gewisse Rückschlüsse ziehen. Obwohl die Natur dieser _in vitro_ Kolonien bildenden Zellen noch diskutiert wird, so haben wir
doch überzeugende Hinweise dafür, daß die von uns beschriebene
in vitro-Methode in der Tat das Wachstum von Zellkolonien, die
von pluripotenten HSC abstammen, begünstigt (1). Das Vorhandensein einer akkuraten Methode zur quantitativen Erfassung von
Stammzellen ist Voraussetzung für die Entwicklung adäquater
physikalischer Zelltrenntechniken. Wir haben wiederholt festgestellt, daß Parameter, die sich bei der Präparation von Maus-
Knochenmark als optimal erwiesen, für andere Spezies weniger
geeignet waren. Die physikalischen Eigenschaften der HSC variieren offensichtlich ein wenig von Spezies zu Spezies, so

daß Dichte und Osmolarität des Gradienten entsprechend adaptiert werden müssen. Die Details der Separationstechnik und ausführliche Vergleiche an Knochenmark von Maus, Affen und Mensch haben wir früher publiziert (16).

Wie erwähnt, war die Anreicherung von HSC keineswegs die einzige Absicht der Zelltrennung. Ein weiteres, möglicherweise noch wichtigeres Ziel war die Entfernung der immunkompetenten Lymphozyten aus den Stammzellfraktionen. Die immunkompetenten Zellen können mit Hilfe eines <u>in vitro</u>-Tests, nämlich der PHA-Kultur, quantitativ erfaßt werden (20). Dieser Test, der etwa 4 Tage dauert, ergibt bei einer Reihe von Tierspezies unter verschiedensten Bedingungen eine deutliche Korrelation zur GVH-Aktivität einer Zellsuspension. Wir konnten zeigen, daß diese Zellen in die unteren dichteren Zonen des Gradienten wandern. Die hämopoetischen Stammzellen, die sich in den oberen Fraktionen ansammeln, werden also nicht nur angereichert, sondern gleichzeitig von den Lymphozyten getrennt. Routinemäßig kann der Gehalt an immunkompetenten Zellen bisher mehr als 10fach reduziert werden. Wie bereits erwähnt, liegt der Anreicherungsfaktor für Stammzellen in der gleichen Größenordnung; daraus folgt, daß, bezogen auf eine bestimmte Zahl von HSC, die Toxizität (d.h. GVH-Aktivität) einer gereinigten Stammzellfraktion im Vergleich zu unfraktioniertem Knochenmark um einen Faktor über 100 gemindert wird. Die Gültigkeit dieses Schlusses konnte bestätigt werden, indem derartige Fraktionen von allogenem Knochenmark letal bestrahlten Affen transplantiert wurden. In all diesen Fällen kam es zu einem "take" ohne nachfolgende akute GVH-Reaktion (19). Eine andere Separationsmethode, die Unterschiede in der Zellsedimentationsgeschwindigkeit ausnutzt, entwickelten MILLER und PHILLIPS (26). Die Autoren empfahlen den Einsatz dieser Technik auf dem Gebiet der Knochenmarktransplantation. Doch ist diese Methode bisher nicht intensiv an Affen-Knochenmark präklinisch getestet worden, so daß ihre Nützlichkeit noch zu beweisen ist. Nach unserer eigenen Erfahrung hat die Sedimentationsgeschwindigkeitsmethode eine Reihe praktischer Nachteile, z.B. eine relativ lange Sedimentationszeit;

im übrigen sind die Trennergebnisse nicht besser. Für präparative Zwecke bleibt daher die Dichtegradientenzentrifugation die Methode der Wahl.

Was die Knochenmarktransplantation bei CID anbetrifft, so basieren unsere Empfehlungen bezüglich Zellzahl, die zu applizieren ist, auf Extrapolationen der Resultate, die bisher an Tier und Mensch erhoben wurden, und auf der ständig wachsenden praktischen Erfahrung mit Knochenmarktransplantationen bei derartigen Patienten. Falls Knochenmark von HLA-identischen Spendern zur Verfügung steht, sollten 5×10^6 Knochenmarkzellen pro kg Körpergewicht gegeben werden. Angereicherte Stammzellen geben wir vorzugsweise in gleicher Dosierung, da das die Chance für einen "take" und eine schnelle Korrektur der Immundefizienz erhöht. Bei HLA-inkompatiblen Mark ist mehr Vorsicht geboten, es sollten nicht mehr als 0.5×10^6 unfraktionierte Knochenmarkzellen pro kg Körpergewicht transplantiert werden. Wenn sich allerdings angereicherte Stammzellfraktionen herstellen lassen, können 2×10^6 Zellen pro kg Körpergewicht ohne übermäßige Gefahr einer akuten GVH injiziert werden.

Bis jetzt haben wir bei 10 Kindern mit CID kleine Mengen angereicherter Stammzellfraktionen, die mit Hilfe unserer Technik hergestellt wurden (19), transplantieren können, wie Tabelle 2 zeigt. Der Effekt der lymphozytenarmen Stammzellfraktion kann nur in 6 Fällen beurteilt werden, da die übrigen Patienten in der frühen Posttransplantationsphase (vor dem 21. Tag) verstarben. Zwei von diesen Kindern (Nr. 1 und 9) erhielten angereicherte Stammzellfraktionen von HLA-identischen Spendern, in beiden Fällen konnte eine völlige Restitution erreicht werden. Eines bot keine Zeichen einer GVH, das andere bekam lediglich ein flüchtiges Exanthem. Vier Kindern wurden Stammzellkonzentrate von nicht identischen Donoren injiziert; keines von ihnen zeigte eine akute GVH, wir man sie nach Transplantation von unfraktioniertem Mark sieht. In einem Fall (Nr. 9) wurde ein temporärer "take" beobachtet, der Patient überlebte die Transplantation länger als 2 Jahre. In diesem Fall war die Diagnose CID nicht gesichert, so daß der Effekt der Transplanta-

	Zellzahl/kg KG (Fraktion 3)	Rest-Immunfunktion (Zellulär)	Infekt am Transplantationstag	HLA-Identität	"Take"	Überlebenszeit
1.Leiden 1968	5×10^6	–	ja	ja	+	>4.5 Jahre
2.Boston 1969	5×10^6	–	ja	ja	+	21 Tage
3.Minnesota 1969	5×10^6	–	ja	nein	+	45 Tage
4.Ulm 1969	5×10^6	+	nein	nein	t*	>2.5 Jahre
5.Leiden 1970	5×10^6	–	ja	ja?	?	12 Tage
6.Paris 1970	5×10^6	?	ja	nein	?	12 Tage
7.Zürich 1970	2×10^7	+	ja	nein	?	6 Tage
8.Copenhagen 1971	2×10^6 5×10^6	–	ja	nein	+	70/90 Tage
9.Leiden 1971	5×10^6	–	nein	ja Onkel	+	>2 Jahre
10.Utrecht	2×10^6 frozen	–	nein?	nein	+	51/96/141 Tage

*temporär

Tabelle 2: Transplantation von Stammzellkonzentraten bei CID

tion hier nicht diskutiert werden soll. Der Grund für das Mißlingen einer Korrektur des Immunsystems in den Fällen Nr. 3, 8, 10, die mit HLA-inkompatiblem Mark behandelt wurden, ist ungeklärt; möglicherweise tragen künftige klinische Transplantationen zur Klärung bei. Diese drei Patienten starben 45, 50

bzw. 70 Tage nach der Transplantation mit eindeutigen Zeichen
eines "take". Der letzte Patient (Nr. 10) wurde dreimal nach-
einander mit ansteigenden Zelldosen ein und derselben Stammzellfraktion entsprechend der oben beschriebenen "sneak in"-
Methode transplantiert. Dieses Vorgehen wurde durch die kürzlich von SCHAEFER et al. entwickelte Cryokonservierungsmethode
(27, 36) ermöglicht. Tierexperimentell konnte gezeigt werden,
daß mit Hilfe dieser Technik fast 100 % der HSC vital bleiben
und in der Lage sind, bei letal bestrahlten Mäusen und Affen
die Hämatopoese zu rekonstituieren (27, 36). Diese Konservie-
rungsmethode gestattet es, Entnahme mit anschließender Präparation und Transplantation an verschiedenen Tagen vorzunehmen.
Außerdem erlaubt die Konservierung, die Ergebnisse des PHA-
Tests, der Anwesenheit oder Fehlen der gefährlichen immunkompetenten Zellen anzeigt, abzuwarten, bevor die Stammzellfraktion transplantiert wird. In den Fällen 3, 8 und 10 konnte
der Exitus nicht der nur mäßig ausgeprägten verzögerten Form
der GVH zugeschrieben werden, die jeweils etwa einen Monat
nach der Transplantation auftrat. Todesursache waren wohl
schwere Infektionen, verursacht durch die Invasion pathogener
Keime von Escherichia Coli, wahrscheinlich endogener intesti-
naler Herkunft. Aus diesem Grund sollte in zukünftigen Fällen
möglichst eine bakteriologische Dekontamination durchgeführt
werden.

Der Vorteil dieses Vorgehens läßt sich auch tierexperimentell
aufzeigen, wenn man allogenes Knochenmark letal bestrahlten
Mäusen, die keine Mikroflora haben, transplantiert. Schon 1961
berichteten VAN BEKKUM und VOS (28), daß bei der Maus die Spät-
Mortalität von Chimären nach allogener Knochenmarktransplantation durch kontinuierliche Antibioticabehandlung signifikant
vermindert werden kann. Keimfreie Chimären lebten mindestens
120 Tage. Wurden die überlebenden Tiere jedoch nach 180 - 300
Tagen konventionalisiert, so starben sie (29). Wir haben diese
Experimente wiederholt. Während alle keimfreien Tiere überlebten, starben unter konventionellen Bedingungen 95 % der CBA-
Mäuse, die Knochenmark von C57BL-Mäusen bekommen hatten, an

Status	Überle-bensrate Tag 20 - 90	Tag der Kon-ventionali-sierung	Verlauf nach Konven-tionalisierung	
			Periode (Tage)	Überlebens-rate
Konventionell (56)*	10 %	–	–	–
Keimfrei (60)	100 %	86 (30)	80	100 %
"Keimfrei" + CRF (58) **	93 %	79 (28)	80	91 %
(59)	100 %	40 (14)	130	85 %
		60 (15)	110	74 %
		80 (14)	90	100 %
		100 (15)	70	100 %
"Konventionell" + CRF (31)***	90 %	66 (15)	20	94 %

*Zahlen in Klammern bedeuten die Anzahl der Tiere.
**Keimfreie Mäuse, denen eine gegen Kolonisation resistente Flora (CRF) appliziert wurde.
***Konventionelle Mäuse, denen nach Dekontamination CRF appliziert wurde.

Tabelle 3: Überlebensrate bei gnotobiotischen Chimären nach allogener Knochenmarktransplantation (C57BL/Rij-Mäuse ➝ CBA/Rij Mäuse) vor und nach Konventionalisierung.

der verzögerten Form der GVH vor dem 90. Tag nach Transplantation. Die günstigen Ergebnisse erklären wir damit, daß besondere Vorkehrungen bei der Konventionalisierung getroffen wurden; wir gaben eine gegen Kolonisation resistente Flora, bevor die Tiere aus der keimfreien Umgebung entfernt wurden (30). Diese Konventionalisierung erfolgte nach Perioden von 40 bis 100 Tagen (Tabelle 3). Auch wenn die Konventionalisierung schon 40 Tage nach Transplantation vorgenommen wurde, blieb die Mortalitätsrate infolge verzögerter GVH sehr niedrig. Bevor jedoch die Ergebnisse auf die klinische Situation bezogen

werden konnten, mußte untersucht werden, ob sich mit konventionellen Mäusen, deren bakterielle Flora entfernt worden war -
wie von VAN DER WAAIJ (31, 32, 33) beschrieben -, ähnliche Ergebnisse erzielen ließen. Völlige Dekontamination ist risiko-
reich, da sie die Tiere extrem empfänglich gegenüber kleinen
Mengen von Bakterien macht. Daher zogen wir es vor, nach VAN
DER WAAIJ (33) die normale intestinale Flora durch eine gegen
Kolonisation resistente Flora (CRF) aus anäroben Mikroorganismen zu ersetzen. Zwei Gruppen derartiger CRF-Mäuse wurden untersucht. Die erste bestand aus keimfreien Mäusen, denen wir
CRF gegeben hatten, die zweite aus konventionellen Mäusen, die
selektiv dekontaminiert worden waren (30). In beiden Gruppen
fanden sich ähnliche Ergebnisse wie bei den keimfreien Tieren
(vergl. Tabelle 3).

Eine sehr interessante Beobachtung während dieser Experimente war, daß die GVH-Mortalität durch kurzzeitige Modifikation
der Mikroflora verhindert werden konnte. Ob dieser Effekt lediglich auf die Abwesenheit von Infektionserregern während der
Initialphase der GVH zurückzuführen ist, oder ob zusätzliche
Faktoren, wie z.B. das Fehlen von GVH beeinflussenden Kompo-
nenten der Mikroflora, eine Rolle spielen, kann noch nicht ent-
schieden werden. Diese so bemerkenswert günstigen Resultate be-
rechtigen zu Hoffnungen, was die Behandlung der verzögerten
GVH-Reaktion bei menschlichen Patienten betrifft. Weitere Experimente an bestrahlten Affen sind jedoch notwendig, um festzustellen, ob Primaten in gleicher Weise wie Nagetiere auf die
Abwesenheit einer Mikroflora reagieren.

Transplantation von fötalen Leberzellen

Eine andere Möglichkeit, eine weniger stark ausgeprägte GVH zu
induzieren, ist die Verpflanzung von HSC, die nicht aus dem
Knochenmark stammen, vorausgesetzt, daß die Fähigkeit der HSC,
nach der Transplantation gegen den Wirt gerichtete immunkompetente Zellen zu bilden, je nach Herkunft variiert. In der Li-

Transplantat		Überlebensrate			
CFU-S-Anzahl	Anzahl kern-haltiger Zellen	Tag 7*	Tag 30	Tag 60	Tag 100
1200	$5,5 \times 10^6$	100% (39)	99% (38)	5% (2)	2,6% (1)**
1800	8×10^6	100% (47)	94% (44)	6% (3)	4 % (2)
* Tag nach der Transplantation **Zahlen in Klammern bedeuten die Anzahl der Tiere					

Tabelle 4: Überlebensrate bei Mäusen, denen allogene Knochenmarkzellen erwachsener Mäuse transplantiert wurden.

teratur sind viele Versuche, fötale Leberzellen zu verpflanzen, beschrieben worden, vorwiegend für die Maus. Diese experimentellen Daten sind von einem der Koautoren zusammengestellt worden (34). Obwohl man nach den vorliegenden Literaturangaben nicht endgültig beantworten kann, ob HSC aus fötaler Leber eine weniger starke GVH-Reaktion verursachen, so deuten doch einige Resultate darauf hin (35). Da zu der Zeit, als derartige Versuche durchgeführt wurden, das HSC-Assay (CFU-S-Test von TILL und Mc CULLOCH) noch nicht adäquat angewandt wurde, konnte in diesen Studien die GVH-Aktivität pro HSC aus fötaler Leber nicht ermittelt werden. Aus diesem Grund wiederholten wir kürzlich die Transplantationsexperimente mit fötalen Leberzellen. Einander entsprechende Zahlen von Stammzellen aus fötaler Leber und aus Knochenmark erwachsener Mäuse wurden verglichen. In Tabelle 4 ist die Überlebensrate letal bestrahlter Tiere aufgeführt, die mit definierten Zahlen von CFU-S transplantiert wurden. Da Maus-Knochenmark im Gegensatz zu Primaten-Knochenmark nicht genügend immunkompetente Zellen enthält, um eine akute GVH zu induzieren, stellt die allogene Kombination C57BL-Mäuse und CBA-Mäuse ein hervorragendes Modell

Transplantat		Überlebensrate			
CFU-S-Anzahl	Anzahl kern-haltiger Zellen	Tag 7*	Tag 30	Tag 60	Tag 100
1200	30×10^6	41	80% (33)	49% (20)	32% (13)**
1800	45×10^6	35	100% (35)	66% (23)	54% (19)
*Tag nach der Transplantation **Zahlen in Klammern bedeuten die Anzahl der Tiere					

Tabelle 5: Überlebensrate bei Mäusen, denen allogene fötale Leberzellen transplantiert wurden

zum Studium der verzögerten GVH-Form dar, die etwa 20 - 30 Tage nach Transplantation einsetzt. In Tabelle 4 kann man erkennen, daß die Mehrzahl der Tiere in den zwei Gruppen, die verschiedene Mengen von Knochenmarkzellen mit definiertem Gehalt an CFU-S bekommen hatten, innerhalb von 60 Tagen nach Transplantation starb. Histologisch fanden sich schwere Veränderungen im Sinne der verzögerten GVH. Im Gegensatz dazu stehen die Ergebnisse der Experimente, in denen fötale Leberzellen von C57BL-Mäusen in letal bestrahlte CBA-Mäuse gespritzt wurden (Tabelle 5). Vergleichbare Mengen von CFU-S aus fötaler Leber induzierten eine deutlich weniger schwere verzögerte GVH als im Fall der Transplantation von CFU-S aus Knochenmark erwachsener Mäuse. am 60. Tag nach Transplantation von 1200 bzw. 1800 CFU-S aus fötaler Leber betrug die Überlebensrate 49% bzw. 60%. Auch nach 100 Tagen lebten in einer Gruppe noch über 50% der Tiere im Vergleich zu 3% der Mäuse, die Knochenmark von erwachsenen Donoren bekommen hatten. Sicherlich müssen weitere Experimente bei Affen durchgeführt werden, damit geklärt werden kann, ob diese günstigen Ergebnisse auch für den Primaten gelten. Insbesondere wäre die Transplantation von HSC aus fötaler Leber bei dekontaminierten Tieren ein hochinteressantes Studienobjekt.

Leider ist die HSC-Konzentration in fötaler Leber sehr niedrig, etwa 5-mal niedriger als im Knochenmark erwachsener Donoren. Die Gesamtzahl HSC in der Leber eines menschlichen Fetus reicht kaum aus, um ein Kind mit CID zu behandeln. Falls grössere Stammzellmengen benötigt werden, wie z.B. bei Aplastischer Anämie, so wäre es erforderlich, die HSC-Zahl aus einer fötalen Leber zu vermehren, da das "Poolen" mehrerer Organe das Angehen des Transplantats ungünstig beeinflußt. Möglichkeiten der Vermehrung der HSC <u>in vitro</u> werden von uns zur Zeit untersucht.

Transplantation von Stammzellkonzentraten bei aplastischer Patient

Es wäre natürlich auch von Vorteil, wenn man stammzellreiche und lymphozytenarme Knochenmarkfraktionen bei der Behandlung von aplastischen Patienten einsetzen könnte. Leider ist die Ausbeute an Stammzellen nach Anreichern durch unsere Gradiententechnik ziemlich klein, nämlich 10 - 20% des Ausgangsmaterials. Bisher war die Transplantation von HSC-Konzentraten nur praktikabel, wenn der Empfänger ein Kind und der Spender ein erwachsener waren. Durch neuere Verbesserungen an der Separationstechnik konnte die Ausbeute an HSC gesteigert werden; eine Transplantation erscheint praktikabel, wenn das Gewichtsverhältnis von Empfänger und Spender 1 : 1,5 beträgt. In Zukunft kann man sich auch zu Nutzen machen, daß Knochenmark ohne wesentlichen Vitalitätsverlust des Stammzellpotentials mit Hilfe der von Schaefer et. al. (27, 36) entwickelten Methode cryokonserviert werden kann. Man könnte dem Spender in verschiedenen Sitzungen wiederholt Mark entnehmen und konservieren bis eine ausreichende Anzahl HSC kollektiert ist.

<u>Zusammenfassung</u>

1. Klinische Mengen lymphozytenarmer, stammzellreicher Knochenmarkfraktionen von HLA-identischen Spendern können das Im-
   munsystem bei CID völlig korrigieren. Das deutet darauf hin,
   daß bei dieser Erkrankung der zugrunde liegende Defekt bei
   dem gemeinsamen Vorläufer von T- und B-Lymphozyten liegt,
   möglicherweise bei der HSC.
2. Durch Knochenmarkseparation mit Hilfe der Dichte-Gradien-
   ten-Zentrifugationsmethode kann die akute GVH bei HLA-inkompatiblen Kombinationen verhindert werden.
3. Die sog. "sneak in"-Methode, bei der in einschleichender
   Dosierung kleine Mengen einer einzigen Stammzellfraktion
   injiziert werden, ist praktikabel, seit ausreichende Mengen von HSC konzentriert und ohne Vitalitätsverlust cryokonserviert werden können. In Fällen von Knochenmarkaplasie können auch größere Mengen von HSC appliziert werden.
4. Bei HLA-inkompatiblen Spender-Empfänger-Kombinationen sind
   schwere Infektionen die Hauptkomplikation in der Posttransplantationsphase, während der die verzögerte GVH auftritt.
   In derartigen Fällen sind Isolation und bakterielle Dekontamination dringend angezeigt.
5. Isolation und bakterielle Dekontamination sind besonders
   angezeigt, wenn eine sehr lange Verlaufsform der verzögerten GVH zu erwarten ist, wie z.B. in dem Fall, wenn Spender und Empfänger nicht verwandt sind und die HLA-Identität inkomplett ist.
6. Die Verwendbarkeit von HSC aus fötaler Leber wird zur Zeit
   untersucht. Die verzögerte GVH bei Mäusen verläuft nach
   Transplantation fötaler Leberzellen deutlich milder als
   nach Applikation von Knochenmark erwachsener Tiere.

LITERATUR

1. DICKE, K.A., PLATENBURG, M.G.C. und BEKKUM, D.W. van:
    Colony formation in agar: in vitro assay for haemopoietic
    stem cells. Cell Tissue Kinet. 4, 463, 1971.

2. TILL, J.E. und McCULLOCH, E.A.:
    A direct measurement of the radiation sensitivity of nor-
    mal mouse bone marrow cells. Radiat. Res. 14, 213, 1961.

3. DICKE, K.A.:
    Bone marrow transplantation after separation by discon-
    tinuous albumin density gradient centrifugation. Thesis
    Leiden 1970.

4. DICKE, K.A., PLATENBURG, M.G.C. und BEKKUM, D.W. van:
    In vitro culture of haemopoietic cells as an approach to
    the quantitative estimation of stem cells. Abstract Volu-
    me of the XIIIth Int. Congr. of Hematology, Munich, 1970.
    J.F. Lehmanns Verlag, München, p. 402.

5. BEKKUM, D.W. van und VRIES, M.J. de:
    Radiation Chimeras. London, Logos Press, Academic Press,
    1967, p. 22.

6. SANTOS, G.W.:
    Immunosuppressive drugs. Federation Proceedings 26, 907,
    1967.

7. MATHÉ, G., AMIEL, J.L., SCHWARZENBERG, L., SCHNEIDER, M.,
    CATTAN, A., SCHLUMBERGER, J.R., HAYAT, M., VASSAL, F. de,
    JASMIN, Cl., ROSENFELD, Cl., CHOAY, J. und TROLARD, P.:
    Greffe de moelle osseuse allogénique chez l'homme prouvée
    par six marqueurs antigéniques après conditionnement du
    receveur et du donneur par le sérum antilymphocytaire.
    Rev. Franç. Etudes Clin. et Biol. 13, 1025, 1968.

8. MATHÉ, G., AMIEL, J.L. und SCHWARZENBERG, L.:
    L'Aplasie Myelolymphoide de l'irradiation totale. Paris,
    Gauthier-Villars, 1965.

9. STORB, R., THOMAS, E.D., BUCKNER, C.D., CLIFT, R.A.,
    JOHNSON, F.L., FEFER, A., GLUCKSBERG, H., GIBLETT, E.R.,
    LERNER, K.G. und NEIMAN, P.:
    Allogeneic marrow grafting for treatment of aplastic ane-
    mia. Blood, in Druck.

10. PUTTEN, L.M. van, BEKKUM, D.W. van, VRIES, M.J. de und
    BALNER, H.:
    The effect of preceding blood transfusion on the fate of
    homologous bone marrow grafts in lethally irradiated mon-
    keys. Blood, 30, 749, 1967.

11. BEKKUM, D.W. van und VRIES, M.J. de:
    Radiation chimeras. London, Logos Press, Academic Press,
    1967, p. 32 und 50.

12. VRIES, M.J. de, DOOREN, L.J. und CLETON, F.J.:
Graft-versus-Host or autoimmune lesions in the Swiss type
of agammaglobulinaemie: their relation a deficient development of the thymic epithelium. In: Immunologic deficiency disease in man. Birth Defects, IV, No. 1 (B. Berg-
sma, ED.) 1968. National Foundation – March of Dimes, p.
173.

13. VRIES, M.J. de und HIJMANS, W.:
A deficient development of the thymic epithelium and autoimmune disease in NZB mice. J. Path. Bact. 91, 487, 1966.

14. VRIES, M.J. de und HIJMANS, W.:
Pathological changes of thymic epithelial cells and autoimmune disease in NZB, NZW and (NZB x NZW) F_1 mice. Im-
munology 2, 179, 1967.

15. RUBINSTEIN, A., SPECK, B. und JEANNET, M.:
Successful bone marrow transplantation in a lymphopenic
immunologic deficiency syndrome. New Engl. J. Med. 285,
1399, 1971.

16. SPECK, B., DOOREN, L.J., KONING, J. de und BEKKUM, D.W.
van:
Clinical experience with bone marrow transplantation: failure and success. Transpl. Proc. 3, 409, 1971.

17. BEKKUM, D.W. van:
Use and abuse of hemopoietic cell grafts in immune deficiency diseases. Transpl. Rev. 9, 3, 1972.

18. DICKE, K.A., HOOFT, J.I.M. van und BEKKUM, D.W. van:
The selective elimination of immunologically competent
cells from bone marrow and lymphatic cell mixtures. II.
Mouse spleen cell fractionation on a discontinuous albumin gradient. Transplantation 6, 562, 1968.

19. DICKE, K.A., LINA, P.H.C. und BEKKUM, D.W. van:
Adaptation of albumin density gradient centrifugation to
human bone marrow fractionation. Rev. Europ. Etud. Clin.
et Biol. 15, 305, 1970.

20. DICKE, K.A., TRIDENTE, G. und BEKKUM, D.W. van:
The selective elimination of immunologically competent
cells from bone marrow and lymphocyte cell mixtures. III.
In vitro test for detection of immunocompetent cells in
fractionated mouse spleen cell suspensions and primate
bone marrow suspensions. Transplantation 8, 422, 1969.

21. DICKE, K.A. und SCHAEFER, U.W.:
Monkey bone marrow cultures. In: In vitro culture of he-
mopoietic cells. Proc. of a Workshop/Symposium on in vi-
tro culture of hemopoietic cells, 1971 (Eds. D.W. van
Bekkum und K.A. Dicke). Radiobiological Institute TNO,
Rijswijk, 1972, p. 221.

22. DICKE, K.A.:
The cell separation by centrifugation on the disconti-

nuous albumin gradient. In: The separation of haemopoietic cell suspensions. Proc. of a Workshop on the Separation of Haemopoietic Cell Suspensions, (Eds. D.W. van Bekkum und K.A. Dicke), 1970. Radiobiological Institute TNO, Rijswijk, 1971, p. 64.

23. DICKE, K.A. und BEKKUM, D.W. van:
Avoidance of acute secondary disease by purification of hemopoietic stem cells with density gradient centrifugation. Exp. Hematol. 20, 126, 1970.

24. DICKE, K.A. und BEKKUM, D.W. van:
Allogeneic bone marrow transplantation after elimination of immunocompetent cells by means of density gradient centrifugation. Transpl. Proc. 3, 666, 1971.

25. DICKE, K.A.:
Human bone marrow cultures. In: In vitro culture of hemopoietic cells. Proc. of a Work-Shop/Symposium on in vitro culture of hemopoietic cells, (Eds. D.W. van Bekkum und K.A. Dicke), 1971. Radiobiological Institute TNO, Rijswijk, 1972, p. 363.

26. MILLER, R.G. und PHILLIPS, R.A.:
Separation of cells by velocity sedimentation. J. Cell. Physiol. 73, 191, 1969.

27. SCHAEFER, U.W., DICKE, K.A. und KLEIN, J.C.:
In vitro and in vivo studies with stored bone marrow cells of mouse and monkey. In: In vitro culture of hemopoietic cells. Proc. of a Workshop/Symposium (Eds. D.W. van Bekkum und K.A. Dicke), 1971. Radiobiological Institute TNO, Rijswijk, 1972, p. 187.

28. BEKKUM, D.W. van und VOS, O.:
Treatment of secondary disease and radiation chimaeras. Int. J. Radiat. Biol. 3, 173, 1961.

29. JONES, J.M. WILSON, R. und BEALMEAR, P.M.:
Mortality and cross pathology of secondary disease in germfree mouse radiation chimeras. Radiat. Res. 45, 577, 1971.

30. BEKKUM, D.W. van, ROODENBURG, J., HEIDT, P.J. und WAAIJ, D. van der:
Mitigation of delayed secondary disease of allogeneic mouse radiation chimaeras by changing the intestinal microflora. In: Annual Report of REP-TNO, 1972. Radiobiological Institute TNO, Rijswijk, p. 125.

31. WAAIJ, D. van der, VRIES, J.M. de und LEKKERKERK, J.E.C.:
Eliminating bacteria from monkeys with antibiotics. In: Infections and Immunosuppression in subhuman primates (Eds. H. Balner and Beveridge), Munksgaard, Copenhagen, 1970. p. 21.

32. WAAIJ, D. van der, BERGHUIS-DE VRIES, J.M. und LEKKERKERK-VAN DER WEES, J.E.C.:

Colonization resistance of the digestive tract in conventional and antibiotic treated mice. J. Hyg. Camb. 69, 405, 1971.

33. WAAIJ, D. van der und STURM, C.A.:
Antibiotic decontamination of the digestive tract of mice.
Technical procedures. Lab. Anim. Care 18, 1, 1968.

34. BEKKUM, D.W. van und VRIES, M.J. de:
Radiation chimaeras. London, Logos Press, Academic Press, 1967.

35. UPHOFF, D.E.:
Preclusion of secondary phase of irradiation syndrome by inoculation of fetal hematopoietic tissue following lethal total-body X-irradiation. J. of the Nat. Cancer Inst. 20, 625, 1958.

36. SCHAEFER, U.W., DICKE, K.A. und BEKKUM, D.W. van:
Recovery of haemopoiesis in lethally irradiated monkeys by frozen allogeneic bone marrow grafts. Rev. Europ. Etud. Clin. Biol. 17, 483, 1972.

KNOCHENMARKTRANSPLANTATION BEI PATIENTEN
MIT APLASTISCHER ANÄMIE

L.J. Dooren, J. de Koning, R.P. Kamphuis, C.H. Uittenbogaart,
A.M. Brubakk und J.M. Vossen.

Abteilung für Kinderheilkunde, Universitätsklinik, Leiden,
Niederlände.

Einleitung

In der Periode von 1958 bis 1968 wurden in der ganzen Welt mehr
als 200 Knochenmarktransplantationen bei Patienten mit verschiedenen Krankheiten vorgenommen, vor allem bei aplastischer Anämie und Leukämie. In den meisten Fällen wurde kein "take" des
Knochenmarks erreicht und die Resultate waren minimal (BORTIN
1970). Während der letzten fünf Jahre haben sich die Resultate
jedoch deutlich verbessert, was vor allem der Zunahme unseres
Wissens zu danken ist auf dem Gebiet der "matching" von Donor
und Empfänger mit Hilfe der HL-A Typisierung und gemengter
Lymphozytenkultur ("mixed lymphocyte culture" oder MLC), und
auf dem Gebiet der unterstützenden Therapie.

Während der vergangenen drei Jahre wurde die größte Gruppe
Patienten, die einer Knochenmarktransplantation zur Behandlung
von aplastischer Anämie unterworfen wurde, von THOMAS und seinen Mitarbeitern behandelt (STORB et al. 1974). Diese Gruppe
bestand aus 24 Patienten im Alter von 3 bis 60 Jahren. Bei 14
Patienten war die Etiologie der aplastischen Anämie unbekannt,
bei 4 entstand die aplastische Anämie nach Hepatitis, bei 4
nach Verabreichung von Medikamenten oder Chemikalien, bei einem Patienten im Verlauf von paroxysmaler nächtlicher Hämoglobinurie und ein Patient litt wahrscheinlich an aplastischer
Anämie vom Typ Fanconi. Alle Patienten hatten zwei bis 24 Monate lang eine konventionelle Therapie empfangen. Alle empfingen eine Transplantation von Knochenmarkzellen von einem HL-A
identischen Bruder oder Schwester, die eine negative gemengte
Lymphozytenkultur (MLC) mit dem Patienten aufwiesen. Bei 18

Patienten geschah die Konditionierung vor der Transplantation
durch Verabreichung von Zyklophosphamid in einer Dosierung von
50 mg pro Kg pro Tag vier Tage lang. Immer wurde 24 Stunden
vor der ersten Verabreichung von Zyklophosphamid die "buffy
coat" von 1 bis 4 Flaschen Blut vom Donor oder thrombozyten-
reiches Plasma des Donors infundiert. Sechs Patienten empfingen Konditionierung mit Hilfe totaler Körperbestrahlung von
1000 rad. Die Anzahl infundierter Knochenmarkzellen variierte
von 1,7 bis 4,0 x 10^8 pro kg Körpergewicht und das Knochenmark
wurde 36 Stunden nach der letzten Dosis Zyklophosphamid oder
1 bis 18 Stunden nach totaler Körperbestrahlung verabreicht.
Nach der Transplantation empfingen alle Patienten Methotrexat
zur Verhütung von Graft-versus-Host-Krankheit (STORB et al.
1970), in einer Dosierung von 10 - 20 mg pro m^2 am 1. Tag und
10 mg pro m^2 am 3., 6., 11. Tag und danach wöchentlich bis maximal 102 Tage. Alle Transfusionen wurden mit 1500 rad bestrahlt.
Nur ein Patient wurde in partieller umgekehrter Isolation in einem "laminar air flow"-Isolationszimmer untergebracht.

Ein Patient starb vor der Transplantation, wahrscheinlich
durch toxischen Einfluß des Zyklophosphamid auf das Herz. Zwei
Patienten starben, ehe ein "take" festgestellt werden konnte,
am 6. und 24. Tag mit deutlichen Infektionen. Bei 21 Patienten
trat ein deutlicher "take" auf, doch vier von ihnen stießen in
der Folge das Donor-Knochenmark wieder ab. Eine zweite Transplantation mißlang bei diesen vier Patienten und sie starben
am 33., 41., 51. und 67. Tag. Von den 17 übrigen Patienten mit
einem bleibenden "take" von Donor-Knochenmark entwickelte sich
bei 11 eine histologisch bewiesene Graft-versus-Host-Krankheit
trotz der präventiven Verabreichung von Methotrexat. Bei 6 von
den 11 Patienten war diese Graft-versus-Host-Krankheit sehr
ernsthaft, vier wurden mit anti-thymozyten Globulin behandelt
und 5 starben. Sechs Patienten genasen von der Graft-versus-
Host-Krankheit. Es leben jetzt noch 11 Patienten mit funktio-
nierenden Transplantaten und mit einer längsten Überlebensdauer von mehr als 800 Tagen. Zehn dieser Patienten führen ein
normales Leben. Von den 9 Patienten unter 15 Jahren leben noch

6, von den 15 Patienten über 15 Jahre noch 5. Alle Patienten
hatten eine oder mehrere ernsthafte Infektionen, als Folge von
Immundefizienz nach Transplantation (FASS et al. 1973, NEIMAN
et al. 1973).

Krankengeschichten

I.
J.E., ein zehn Jahre alter Junge, war das erste Kind von ge-
sunden, nicht-kosanguinen Eltern. In der Familie kamen keine
Anämien oder Malignitäten vor. Im Alter von 3 Jahren wurde die
Diagnose aplastische Anämie vom Typ Fanconi gestellt (Dr. G.
Prindull, Universität Göttingen). Von seinem 7. Lebensjahr an
wurde er mit Corticosteroiden und anabolen Steroiden behandelt.
Bis 3 Monate vor der Transplantation war das Transfusionsbe-
dürfnis gering, aber von diesem Augenblick an war einmal pro
Woche eine Transfusion mit Erythrozytenkonzentrat notwendig.
Da der Junge HL-A identisch mit seinem Bruder war, mit negativer gemengter Lymphozytenkultur, und da sein hämatologischer
Zustand sich immer weiter verschlechterte, wurde er im Alter
von 10 Jahren in unserer Klinik zu einer Knochenmarktransplantation aufgenommen.
  Bei der Aufnahme ergab sich, daß es ein intelligenter koope-
rativer Junge war mit einer Größe, die unter dem 10. Percentil
für sein Alter lag. Er zeigte einen kleinen Schädelumfang,
café au lait - Flecke auf der Haut und das Fehlen des Radialis-
puls und hypoplastische Daumenmuskulatur rechts. Ein Röntgen-
foto zeigte das Fehlen des Os multangulum majus an beiden Sei-
ten. Bei der Chromosomen Analyse wurden typische Anomalien
festgestellt, wie sie bei aplastischer Anämie vom Typ Fanconi
vorkommen. Das periphere Blut zeigte eine ernsthafte Anämie,
Thrombozytopenie und Leukopenie und das Knochenmark war extrem
aplastisch. Die Zahl "Colony forming units" (CFU-C) (DICKE et
al. 1971) war weniger als 5% im Vergleich zu einer normalen
Kontrolle. Bei weiterer hämatologischer Untersuchung wurden

- **HL-A Typisierung:**   Donor   : 2-11/12-R^{x}, 4a+ 4b+ ⎫
                          Empfänger: 2-11/12-R^{x}, 4a+ 4b+ ⎭ (MLC negativ)

- **Rote Blutgruppen:**   Donor   : O , MNS-, P_1+, Lu(a-), CCDee, K-, Fy(a-)
                          Empfänger: A_2B, MNS+, P_1+, Lu(a-), CcDee, K-, Fy(a+)

- **Gm-Gruppen:**   Donor   : z-a-x-f+/n+/g-b^0+b^1+b^3+b^5+s-t-c^3-c^5-
                    Empfänger: z+a+x+f+/n+/g+b^0+b^1+b^3+b^5+s-t-c^3-c^5-

- **Inv- und Am-Gruppen:**   Donor   : Inv 1-a-, Am 1+
                             Empfänger: Inv 1+a+, Am 1+

- **Isoenzymmuster von**   Donor   : ADA 1, AK 1, PGM_1 2 , 6-PGD AC
  roten und weissen   Empfänger: ADA 1, AK 1, PGM_1 2-1, 6-PGD A
  Blutzellen:

Tabelle 1: Patient J.E.♂
           Genetische Merkmale für Knochenmarktransplantation
           ADA   : Adenosin-deaminase
           AKA   : Adenylat-kinase
           PGM_2 : Phosphoglucomutase (locus 1)
           6-PGD   : 6-Phosphogluconat-dehydrogenase

keine Anomalien gefunden außer ein erhöhtes fötales Hämoglobin
in Erythrozyten. Außer einem niedrigen IgM-Spiegel im Serum
war die humorale und zelluläre Abwehrkapazität normal.

Der Donor war ein siebenjähriger Junge, bei dem bei körper-
licher, hämatologischer und immunologischer Untersuchung keine
Anomalien festgestellt wurden. Er wich von dem Patienten ab
hinsichtlich der roten Blutgruppen, Isoenzymen in Erythrozyten
und Gm- und Inv-Gruppen (Tabelle 1).

Der Patient wurde zur Vorbereitung der Knochenmarktransplantation vier Tage davor in strikter umgekehrter Isolation in
einem "laminar down flow isolator" aufgenommen (VOSSEN et al.
1972, van der WAAIJ et al. 1973). Er bekam schlecht resorbier-
bare Antibiotika verabreicht für gastrointestinale Dekontamination (van der WAAIJ et al. 1969) und weiter eine hohe Dosis
Zyklophosphamid, 1500 mg täglich intravenös vier Tage lang
(Abb. 1). Am Tage der Transplantation wurde 320 ml Knochenmark

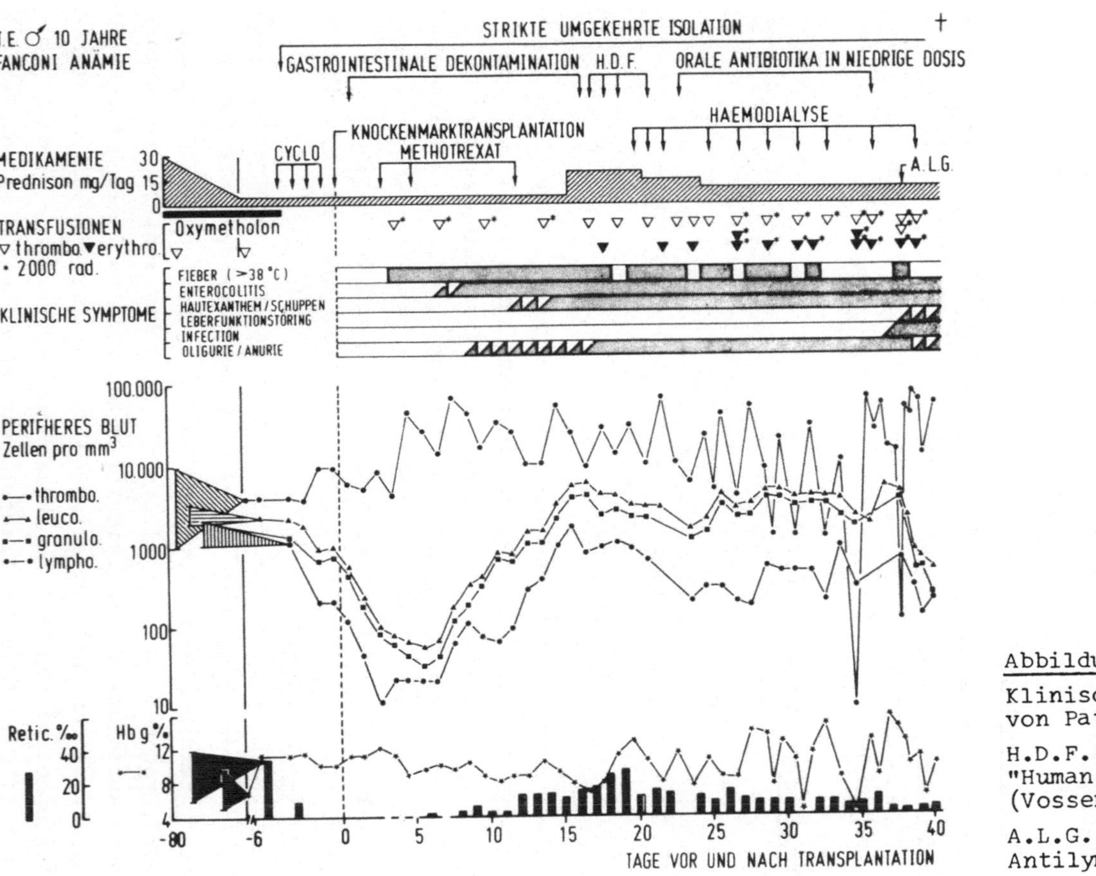

Abbildung 1:

Klinischer Verlauf von Patient J.E. ♂

H.D.F.: "Human donor flora" (Vossen et al. 1973)

A.L.G.: Antilymphozytenserum

vom Donor abgenommen unter allgemeiner Anästhesie, wobei keine
Komplikationen festgestellt wurden. Nach Filtration wurden 2 x
10^8 kernenthaltende Zellen pro kg. Körpergewicht dem Empfänger
verabreicht. Am 3. Tag wurde 5 mg Methotrexat pro m^2 intravenös
gegeben, am 5. Tag 10 mg und am 12. Tag 5 mg. Hiernach wurde
damit wegen der schlechten Nierenfunktion aufgehört. Von vier
Tagen vor der Transplantation an trat ernsthafte Übelkeit auf
und vom 3. Tage an nach der Transplantation eine Dysphagie,
wahrscheinlich durch Oesophagitis verursacht. Am +4. Tag bekam
der Junge Fieber und vom +7. Tage an wasserdünnen Diarrhöe, der
Leukozyten enthielt und manchmal Blut. Intravenöse Ernährung
wurde notwendig. Vom +21. Tage an wurde ein makulopapulöses
Exanthem sichtbar am Gesicht und den oberen Gliedmaßen, das
sich langsam ausbreitete über den ganzen Körper und konfluie-
rend und schuppig wurde. Eine Hautbiopsie am +21. Tage zeigte
Anzeichen von Graft-versus-Host-Krankheit. Vom +9. Tage an entwickelte sich Niereninsuffizienz mit Oligurie und Uremie, über-
gehend in eine komplette Anurie vom + 18. Tage an, möglicherweise durch Toxizität der Medikamente im besonderen der Antibiotika verursacht. Die Verabreichung von Methotrexat wurde
beendet und die Dosierung von oralen Antibiotika vermindert.
Regelmäßige Hämodialyse im "laminar flow isolator" war notwendig. Die Leberfunktion blieb normal.

Die Zahl der Leukozyten im peripheren Blut stieg bis $6000/mm^3$
am + 16. Tag, mit 1000 - 2000 Lymphozyten/mm^3. Die Zahl der Retikulozyten stieg bis 25 ‰ und es wurden 15 % Normoblasten in
einem Blutausstrich festgestellt. Die Zahl Thrombozyten nahm
jedoch nicht zu und viele Thrombozyten- und Erythrozyten-Trans-
fusionen waren nötig. Die Thrombozyten kamen vom Vater und die
Transfusionen wurden größtenteils mit 2000 rad bestrahlt. Am
+31. Tage zeigten alle Leukozyten im peripheren Blut ein Isoenzymmuster vom Donor-Typ.

Vom +33. Tag an verschlechterte sich der Zustand des Jungen
mit progressiver Blutungsneigung, Anzeichen von intravasaler
Gerinnung, einem purpura fulminansartigen Bild und Verminderung der humoralen und zellulären Immunkapazität. Während der

letzten Tage zeigten sich Anzeichen von Genesung der Nierenfunktion. Der Junge starb am 40. Tag nach der Transplantation
auf Grund ernster Graft-versus-Host-Krankheit.

Bei Autopsie wurden im ganzen Magen-Darm-Tractus ernste Läsi-
onen festgestellt. Diese waren sehr wahrscheinlich durch eine
Kombination von Toxizität von Zyklophosphamid und Graft-versus-
Host-Krankheit verursacht. Die Haut zeigte Anzeichen einer ernsten Graft-versus-Host-Krankheit. Das Knochenmark war hypoplastisch mit verschiedenen Herden von Myelo- und Erythropoiese,
aber ohne Megakaryozyten. Das lymphoide Gewebe enthielt kaum
Lymphozyten. Diese Befunde schienen alle zur Graft-versus-Host-
Krankheit zu passen.

Es betraf hier also einen zehnjährigen Jungen mit aplastischer Anämie des Fanconi-Typs, die einen "take" der transplantierten Knochenmarkzellen seines HL-A identischen MLC negativen Bruders zeigte. Er entwickelte jedoch eine akute Graft-
versus-Host-Krankheit, die zum Tode führte.

II.

P.v.D., ein Junge von 10 Jahren, war der einzige Junge aus einer Familie mit vier Kindern. In der Familie kamen keine Anämi-
en oder Malignitäten vor. Im Alter von 10 Jahren und zwei Monaten wurde er wegen Blässe, Ermüdung und Hautblutungen poli-
klinisch untersucht.

Bei der Aufnahme wurden außer den vielen Hautblutungen und
einer etwas vergrößerten Leber keine Anomalien festgestellt.
Das periphere Blut zeigte eine ernsthafte Anämie, Thrombozytopenie und mäßige Leukopenie. Das Knochenmark war stark hypoplastisch mit verminderter Leukopoiese und Fehlen von Thrombopoiese. Die Anzahl "Colony forming units" (CFU-C) (DICKE et al.
1971) betrug 0,5 % im Vergleich mit einer normalen Kontrolle.
Bei histologischer Untersuchung wurden, außer ein erhöhtes fötales Hämoglobin in den Erythrozyten, keine Anomalien gefunden.
Die humorale und zelluläre immunologische Abwehrkapazität war
normal, außer einem niedrigen Serum-IgG-Spiegel. Alle Untersuchungen nach einer möglichen Ursache der aplastischen Anämie
fielen negativ aus. Die Diagnose wurde auf idiopathische er-

- <u>HL-A Typisierung</u>:   Donor   : 1 8 W_6/W_{25} W_{18} W_6 ⎫ (MLC negativ)
                       Empfänger: 1 8 W_6/W_{25} W_{18} W_6 ⎭

- <u>Rote Blutgruppen</u>:   Donor   : 0+

                       Empfänger: 0+ (nicht bestimmt im Zusammenhang mit
                                      vielen Transfusionen)

- <u>Gm-Gruppen</u>:   Donor   : z+, $a+x-f+/n+/g+b^0+b^1+b^3+b^5+s-t-c^3-c^5-$

                       Empfänger: z+, $a+x-f+/n+/g+b^0+b^1+b^3+b^5+s-t-c^3-c^5-$

- <u>Inv- und Am-Gruppen</u>: Donor   : Inv 1-, Am 1+ 2-

                       Empfänger: Inv 1-, Am 1+ 2-

- <u>Isoenzymmuster von</u>   Donor   : ADA 1, GPT 2-1, 6PGDA, PGM_1 2-1, AcP <u>B</u>, DIA-B 1

  <u>roten</u> und weissen   Empfänger: ADA 1, GPT 2-1, 6PGDA, PGM_1 2-1, AcP <u>BA</u>, DIA-B 1

  <u>Blutzellen</u>:

Tabelle 2: Patient P.v.D. ♂
           Genetische Merkmale für Knochenmarktransplantation

ADA	: Adenosin-deaminase
GPT	: Glutamin-pyruvat-transaminase
6-PGD	: 6-Phosphogluconat-dehydrogenase
PGM_1	: Phosphoglucomutase (locus 1)
AcP^1	: saure Phosphatase (rote Zellen)
DIA-B	: NADPH abhängige Diaphorase

worbene aplastische Anämie gestellt, und der Junge wurde mit
Corticosteroiden, anbolen Steroiden und leukozytenfreien Ery-
throzytentransfusionen behandelt. Diese Therapie führte zu keinem Resultat. Im Alter von 10 Jahren und 5 Monaten wurde er
wiederum wegen extremer Anämie, Salmonellasepsis und progressiver Granulozytopenie aufgenommen. Im Zusammenhang mit seinem
ernsten Zustand wurde beschlossen, eine Knochenmarktransplantation durchzuführen, nachdem sich ergeben hat, daß er HL-A
identisch war mit seiner 13jährigen Schwester, mit einer negativen gemengten Lymphozytenkultur.

Der Donor, ein 13jähriges Mädchen, war, wie sich aus der
körperlichen, hämatologischen und immunologischen Untersuchung
ergab, völlig normal. Zwar war ihr Knochenmark bei wiederholter Untersuchung nicht sehr zellreich, aber die Zahl "Colony
forming units" war normal im Vergleich mit einer normalen Kon-

trolle. Sie wich von dem Patienten ab hinsichtlich Karyotyp
und Isoenzymen der Erythrozyten (Tabelle 2).

Der Patient wurde vom -36. Tage in strikter umgekehrter Isolation verpflegt mit Behandlung der Sepsis und Verabreichung
von oralen Antibiotika für gastrointestinale Dekontamination.
Vom 8. Tage an vor der Transplantation war die Fäzes steril.
Am -5. Tage wurde die "buffy coat" von einer Flasche Blut vom
Donor verabreicht, gefolgt von Zyklophosphamid intravenös 1900
mg pro Tag, 4 Tage lang (Abb. 2). Am Tage der Transplantation
wurde 390 ml Knochenmark vom Donor unter allgemeiner Narkose
ohne Komplikationen abgenommen. Nach Filtration wurden 1,4 x
10^8 kernenthaltende Knochenmarkzellen pro kg Körpergewicht dem
Patienten verabreicht. Hiernach wurde 10 mg Methotrexat pro m^2
intravenös am +1., +3., +6. und +11. Tage und danach einmal
pro Woche bis zum +102. Tage gegeben. Während der Zeit, daß
Zyklophosphamid verabreicht wurde, fühlte sich der Junge sehr
übel mit Erbrechen und Diarrhöe. Im Zusammenhang hiermit wurde
die Verabreichung der oralen Antibiotika eingestellt, wodurch
zeitweise Bakterienwachstum im Mund und Fäzes auftrat, die wieder verschwand nach Wiederaufnahme der Therapie. Glücklicherweise trat hierdurch keine endogene Sepsis auf, obwohl die Anzahl Granulozyten eine starke Senkung zeigte durch die Verabreichung von Zyklophosphamid.

Am +27. Tage entstand ein feinfleckiges Exanthem auf der Vor-
derseite des Rumpfes, das sich nach den obersten Extremitäten
ausbreitete. Eine Hautbiopsie zeigte dubiöse Anweisungen für
Graft-versus-Host-Krankheit. Die Leberfunktion blieb ungestört.
Das Exanthem verschwand spontan nach 5 Tagen.

Die Anzahl Retikulozyten im peripheren Blut stieg bis über
50 %o am +24. Tage. Die Anzahl Thrombozyten betrug mehr als
$50000/mm^3$ vom +28. Tage an. Die Anzahl Leukozyten stieg bis
über $2000/mm^3$ vom +31. Tage an, trotzdem blieb eine Lymphozytopenie bestehen. Am +38. Tage zeigten alle Erythrozyten im
peripheren Blut ein Isoenzymmuster des Donor-Typs. Vom selben
Tage an zeigten alle untersuchten Knochenmarkzellen einen
weiblichen Karyotyp (Tabelle 3). Am +34. Tage zeigten eine von

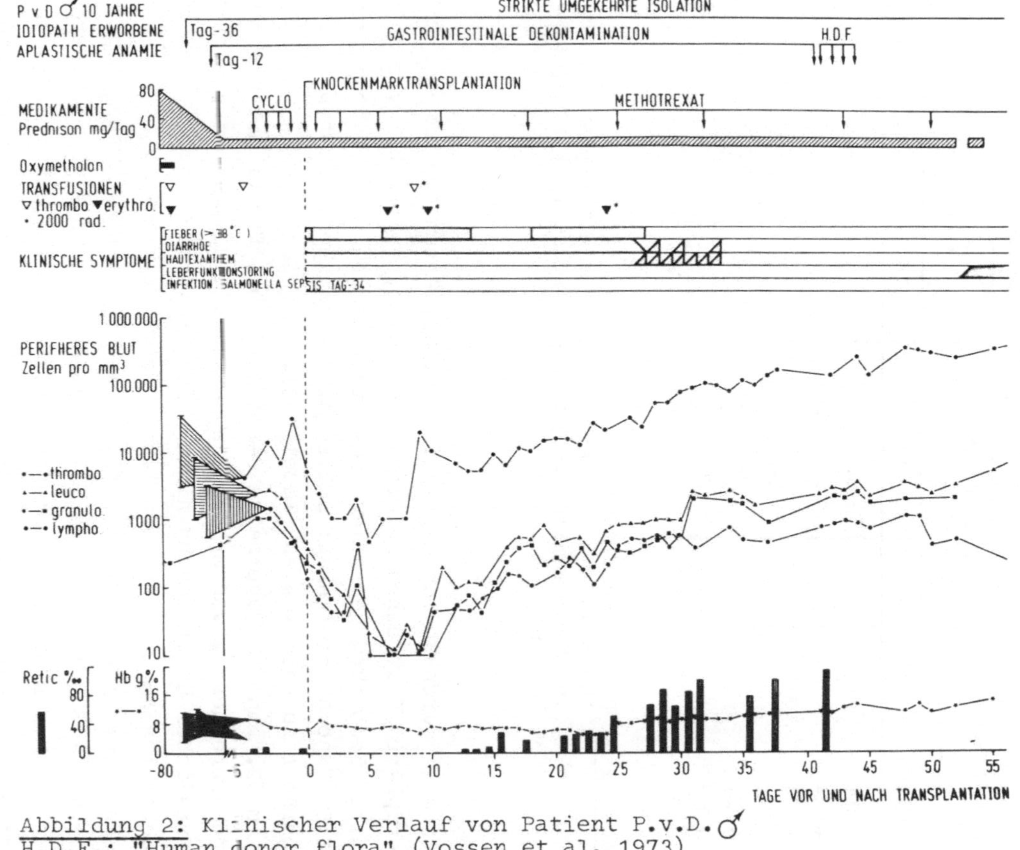

Abbildung 2: Klinischer Verlauf von Patient P.v.D. ♂
H.D.F.: "Human donor flora" (Vossen et al. 1973)

Tage vor und nach Transplantation	analysierte Zellen			
	periferes Blut (PHA Stimulation)		Knochenmark (keine Stimulation)	
	Zahl	Karyotyp	Zahl	Karyotyp
− 101		normal ♂		normal ♂
+ 34	15	11 ♂, 5 ♀		
+ 38			25	25 ♀
+ 59	39	19 ♂, 20 ♀		
+ 87	40	21 ♂, 19 ♀	28	28 ♀
+ 115	44	19 ♂, 25 ♀		
+ 127			28	28 ♀

Tabelle 3: Patient P.v.D. ♂
Chromosomen-Analyse von Zellen aus peripherem Blut
und Knochenmark vor und nach Knochenmarktransplantation

den drei durch Phytohämagglutinin stimulierten Lymphozyten im
peripheren Blut einen weiblichen Karyotyp, später bei wiederholten Beobachtungen stieg dies bis eine von zwei, während vom
+115. Tage an die Anzahl Zellen mit weiblichen Karyotyp in der
Mehrheit zu sein schien (Tabelle 3).

Am 62. und 63. Tage hatte der Junge hohes Fieber mit Diarrhöe
und Erbrechen, wovon er spontan genas. Die Ursache konnte trotz
gründlicher Untersuchung nicht gefunden werden. Zwar waren von
diesem Tag an die Leberfunktionen leicht gestört.

Nach der Transplantation blieb eine konstante Lymphozytopenie von $\pm$ 300/mm^3 bestehen (Abb. 2). Am +73. Tage waren Hautteste mit Mumps und Varidase positiv. Hautteste mit Candida- und
Trichophyton-Antigen waren negativ. Am +80 Tage konnten Lymphozyten aus peripherem Blut in vitro gut durch Phytohämagglutinin
stimuliert werden. Die Stimulierung durch Poke weed mitogen und
Antilymphozytenserum war mäßig und die Reaktion in gemengter
Lymphozytenkultur war deutlich zu niedrig. Die Lymphozyten zeigten eine gute Reaktion auf Tetanustoxoid, aber nicht auf Difte-
rie-Antigen, nachdem der Junge 14 Tage vorher eine Difterie-
Tetanus-Poliomyelitis und Influenz-Wiederholungsimpfung empfan-

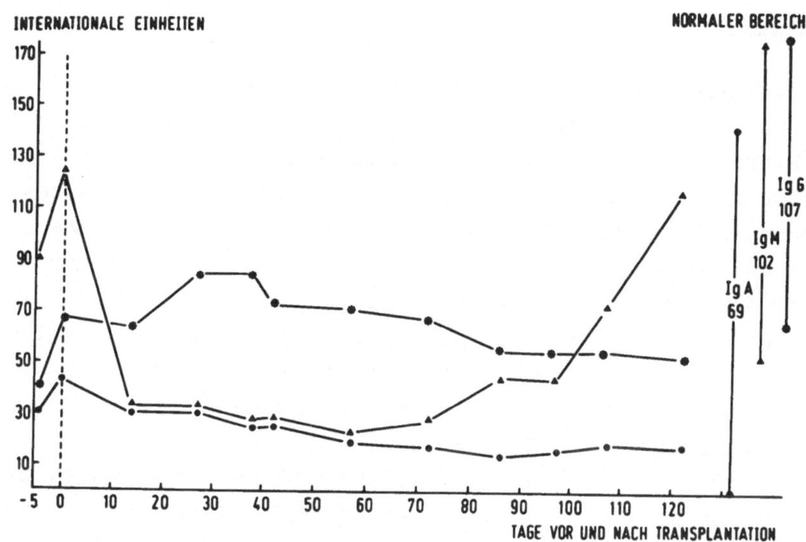

<u>Abb. 3:</u> Patient P.v.D. ♂
Serum Immunoglobulinspiegel nach Knochenmarktransplantation für idiopathische aplastische Anämie

gen hatte. Die Immunoglobulin-Spiegel im Serum blieben nach der
Transplantation lange niedrig (Abb. 3) und bei zytoplasmati-
scher Immunofluorescenz des Knochenmarks wurde nach der Transplantation eine starke Senkung von vor allem der Anzahl IgA
und IgM positiver Zellen festgestellt (Abb. 4). Nach der oben-
genannten Booster-Injektion mit DTP- und Influenz-Vaccin wurde
eine Steigung des Titers von Serumantistoffen gegen Difterie,
Tetanus und Poliomyelitis Typ I und III, aber nicht gegen Poliomyelitis II und Influenz A und B festgestellt. Nach Primo-
vaccination mit Depôtvaccin Influenz A/Equil/Praha/1956 wurde
nach zwei und drei Wochen keine Steigung von Antistoffen im
Serum konstatiert, sowohl bei dem Patienten wie auch beim Donor. Die Mutter der beiden Kinder zeigte wohl eine deutliche
Reaktion. Das Knochenmark zeigte eine zunehmende Zellularität
und Differentiation. Am +43. Tage betrug die Anzahl Colony
forming units 30 % im Vergleich mit einer normalen Kontrolle.

Diskussion

Wie sich aus den Resultaten von THOMAS und seinen Mitarbeitern
(STORB et al. 1974) und aus der Krankengeschichte unseres zweiten Patienten ergibt, kann Knochenmarktransplantation bei Patienten mit aplastischer Anämie zur völligen hämatologischen
Genesung führen. Dieses weist darauf hin, daß bei mindestens
einem Teil dieser Patienten das Krankheitsbild durch einen
Defekt der hämopoietischen Stammzelle verursacht wird und nicht
durch eine Störung der Mikrozirkulation im Knochenmark. Mit
Rücksicht auf den "take" des transplantierten Knochenmarks bei
unserem ersten Patienten gilt dies wahrscheinlich auch für
aplastische Anämie des Typs Fanconi.

Die Prognose für aplastische Anämie ist schlecht, sowohl bei
Kindern wie bei Erwachsenen (LI et al. 1972, DAVIS et al. 1972).
Wenn für einen Patienten mit aplastischer Anämie ein HL-A identischer, MLC negativer Donor zur Verfügung steht, muß dann auch
Knochenmarktransplantation erwogen werden, wenn adäquate konser-
vative Therapie keinen Erfolg hat. Alle Vorbereitungen zur
Transplantation müssen abgeschlossen sein, ehe die Anzahl Granulozyten in das periphere Blut unter $\pm$ 1000/mm^3 kommt, da im
Falle von schneller weiterer Senkung ernsthafte Infektionen
auftreten werden, die die Transplantation unmöglich machen können. Vorhergehend an die Knochenmarktransplantation muß Sensi-
bilisation des Empfängers gegen Donorantigene soviel wie möglich vermieden werden dadurch, daß so wenig wie möglich Transfusionen gegeben werden, die außerdem so weit wie möglich leu-
kozytenfrei gemacht sind und die von Random-Donoren und nicht
von Familienmitgliedern stammen. Von 20 Patienten von STORB
et al. (1974), die multiple Transfusionen vor der Transplantation bekommen hatten, bekamen 5 keinen "take" oder stießen das
Transplantat ab.

Van BEKKUM (1974) hat eine ausführliche Übersicht von den
Faktoren gegeben, die Einfluß ausüben auf das Anschlagen oder
Nicht-Anschlagen des transplantierten Knochenmarks, und auf
das Entstehen und den Ernst der eventuell auftretenden Graft-

versus-Host-Krankheit. Aus den Resultaten von Seattle ergibt
sich kein deutlicher Vorzug für Konditionierung des Patienten
mit Hilfe von Zyklophosphamid oder mit totaler Körperbestrahlung. Zyklophosphamid-Vorbereitung kann jedoch in den meisten
Kliniken angewendet werden, und ist bei Kindern zu empfehlen,
da das Wachstum hierdurch nicht nachteilig beeinflußt wird
(STORB et al. 1974). Die toxischen Nebenwirkungen der verwendeten sehr hohen Dosis Zyklophosphamid betrifft eventuell das
Herz, aber vor allem auch den Magen-Darm-Kanal mit ernster
Übelkeit, Erbrechen und oft Schluckbeschwerden und Diarrhöe.
Die Krankheitsgeschichte unseres ersten Patienten ist dafür
ein deutliches Beispiel. Wir unterlassen daher bei unseren
Patienten während dieser Periode wenn nötig orale Verabreichung von Nahrung und Medikamenten, und geben völlige intravenöse Ernährung. Dabei muß für reichliche Feuchtigkeitszu-
fuhr gesorgt werden in der Hoffnung, damit hämorrhagische Zy-
stitis vorzubeugen. Der Patient muß auf den später auftretenden ernsthaften Haarausfall vorbereitet werden, der jedoch nur
zeitweilig ist. Bei unserem zweiten Patienten bekamen wir einen "take" nach Transplantation von nur $1,4 \times 10^8$ kernenthaltende Knochenmarkzellen pro kg Körpergewicht. Die niedrigste
Zahl bei der Gruppe Patienten in Seattle betrug $1,8 \times 10^8$
Zellen pro kg Körpergewicht. Möglicherweise ist diese niedrige Zahl bei unseren Patienten die Ursache dafür gewesen, daß
Monate nach der Transplantation noch nur etwas mehr als 50 %
der Lymphozyten im peripheren Blut einen Donor-Karyotyp zeigten, im Gegensatz zu den Patienten in Seattle, wo dies 100 %
betrug. Im Knochenmark unseres Patienten zeigen jedoch alle
analysierten Zellen einen weiblichen Karyotyp.

Die Krankheitsgeschichte unseres ersten Patienten demonstriert
sehr deutlich, daß Transplantation von Knochenmark auch bei HL-A
identischen, MLC negativen Donor-Empfänger-Kombinationen zur
tödlichen Graft-versus-Host-Krankheit führen kann. Hierbei fallen transplantierte immunokompetente Lymphozyten vom Donor verschiedene Gewebe des Empfängers an mit der Folge von ernsten
Hauterkrankungen, Diarrhöe, Leberfunktionsstörungen, Knochen-

markaplasie und Hypoplasie der lymphoiden Organe mit Immundefizienz. Scheinbar können auch bei HL-A identischen, MLC negativen Donor-Empfänger-Kombinationen noch antigene Unterschiede
bestehen, die zu dieser immunologischen Reaktion führen. Der
Unterschied in den roten Blutgruppen zwischen unserem Patienten (Blutgruppe AB+) und seinem Donor (Blutgruppe O+) könnte
die Ursache der Graft-versus-Host-Krankheit sein, aber nach
SANTOS (1973) würden Blutgruppenantigene als Ausgangspunkt
für die Graft-versus-Host-Krankheit nicht wichtig sein. Leider
stehen uns noch keine Methoden zur Verfügung, um das Auftreten
oder Nichtauftreten von Graft-versus-Host-Krankheit und den
Ernst davon vorauszusagen. Auf Grund der Resultate von Tierex-
perimente kann versucht werden, diese ernsthafte Komplikation
zu verhindern oder zu mitigieren durch Stammzellenkonzentra-
tion des Donor-Knochenmarks mit Hilfe von Albumingradient-Zen-
trifugierung (Van BEKKUM et al. 1972, DICKE et al. 1973), durch
Kontrolle der Mikroflora des Patienten mit Hilfe von Dekontami-
nationsprozeduren (Van der WAAIJ et al. 1969, Jones et al. 1971,
Van BEKKUM et al. 1972, VOSSEN et al. 1973), und durch immunosuppressive Therapie mit Methotrexat nach der Transplantation
(STORB et al. 1970). Wenn Graft-versus-Host-Krankheit auftritt,
kann dieses für den Patienten ein sehr ernstes Leiden bedeuten,
wobei man bedenken muß, daß dieses Leiden iatrogen zu Stande
gebracht worden ist. Die günstigen Resultate, vor allem bei der
Gruppe Patienten in Seattle, rechtfertigen jedoch unserer Meinung nach die weitere Anwendung von Knochenmarktransplantationen
bei Patienten mit aplastischer Anämie. Diese Therapie muß jedoch
als experimentell betrachtet werden, und kann allein in dazu
ausgerüsteten Zentren ausgeführt werden, die über alle notwendige Voraussetzungen verfügen.

Eine von diesen Voraussetzungen ist, daß Patienten, die einer Knochenmarktransplantation unterworfen werden, unserer Meinung nach in strikter umgekehrter Isolation müssen verpflegt
werden können. Wir verwenden dafür "laminar down flow" Isola-
toren, wodurch die Patienten vollkommen gegen exogene Infektionen beschützt werden können (VOSSEN et al. 1972, Van der WAAY

et al. 1973). Wir erachten diese Isolation zugleich auch für
notwendig für die Prozedur zur Kontrolle der Mikroflora, die
aus gastrointestinale Dekontamination besteht, möglichst gefolgt durch Implantation einer Mikroflora mit geringer Patho-
genizität und mit einer großen Empfindlichkeit für Antibiotika (Van der WAAY et al. 1969, VOSSEN et al. 1973). Die eigene
Mikroflora des Patienten ist in der Regel potentiell pathogen
und resistent gegen die meisten Antibiotika, so daß sehr ge-
fährliche endogene Infektionen auftreten können. Wir streben
daher schon nach dieser Kontrolle der Mikroflora vor Verabreichung von Zyklophosphamid, da dieses meistens die doch
schon niedrige Anzahl Granulozyten im peripheren Blut bis
praktisch 0 sinken läßt.

In unserer Abteilung funktioniert eine Verpflegeinheit für
umgekehrte isolierte Verpflegung, die mit getrainten Personal
besetzt ist. Eine Küche zur Bereitung von steriler Nahrung und
eine gut funktionierende zentrale Sterilisationsabteilung ist
dabei unentbehrlich. Die Behandlung des Patienten wird von einem Team von Ärzten und paramedizinischen Personal - meistens
halbtagsweise beschäftigt - ausgeführt, dem auch ein Psycholo-
ge, zwei Spielleiterinnen und nötigenfalls ein Kinderpsychia-
tor und eine Wohlfahrtspflegerin hinzugefügt werden können
(DOOREN et al. 1974). Neben der medizinischen Sorge für den
Transplantationspatienten und seinem Donor ist auch adäquate
psychiologische Hilfe für den Patienten, seiner Familie und
dem Personal von großer Bedeutung. Dieses Team kommt täglich
kurz zusammen und bespricht die verschiedenen Aspekte der Behandlung. Für ein so gut wie mögliches Funktionieren des Patienten und all derjenigen, die hierbei beteiligt sind, hat
sich ein strenges Tagesprogramm von großem Wert gezeigt. Es
ist selbstverständlich, daß für eine adäquate Ausführung der
Behandlung auf andere Abteilungen nicht verzichtet werden kann,
wie etwa die Blutbank und spezialisierte Laboratorien für Bak-
teriologie, Virologie, Immunologie, Immunohämatologie, Chemie,
gnotobiotische Untersuchung und experimentelle Knochenmarktransplantation.

Die Bedeutung von effektiver umgekehrter Isolation wird nochmals hervorgehoben durch die ernste Immundefizienz des Patienten nach der Knochenmarktransplantation (FASS et al. 1973).
Auch bei unseren beiden Patienten wurde dies festgestellt:
niedriger Immunglobulin-Spiegel im Serum, möglicherweise eine
schlechte primäre Antikörperreaktion, und starke Lymphozytopenie. Die Lymphozyten im peripheren Blut erwiesen sich in
vitro gut stimulierbar, außer in der gemengten Lymphozytenkultur. Im Zusammenhang mit diesem letzteren ist Bestrahlung aller
Transfusionen nach Transplantation dann auch notwendig. Unser
erster Patient empfing einige nichtbestrahlte Transfusionen,
als die Anzahl Lymphozyten im peripheren Blut genügend hoch
zu sein schien. Diese Transfusionen waren sehr sicher nicht
die Ursache der Graft-versus-Host-Krankheit, da die Symptome
hiervon schon eher zu beobachten waren. Unser zweiter Patient
blieb in der Isolation bis zum 107. Tag nach der Transplantation.

Im Vorhergehenden ist nur über HL-A identische, MLC negative
Donor-Empfänger-Kombinationen gesprochen worden. Bei einer Anzahl Patienten mit aplastischer Anämie, für die kein identischer Donor zur Verfügung stand, wurde keine Graft-versus-Host-
Krankheit nach Transplantation von Knochenmark eines nicht-
identischen Donors nach Konditionierung mit Antilymphozyten-
Globulin festgestellt (Mathé et al. 1970, Schwarzenberg et al.
1972). Die hämatologische Genesung bei diesen Patienten beruh-
te wahrscheinlich auf einem partiellen "take" und zwar zeitweilig. Bei zwei anderen Patienten wurden nach Vorbereitung
mit Antilymphozytenserum und Transplantationen von nichtiden-
tischen Knochenmark eine Verbesserung des hämatologischen Zu-
standes beobachtet, ohne daß ein "take" nachgewiesen werden
konnte (Jeannet et al. 1973). Ehe mehe Erfahrung mit dieser
Weise von Konditionierung gemacht worden ist, läßt sich hierüber vorläufig noch kein Urteil aussprechen.

Es wird geregelt vorkommen, daß der Donor eines Patienten
mit aplastischer Anämie ein Minderjähriger ist. Da dieses Kind
meistens der einzige ist, der seinen Bruder oder seine Schwe-

ster von einer tödlichen Krankheit retten kann, wird ihm eigentlich keine Wahl gelassen. Während die meisten Kinder im Alter von 10 bis 12 Jahren oder älter wahrscheinlich über genügend intellektuelle und emotionale Fähigkeiten verfügen, um die Situation zu verstehen und ihre eigene Meinung auszusprechen, werden jüngere Kinder einem medizinischen Eingriff unterworfen, den sie kaum begreifen können und wofür sie ihre Zustimmung nicht geben können. Die Frage, ob dieser Eingriff ethisch zulässig ist, wird glücklicherweise dadurch erleichtert, daß bisher, soweit uns bekannt ist, keine Komplikationen bei Knochenmarkdonoren aufgetreten sind. Nach unserer Meinung ist das Wegnehmen von Knochenmark in diesen Fällen bei Kindern zulässig, vorausgesetzt, daß die Prozedur genügend deutlich auf dem Niveau des Kindes erklärt wird und daß eingehende medizinische und psychosoziale Sorge für diesen Donor garantiert ist. Die Menge des zu punktierenden Knochenmarks ist dabei meistens auch keine Schwierigkeit. Ein Resultat von 1×10^{10} kernenthaltende Knochenmarkzellen ist gewöhnlich genug. Für einen Fünfjährigen mit einem Gewicht von 20 kg und mit einer Anzahl Knochenmarkzellen von $10,9 \times 10^9$ pro kg Körpergewicht (PEGG 1966) würde dies maximal 5 % der totalen Anzahl Knochenmarkzellen bedeuten.

Auf Grund der bisher erhaltenen Resultate kann konkludiert werden, daß offenbar von Patienten, die an aplastischer Anämie leiden, und für die ein HL-A identischer, MLC negativer Donor zur Verfügung steht, eine Anzahl von ihnen durch Knochenmarktransplantation gerettet werden kann. Über die Lebenserwartung dieser mit Erfolg transplantierten Patienten kann noch kein Urteil ausgesprochen werden. Die bisher längste Überlebensdauer in der Gruppe Patienten von STORB et al. (1974) beträgt jetzt jedoch schon mehr als 800 Tage. Diese Weise der Behandlung muß noch als experimentell betrachtet werden und ein sehr gut ausgestattetes Zentrum ist hierfür nötig.

Unterschrift
Gerne möchten wir dem Verleger von "Seminars in Hematology"

unseren Dank aussprechen für die Zustimmung die Tabelle 1 und
Abb. 1 reproduzieren zu dürfen.

Zusammenfassung

Wie in den letzten Jahren nachgewiesen worden ist, können von
Patienten, die an aplastischer Anämie erkrankt sind, eine Anzahl davon durch Transplantation von Knochenmarkzellen von einem identischen Zwilling oder von einem HL-A identischen MLC
negativen Donor, meistens ein Bruder oder eine Schwester, offenbar geheilt werden. Bei dieser letztgenannten Donor-Empfän-
ger-Kombination tritt jedoch frequent Graft-versus-Host-Krankheit auf, oft mit tödlichem Ablauf. Nach einer kurzen Litera-
turübersicht werden zur Illustration die Krankheitsgeschichten
von zwei Kindern beschrieben. J.E., ein zehnjähriger Junge,
litt an congenitaler Fanconi-Anämie. Er bekam 2×10^8 kernenthaltende Knochenmarkszellen pro kg Körpergewicht von seinem
siebenjährigen identischen Bruder. Er starb 40 Tage später infolge akuter Graft-versus-Host-Krankheit. P.v.D., ein zehnjähriger Junge, mit erworbener idiopathischer aplastischer Anämie, empfing ein Transplantat ($1,4 \times 10^8$ kernenthaltende Knochenmarkzellen pro kg Körpergewicht) von seiner identischen
dreizehnjährigen Schwester. Er zeigte eine unkomplizierte und
völlige Genesung. Anhand dieser Krankheitsgeschichten werden
einige organisatorische, technische und ethische Aspekte dieser Transplantationsbehandlung näher ausgeführt.

LITERATUR

1. BEKKUM, D.W. van and DICKE, K.A.:
   Treatment of immune deficiency disease with bone-marrow
   stem cell concentrates. Ontogeny of acquired immunity,
   Ciba foundation symposium, page 223. Associated Scienti-
   fic Publishers, Amsterdam etc. 1972.

2. BEKKUM, D.W. van, ROODENBURG, J., HEIDT, P.J. and WAAY,
   D. van der:
   Mitigation of secondary disease of allogeneic mouse radiation chimeras by modification of the intestinal microflora. J. Nat. Cancer Inst. 1974, in press.

3. BEKKUM, D.W. van:
   The double barrier in bone marrow transplantation. Sem.
   Hemat. 1974, in press.

4. BORTIN, M.M.:
   A compendium of reported human bone-marrow transplants.
   Transplantation $\underline{9}$: 571, 1970.

5. DAVIS, S. and RUBIN, A.D.:
   Treatment and prognosis in aplastic anemia. Lancet $\underline{I}$:
   871, 1972.

6. DICKE, K.A., PLATENBURG, M.G.C. and BEKKUM, D.W. van:
   Colony formation in agar: in vitro assay for haemopoietic
   stem cells. Cell Tissue Kinet. $\underline{4}$: 463, 1971.

7. DICKE, K.A., SCHAEFER, H.W., BEKKUM, D.W. van:
   The use of stem cell concentrates as bone marrow grafts
   in man. Transpl. Proc. $\underline{5}$: 909, 1973.

8. DOOREN, L.J., KAMPHUIS, R.P., KONING, J. de and VOSSEN,
   J.M.:
   Bone-marrow transplantation in children. Sem. Hemat. 1974,
   in press.

9. FASS, L., OCHS, H.D., THOMAS, E.D. MICKELSON, E., STORB,
   R. and FEFER, A.:
   Studies of immunological reactivity following syngeneic
   or allogeneic marrow grafts in man. Transplantation $\underline{16}$:
   630, 1973.

10. JEANNET, M., RUBINSTEIN, A., PELET, B., KUMMER, H.:
    Prolonged remission of severe aplastic anemia after ALG
    pretreatment and HL-A semi-incompatible bone-marrow cell
    transfusion. Annual meeting of the international coopera-
    tive group for bone-marrow transplantation (I.C.G.B.M.T.).
    Paris, June 25, 1973.

11. JONES, J.M., WILSON, R. and BEALMEAR, P.M.:
    Mortality and gross pathology of secondary disease in
    germfree mouse radiation chimeras. Radiat. Res. $\underline{45}$: 577,
    1971.

12. LI, F.P., ALTER, B.P. and NATHAN, D.G.:
The mortality of acquired aplastic anemia in children.
Blood 40 : 153, 1972.

13. MATHÉ, G., AMIEL, J.L., SCHWARZENBERG, L., CHOAY, J.,
TROLARD, P., SCHNEIDER, M., HAYAT, M., SCHLUMBERGER, J.R.
and JASMIN, C.:
Bone-marrow graft in man after conditioning by antilym-
phocyte serum. Brit. med. J. II : 131, 1970.

14. NEIMAN, P., WASSERMAN, P.B., WENTWORTH, B.B., KAO, G.F.,
LERNER, K.G., STORB, R., BUCKNER, C.D., CLIFT, R.A.,
FEFER, A., FASS, L., GLUCKSBERG, H. and THOMAS, E.D.:
Interstitial pneumonia and cytomegalovirus infection as
complications of human marrow transplantation. Transplan-
tation 15 : 478, 1973.

15. PEGG, D.E.:
Bone-marrow transplantation, page 9. Lloyd-Luke Ltd.,
London 1966.

16. SANTOS, G.W.:
Allogeneic marrow grafts in man using cyclophosphamide.
Annual meeting of the international cooperative group
for bone-marrow transplantation (I.C.G.B.M.T.). Paris,
June 25, 1973.

17. SCHWARZENBERG, L., MATHÉ, G., AMIEL, J.L., SCHNEIDER, M.,
BELPOMME, D., CHOAY, J., TROLARD, P., JASMIN, C., ROSEN-
FELD, C., HAYAT, M., VASSAL, F. de and STERESCO, M.:
Marrow transplantation in aplastic states employing anti-
lymphocyte chimerism. Exp. Hemat. 22 : 109, 1972.

18. STORB, R., EPSTEIN, R.B., GRAHAM, T.C., THOMAS, E.D.:
Methotrexate regimens for control of graft versus host
disease in dogs with allogeneic marrow grafts. Transplantation 9 : 240, 1970.

19. STORB, R., THOMAS, E.D., BUCKNER, C.D., CLIFT, R.A.,
JOHNSON, F.L., FEFER, A., GLUCKSBERG, H., GIBLETT, E.R.,
LERNER, K.G. and NEIMAN, P.:
Allogeneic marrow grafting for treatment of aplastic ane-
mia. Blood, 1974, in press.

20. VOSSEN, J.M., and WAAY, D. van der:
Reverse isolation in bone marrow transplantation: ultra
clean romm compared with laminar flow technique. I. Isolation systems. Europ. J. Clin. Biol. Res. 17 : 457, 1972.

21. VOSSEN, J.M. and WAAY, D. van der:
Reverse isolation in bone marrow transplantation: ultra
dlean room compared with laminar flow technique. II. Mic-
robiological and clinical results. Europ. J. Clin. Biol.
Res. 17 : 564, 1972.

22. VOSSEN, J.M., DOOREN, L.J. and WAAY, D. van der:
Clinical experience with the control of the microflora;
In: Germfree research, page 97; ed. J.B. Heneghan. Aca-
demic Press, New York-London, 1973.

23. VOSSEN, J.M., and WAAY, D. van der:
Recolonization after decontamination: clinical experien-
ces; In: Airborne transmission and airborne infection;
ed. J.F. Ph. Hers and K.C. Winkler, page 549. Oosthoek,
Utrecht, the Netherlands, 1973.

24. WAAY, D. van der, VRIES, J.M. de, and LEKKERKERK, J.E.C.:
Eliminating bacteria from monkeys with antibiotics; In:
Infections and immunosuppression in subhuman primates.
Proc. Intern. Symposium. Rijswijk, December 1969; ed. H.
Balner and W.I.B. Beveridge. Munksgaard, Copenhagen, 1970.

25. WAAY, D. van der, VOSSEN, J.M. and KORTHALS-ALTES, C.:
Patient isolators designed in the Netherlands; In: Germ-
free research, page 31; ed. J.B. Heneghan. Academic Press,
New York-London, 1973.